看護判断 のための
気づきと
アセスメント

セルフケア支援

編集
黒田久美子・清水安子・内海香子

中央法規

はじめに

Introduction

　「セルフケア支援って何？」の問いに，皆さんはどのように答えるでしょうか。

　『セルフケア』は，看護の対象者の方々が，「個々の健康な生活やwell-being（安寧）の実現に向けて行う行為」です。看護理論家のオレム（Dorothea E. Orem）は，『セルフケア』には二重の意味があり，「自分自身のために」，また「自分自身で行う」ケアであると述べています（オレム，2001）。この前提に立つと，「あなたのためだから」と，セルフケアを医療者が対象者に押しつけたり，対象者なりに行っている努力を認めず，「セルフケアができていない」と決めつけることは適切ではなく，個々人がその時々に行っている『セルフケア』を適切に捉えることは，案外難しいといえます。

　看護の対象者は，一人ひとりが，これまでの人生，これからの人生を背景にし，その上で，今，このときに『セルフケア』を実践されています。それらを踏まえた『セルフケア支援』は，対象者への深いアセスメントや，何気ない言動への気づきからはじまり，それらを確認しながら支援につなげることがとても重要です。

　そのため，『セルフケア支援』は，医療者が望む「自己管理行動（健康や疾患治療のために必要とされる行動）」の指導だけを行えばよいというものではありません。日々のケアのなかで，結果的に『セルフケア支援』となっているケアもあります。急性期，回復期，慢性期の各々の時期に，個々の『セルフケア』が現れています。その時々のその人の選択を尊重することも，『セルフケア支援』であることが多々あります。また看護職者は，自分の支援の場でしか対象者と関わることができないため，同じ方の急性期，回復期，慢性期の状態のつながりを捉えにくいこともあります。

　そこで，本書では，学生や若手看護職者の方々が，この奥深い『セルフケア支援』について，少しでも理解を深め，目の前の対象者の方への『セルフケア支援』にさらに取り組んでみたいと思っていただくことを目指しました。

　本書では，『セルフケア』や『セルフケア支援』の考え方，あるいは多様な状況や事例の具体と，アセスメントや気づきのポイントを提示しました。また，『セルフケア』を捉えるためには，当事者（対象者）の側の目線が重要です。事例やコラムには，看護職者の考えとはすれ違ってしまった失敗エピソード，「そうだったのか」と，対象者の病気に対する思いや対象者の行っているセルフケアの理由が腑に落ちる体験などを掲載しました。ご自身が支援している（困難に感じている）事例やコラムから読み始めていただくのもよいかもしれません。

また，近年では，対象者の療養の場は，在院日数の短縮化から，医療施設だけではなく，地域（在宅や介護施設）で生活している対象者に対して支援することも多くなりました。さらに，慢性疾患をもつ患者の高齢化や，高齢になってから慢性疾患に罹患するという方も多くなりました。

　そのため本書では，対象者が生活している場の特徴を踏まえた『セルフケア』，加齢により変化する『セルフケア』についても取り上げています。

　これらを参考にしながら，学生や若手看護職者の方々が，対象者の（方が発信している）言動の意味，自身の行った支援の意味を改めて考えて，次の支援に臨み，よりよい関わりにつなげてほしいと願っています。また，熟練の看護職の方々にもご一読いただき，学生や若手看護職者とともに，『セルフケア支援』の検討に役立てていただきたいと思います。

2021年12月
編者を代表して
黒田久美子

本書の表記については，以下のように統一しています。

・「障害」「障害者」

　「障害」「障がい」「障碍」などの表記の議論は，戦後から，国，自治体，放送・出版業界等で検討されてきていますが，統一した見解は示されていません。近年，マイナスイメージがある「害」の文字を避けて，「障がい」と変えた自治体が増えています。一方で，「害」は障害者自身にあるのではなく，社会の側にあるため，あえて「害」を隠してほしくないという意見は，当事者である障害者団体からもあげられています。もともと仏教用語だった「障碍」は，「碍」が常用漢字に採用されず，現在も「碍」の文字を常用漢字表に追加するかどうか，文化審議会等で論議されている状況です。このようなことから，本書では，看護師国家試験出題基準に準じて，「障害者」「障害」と表記することにしました。

・自己管理（自己管理行動）

　本書では，自己管理行動とセルフケアを分けて使用しています。

　セルフケアのなかでも，医療者が望む健康や疾患の治療のために必要とされる行動を『自己管理（あるいは自己管理行動）』としています。例えば「服薬の自己管理」のように，特定の事柄に限定され，医療者との相談の上で行っている行為については，『自己管理』という表記を用いています。

目次
contents

第 **1** 部

セルフケア支援の
本質をつかむ

セルフケアの理論や概念から捉える

〈セルフケア〉は，人々が「個々の健康な生活やwell-being（安寧）の実現に向けて行う行為」である。看護理論家のオレム（Dorothea E. Orem）は，〈セルフケア〉には，「自分自身のために行う」，また「自分自身で行う」ケアという二重の意味がある[1]と述べており，セルフケアを最もシンプルに言い表している。

セルフケアを定義した，あるいはセルフケアを考える上で参考になる理論や概念を概観し（表1），本書におけるセルフケアの捉え方を示したい。表1に，理論家等が定義した概念等を示し，その背景・立場・特徴などを筆者が追記した。

表1 セルフケアを考える上で参考になる理論や概念

理論家・定義者	セルフケア，あるいは関連する概念の定義	背景・立場・特徴など
レビン Lowell S. Levin (1983)	セルフケア[2] ・一般の人々が自分自身のために行うプロセスであり，それはヘルスケアシステムにおける第一次資源のレベルで，健康増進，疾病予防，疾病の発見や治療を効果的に機能することのできるものである	・1970年代から公衆衛生の領域で活躍 ・一般の人々が専門家の援助なしに行うものとしており，一次予防の観点からの定義
園田恭一 (1995)	健康[3] ・健康というものを，病気や症状や異常の有無とかその程度とかからではなしに，生命や生存を維持し，存続させ，生活や人生を高めていくという，個人や集団などの主体的制御（control）能力の程度という観点から捉える見方	・社会学者である園田は，健康理論を多様な観点から概観した ・その1つとして健康についての観点を示した
オレム Dorothea E.Orem (2001)	セルフケア ・成熟しつつある人々および成熟した人々が，機能的・発達的調整のための既知の要件を充足することにより，自分自身の生命と健康な機能，持続的な個人的成長，および安寧を維持するために開始し，遂行する諸活動の実践[4] ・意図的行為を特徴とする人間の努力であり，学習された行動である[5] ・人はセルフケアの必要性（セルフケア・デマンド）に対して，それを充足するために実行する能力（セルフケア・エージェンシー）[6]が不十分な場合にセルフケア不足となる	・1970年代に看護の理論構築をはじめ，2001年に第6版を出版 ・人は成長と発達をするという前提に立つ ・セルフケアの不足への代償，一部代償やセルフケア・エージェンシーへの支持・教育的なかかわりを看護師の役割[7]とした
宮本眞巳 (1996)	セルフケア[8] ・健康上の問題について，自らの意思決定に基づいて解決を図るとともに，望ましい状態を自己管理によって継続すること ・セルフケアの到達目標は心身の健康 ・幸福や成長は，セルフケアに付随する結果と考えたほうがわかりやすい[9] ・セルフケアは，「健康問題についての自立」[9]	・精神看護学の実践，教育，研究者 ・他律的に与えられるキュア（＝治療）やケア（＝看護や世話）から，自律的に担うケア，すなわちセルフケアへの流れが浸透しつつある時代[10]にセルフケアを検討した ・自己決定の重要性を強調

理論家・定義者	セルフケア，あるいは関連する概念の定義	背景・立場・特徴など
安梅勅江 (2019)	エンパワメント ・エンパワメント (empowerment) の和訳は「湧活」[11] ・人々に夢や希望を与え，勇気づけ，人が本来もっているすばらしい，生きる力を湧き出させること[12] ・エンパワメントの原則は，当事者である子どもや保護者が中心となって考えたり行動したりすること。サポーターである仲間や専門職の役割は，当事者の力を湧き出させ，そのための環境を整備すること[13]	・エンパワメント科学，生涯発達ケア科学の研究者 ・「医療や福祉などの実践では，1人ひとりが本来もっているすばらしい潜在力を湧きあがらせ，顕在化させて，活動を通して人々の生活，社会の発展にいかす」[12]という立場
萱間真美 (2016)	看護師ならではのストレングスモデル実践 ・ストレングスモデルは，1990年代前半に社会福祉学の領域で提唱された障害者への支援技法で，当事者の「ストレングス＝強み」に焦点を当て，それを活かして支援を組み立てていくもの[14] ・「ストレングス＝強み」とは，当事者に備わる「特性，技能，才能，能力，環境，関心，願望，希望」のことであり，それらは病気や障害の重さにかかわらず，すべての人がもっているとされている[15] ・ストレングスモデルは，「その人らしさ，その人の強みに着目する」という支援理念であり，当事者が希望をもち，自らを信じられる体験をし，自らの責任を引き受けながら，社会での役割を得ていくプロセスを支える看護の技術としても位置づけられる[16]	・精神看護学の教育研究者 ・精神的な疾患をもちつつ地域で長く生活することが可能になった時代のケアモデルへの転換として，「看護師ならではのストレングスモデル実践が必要」とする立場。当事者との対話，知ることを強調
本庄恵子 (2015)	セルフケア[17] ・自分の健康に関心を向けて，医療者を含めたさまざまな資源を活用しながら，主体的に自分の健康管理をしていくこと ・鍵となるのは，「主体的取り組み」 ・セルフケア看護の根底に流れる理念は，その人がどうありたいかを支えること	・慢性病看護学の教育研究者 ・慢性病者のセルフケア能力を捉える5構成概念，30項目の指標[18]を開発している
日本慢性看護学会(2016)	セルフケア ・生活者として生きる慢性病をもつ人が目指すゴールとしての『ウェル・ビーイング』を得るために行う，その人自身の取り組みであり，慢性病をもつその人自身の『どうありたいか』を基盤として，活用できる資源(医療専門職者，家族，友人，知人，制度等を含む)と自分自身の力を使って，より良い状態を得ることである。なお，意思決定力やセルフマネジメント力を含む概念である[19]	・慢性看護の知の体系化を目指し，慢性看護の研究者の交流を支援するとともに，慢性看護提供システムに関する政策提言を行うことを目的として，2006年に設立された学会

01 人は本来，力をもっている存在

　セルフケアの定義，あるいはセルフケアを考える上で参考になる理論や概念の定義を見ると，前提としての人々の観方に共通点がある。それは，「人は本来，力をもっている存在」，あるいは成長過程にあるということである。

　しかし医療者は，医療者から見た健康問題や医療者が望ましいと考える行動がとれないこと

に目を向けがちであり，本来もっている力に気づかない，かえって患者のもつ力の発揮を阻んでいることがある。表1の理論家等の定義には，「人は本来，力をもっている存在」であるという前提に立ち，セルフケアをみていくことの重要さが示されている。

　近年の「エンパワメント」「ストレングスモデ

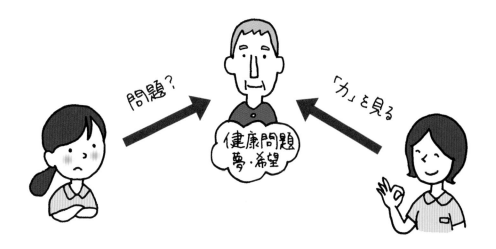

ル」という考え方などが示すように，どのよう
な状況にあっても，人はその人独自の特性，技

能，才能，能力，環境をもち，夢や願望，希望
をもっているものであることを前提としたい。

02 セルフケアの鍵概念

　セルフケアには，表2にあるような鍵となる
概念が内包されている。

ない。

表2　セルフケアの鍵概念

```
1）望ましい状態の実現や保持に必要
2）主体的・自発的行為
3）意図的行為
4）本来もっている力を活かす
5）学習され育まれる
```

望ましい状態の実現や保持に必要

　理論家等のセルフケアの目標には，健康に関
する課題の達成や維持が強調されているもの
と，生命，生存，機能の維持，生活や人生を高め
るといった，より広範に捉えているものがある。
　〈健康〉の概念は多様であり，ここでは議論し
ないが，本書では，より広範に「その人にとって
望ましい状態の実現や保持に必要」と捉えたい。
　〈その人にとって〉が重要であり，「その人に
とって望ましい状態の実現や保持」は，その人
がどのように生きてきて，どのように生きたい
か，どうありたいかと分けて考えることはでき

主体的・自発的行為

　園田の〈主体的制御（control）能力〉や宮本の
〈自己決定の重要性〉をはじめ，他の理論家等も，
当事者の主体的・自発的行為が鍵となる概念と
なっている。
　しかし，セルフケアは，もともとは自立・自
主性などを文化の特徴とする中流・上流階層の
英国系米国人の価値観を背景に生まれてきた言
葉である。そのため，文化ケアの多様性と普遍
性を理論化したレイニンガー（Madeleine M.
Leininger）は，同じ米国人のオレムのセルフケ
ア理論について，必ずしも他の民族や異なる文
化的価値をもつ人々に合致しないのではないか
と指摘している[20]。
　本庄は，慢性病者のセルフケア能力を捉える
指標の開発時，海外の質問紙にみられた「意思
決定」に関する構成概念が，自身の開発中の指
標に見当たらず，改めて慢性病をもつ人をケア
している看護師に調査している。その結果，慢
性病をもつ人は医療者を選んだり，自分にあう

方法を選ぶなどをしており，意思決定や選択する力をセルフケア能力の一部として指標を洗練させていたことがわかった。もともとの項目の日本的表現を反映していた影響ではないかと述べている[21]。

また，日本人の場合，他者との関係により大きく影響を受ける傾向がある。例えば，Aさんは「娘に勧められたので」と受診の理由を伝えてくれた。これは一見，主体的・自発的行為に見えないが，受診前に考えたことを聞いてみると，「娘に言われるなんて，これは受診しないといけない状態なのだな。それなら病院に行こう」と判断していたことがわかった。「娘に言われるほど」と，その程度を判断し，病院に行くか行かないかを考えてみることは主体的・自発的な行為であり，そこからセルフケアははじまっていると捉えられる。

このように，日本人の表現は一見，主体的・自発的行為に捉えにくいことを考慮しておくことも重要である。

········· **COLUMN** ·········

日本人の個の捉え方

谷本は，西田幾多郎，和辻哲郎の哲学と西洋の哲学について，個人の捉え方を比較し，日本人の個人の捉え方は，他との関わり合いを通して形成されていく特徴があると述べている。「西田と和辻の哲学では，個人の自我が自明のものとされる西洋思想とは異なっていた。つまり，自他の自明な区別からは始まらず，他との関わり合いを通して形成されていくものとして個人のあり方を捉えるところに，共通する特徴が見出せる」[22]。

意図的行為

花粉症の人は，花粉の飛散する季節になると予防的にマスクをつける人が多い。マスクをつ

ける行為は，自身の健康問題に直結した意図をもっている。しかし私たちは，健康のために意図しなくても，結果的に健康につながる行為をしていることは多い。健康のために運動することに気が向かなくても，晴れた日に歩くのは気持ちよく，結果的に歩く体力や筋力がつくことに気づくこともある。

このように，最初は意図していない行為から学習して，あるいは実践しその影響や効果を確認したことによって別の意図が生まれる。その人が自分のために行っている行為の意図が，さらに多様な「自身のため」のセルフケアの意図を育むのである。

本来もっている力を活かす

人は，夢，願望，希望があるとき，意欲をもって行動できる。そして，もともともっている特性，技能，才能，能力，環境抜きにしては生活できず，それを活かすことで，無理なく，自分らしく生きることができる。また，新たなセルフケアは，それまでのセルフケアの経験の延長であると考えたい。

学習され育まれる

人は，成長発達にともない多くのことを身につける。幼児が世話されながら，服の着脱を覚えたり，お気に入りの戦隊ヒーローのパジャマを母親にねだり，楽しく過ごせるなども，セルフケアが学習され，育まれる例である。成人してもそれは同様であり，生活の営みにおいて，さまざまな情報や周囲の人との関わりを通して，あるいは自分のセルフケアの実践から，意識しなくても多様な学びをしている。

セルフケアは，その人にとっての知識や学習のされ方，すなわちそれまでの経験にもとづいて学習されるため，可能性に開かれている。一方で，経験がかえって新たなセルフケアに躊躇させることもある。人は良いことも悪いことも学んでいるといえる。

セルフケアの概念の背景

セルフケアの概念は，1960年代以降の疾病構造の変化，人々の健康に対する意識の変化，医療費等の施策の3つを大きな柱とする時代背景をもつ。

【1960年代～】

・第二次世界大戦後，慢性疾患の増加，セルフケアが重視されはじめる（米国）

・この頃から3大死因である脳血管疾患・がん・心疾患が上位を占める。加齢にともなってかかりやすくなる「成人病」として国民の関心が高まる

・市民運動の一環として，患者の権利運動がはじまる（米国）

・1961年　国民皆保険制度の実現

・1973年　70歳以上の医療費が無料に（自己負担ゼロ）

【1980年代～】

・1981年，「患者の権利宣言」（リスボン宣言）が出され，世界的に，自分の健康は自分で守るという機運が高まる

・1986年，「オタワ憲章」が採択。ヘルスプロモーションとは，人々が自らの健康をコントロールし，改善することができるようにするプロセスであると定義され，健康の前提条件として，平和，教育，食料，環境等について安定した基盤が必要であるなど，社会的環境の改善を含んだものとなった

・日本では，高齢化社会へ突入，高齢化率，医療費ともに上昇する

・国民健康づくり対策として，各種健康診査・保健指導等が導入された。一次予防と二次予防を重視し，自分の健康は自分で守るという自覚を国民1人ひとりに促す施策（国民の自覚の高まりは，少し後の年代になってからと考えられる）

【1990年代～】

・診断・治療の進歩にともない，生存率の改善とオーダーメイドな治療が進展する

・治療後あるいは治療をしながらの長い生活を見据える必要性が生じるようになり，キュア（cure）ではなくケア（care），QOL（Quality of Life）の追求，患者自身の意思の尊重や生き方の尊重がより強調されるようになる

【2000年代～】

・IT（情報技術）の発達，情報量の増加，教育レベルのアップを背景に，また医療費対策として第一次予防の強化がさらに図られるようになる

・高度な診断・治療（ゲノム医療等も開始される）が進展する

・治療の選択肢は広がるが，患者の意思決定がますます強調され，それにともなう治療選択の難しさも生じる

引用文献

1) Orem, Dorothea E., 小野寺杜紀訳：オレム看護論―看護実践における基本概念，第4版，p.42，医学書院，2005.

2) Levin, Lowell S.：SELF-CARE IN HEALTH, Ann. Rev. Public Health 4, pp.181-201, 1983.

3) 園田恭一他編：健康観の転換，p.5，東京大学出版会，1995.

4) 前掲1），p.479.

5) 前掲1），p.236.

6) 前掲1），p.237.

7) 前掲1），p.320.

8) 宮本真巳：感性を磨く技法3　セルフケアを援助する，p.4，日本看護協会出版会，1996.

9) 前掲8），p.5.

10) 前掲8），p.ⅲ.

11) 安梅勅江編：子どもの未来をひらく　エンパワメント科学，p.7，日本評論社，2019.

12) 前掲11），p.6.

13) 前掲11），p.8.

14) 萱間真美：リカバリー・退院支援・地域連携のためのストレングスモデル実践活用術，p.2，医学書院，2016.

15) 前掲14），p.15.

16) 前掲14），p.16.

17) 本庄恵子監：セルフケア看護，p.17，ライフサポート社，2015.

18) 前掲17），pp.32-37.

19) 野川道子，本庄恵子，東めぐみ，長谷佳子，柏崎純子，鵜沢久美子：慢性看護のコア・コンセプトⅠ 慢性看護に共通する核となる内容―学問領域からみた検討―，日本慢性看護学会誌，特別号，pp.22-30，2016.

20) Leininger, Madeleine M., 稲岡文昭監訳：レイニンガー看護論―文化ケアの多様性と普遍性，p.236，医学書院，1995.

21) 前掲17），p.33.

22) 谷本真理子：日本文化における関係性の特徴，日本文化型看護学への序章―実践知に基づく看護学の確立と展開，（千葉大学21世紀COEプログラム　日本文化型看護学の創出・国際発信拠点　代表石垣和子），p.131-135，医学書院出版サービス・（有）ポニー工芸，2008

参考文献

・厚生労働白書平成26年版
https://www.mhlw.go.jp/wp/hakusyo/kousei/14/dl/1-01.pdf

支援者の態度・考え方・アプローチのコアを知る

01 その人の本来もっている力を妨げない

人はその人独自の特性，技能，才能，能力，環境をもち，夢や願望，希望をもっている。それらは他者と比べるものではなく，その独自性に敬意を払うことが必要である。加齢や障害等があったとしても，その状況で可能な力を発揮できる。

敬意を払う一環として，本来もっている力を発揮できる環境を整えることが必要である。例えば，高齢で白内障のある患者に書面を渡し，朝食を食べずに検査に来てほしいと説明したが患者が朝食を食べてきた場合，患者に書面の内容が理解されなかったと判断してよいだろうか。大きく見やすい書類で，言葉で説明していたならば，避けられたかもしれない。身体の不調を自覚し，医療者に相談しようとしていても，医療者が忙しそうにしていたら，相談せず済ませてしまう場合もあるだろう。

また，看護職者がどのようにキャッチするか，アセスメントできるかによって，患者の力が発揮されているにもかかわらず，気づかない場合もあるだろう。例えば，認知症で食事を自分で用意することができない人の家族から，今でもきれいな習字を書けるので，のし袋の表書きを書くことをお願いしていると聞いたことがある。家族のなかでの自分の役割を果たしているその人の力の発揮に，改めて気づいた経験だった。「認知症があるから表書きを頼まない」ではなく，「発揮できる力があること」を見極め，力の発揮を妨げない家族も素晴らしいと感じた経験だった。

看護職者は，その人がこれまでどのような特性，技能，才能，能力，環境をもち，夢や願望，希望を念頭に置き，発揮している力があるかを注意深くキャッチすることで，その人の本来もっている力を妨げないことが重要である。

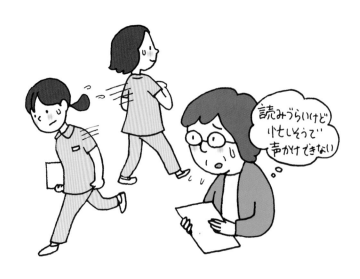

読みづらいけど忙しそうで声かけできない

> **COLUMN** インスリンを使用する高齢糖尿病患者のセルフケア上の困難[1]
>
> 　筆者らは，インスリンを使用する高齢糖尿病患者のセルフケア上の困難について，支援にあたるエキスパート看護師らからの調査を行ったことがある。その結果，高齢患者の心身の状態から生じる問題もあったが，多くが，高齢者にあった　ペースや環境を配慮できていない看護師側の要因が大きかったことが明らかになった。高齢患者に伝わるような説明があれば，環境が整えられれば，困難な状況が生じなかったとエキスパートらは考えていたのである。

02 その人にとって望ましい状態の実現や保持を目指す

　その人にとって望ましい状態の実現や保持とは，人によって多様である。その人にとって望ましい状態は，医療者が指示するものではない。ただ，医療によって心身の状態が改善し，望ましい状態の実現や保持に向かうことが可能になる場合があり，そこにこそ，医療者の専門性があるといえる。現在の心身の状態，今後どのような状態になる可能性があるか，そのことの社会的生活，家庭生活への影響，診断や治療にともなうメリットやデメリットを十分にアセスメントする必要がある。

　重要なのは，医療者の専門的な判断を伝えつつ，あくまでその人自身が，自分の望ましい状態を考えられるように支える姿勢であり，自己客観視を促す働きかけをしていくことである。

　自己客観視への働きかけは，日常生活ケアをしながらでも可能である。落ち着いて考えることができるタイミングや環境で，「今の状態をどのように捉えていますか」「これまでの生活がどのように影響していると思いますか」「これからどのように過ごしたいですか」「そのなかであなたにとって重要なことは何ですか」「嫌だと思うことは何ですか」「これから何が必要だと思いますか」等の問いかけによって，その人にとって望ましい状態の実現や保持を一緒に考えていくことができる。

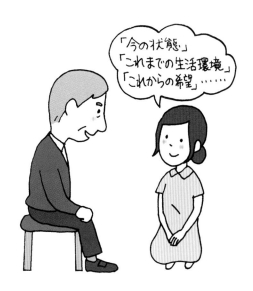

また，どのような状態であっても，ありたい自分を目指すセルフケアがある。筆者が新人看護師の頃，慢性腎不全で浮腫が強く，ほとんど臥床して過ごしている人がいたが，娘が見舞いに来るときだけは，ベッドを起こし，看護師に手伝ってもらいながら自分で髪を整えていた。娘と話すときだけはシャキっとし，大変嬉しそうであり，おしゃれな父親でありたいのだとわかった。そのために普段は体力温存し，娘に会うための整容に力を使うことが，その人のセルフケアだったと，今なら理解できる。

03 その人の生活や人生に根差す

セルフケアは，その人の生活で営まれ，生活において育まれる。そのため，その人の生活や人生に根差すことが重要である。医療機関にいる時間は，患者にとっては生活や人生の一時点でしかないことを意識し，「その人の生活や人生」をさまざまな情報から統合し，イメージしながら，目の前の人に相対することが必要である。

04 その人にとっての価値・優先順位・生き方を共有する

「その人の生活や人生」を知るためには，それまでに経験したことに対してどのように考えているのか，その人にとっての価値・優先順位・生き方を知ることが必要となる。しかし，自分とは異なる価値・優先順位・生き方を受け入れ，理解していくのは案外難しい。自分とは異なる価値・優先順位・生き方であることを前提に，相手の立場に立って話を聞くこと，相手のものの見方，感じ方で，相手が感じている世界を想像することしかできない。

理解できないことは表面的にわかったつもりにならず，わかったと装わず，理解しようと近づく，共有させてもらう姿勢が重要である。その際，コンサルテーションやカウンセリングにおける共感や傾聴の考え方が参考になる。

○ ○ ○

COLUMN カウンセリングに学ぶ共感や傾聴

心理学者のロジャーズ（Carl R. Rodgers）は，カウンセリングが有効であった事例に共通する，聴く側の3要素として，「共感的理解」「無条件の肯定的関心」「自己一致」をあげ，これらの人間尊重の態度に基づくカウンセリングを提唱した[2]。

1. 共感的理解
(empathy, empathic understanding)

相手の話を，相手の立場に立って，相手の気持ちを理解しようとする。

2. 無条件の肯定的関心
(unconditional positive regard)

相手の話を自分の価値観で判断せず，好き嫌いの評価を入れずに聴く。相手の話を否定せず，なぜそのように考えるようになったのか，その背景を肯定的な関心をもって聴く。そのことで話し手は安心して話ができる。

3. 自己一致 (congruence)

話がわかりにくいときはわかりにくいことを伝え，真意を確認する。わからないことをそのままにしておくことは，自己一致に反する。

05 その人自身の意図を育む

セルフケアは学習され，育まれる。最初は意図していなかったが，学習して，あるいは実践しその影響や効果を確認したことによって別の意図が生まれる。その意図に沿って，さらに方法の工夫が生まれ，多様なセルフケアが展開されていくと考えられる。セルフケアの当事者が，自分自身のために何かをしようとする，その意図が育まれることこそ，セルフケアにおいて最も大切なことである[3]。

看護職者は，ともすると，問題解決型思考になり，問題解決に直結しない意図を無視しがちであるが，どのように意図が育まれたのかを聞いてみることで，セルフケア支援の糸口が見出せることがある。

そして，その意図がわかれば，このようなことも可能であるというように，他のセルフケア行為を提案することもできる。

06 調整スキルの学習を支援する

オレム（Dorothea E. Orem）は，「セルフケアは，個人が自らの内的機能と発達を調整するために内的・外的要因に影響を及ぼすことにより，自分自身をケアする行為に携わるとき生み出される」[4]と述べている。調整には，ちょうどよい案配に整えるスキルが必要である。例えば，慢性病にともない，塩分制限が必要になる場合がある。塩分制限をするためには，何の食物にどのくらいの塩分が含まれているかを知り，日々の食事でそれを少なくするための工夫をしなくてはならない。出汁を使ったり，塩分を含まない調味料を活用したりする等の工夫があるが，慣れないときには時間や手間がかかる。

一般に，スキルは特定の技能であり，繰り返し訓練することでスキルが向上し，パフォーマンスがあがるといわれる。調整スキルの学習を支援するとは，特定の技能に必要な知識や行為のコツを伝え，やってみようと思え，また継続していくモチベーション維持への支援である。

「やってみよう」と思える行動の先行要因として最も重視されるのが，「自己効力感（Self-efficacy：セルフエフィカシー）」[5]である。自己効力感は，ある状況において必要な行動を効果的に遂行できるという確信であり，効力予期と結果予期をもつことで，自己効力感が高くなるといわれる。

知識は結果予期を高めることしかできない。自己効力感に影響する最も強い情報源は，成功

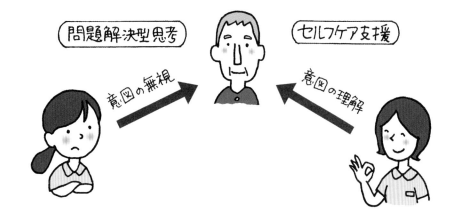

体験である。また，「他者が行っていることをみて，自分にもできそうだと思う」ことや，「専門家からの評価や推奨」も自己効力感に影響する。これらを参考に，看護職者として，患者の「やってみよう」を後押しすることが可能である。

○○○

COLUMN 自己効力感

バンデューラ(Albert Bandura)は，「人は単に刺激に反応しているのではない。刺激を解釈しているのである。刺激が特定の行動の生じやすさに影響するのはその予期機能によってである」と述べている[5][6]（図1，表1）。

図1 効力予期と結果予期

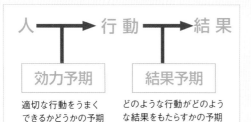

効力予期：適切な行動をうまくできるかどうかの予期

結果予期：どのような行動がどのような結果をもたらすかの予期

（祐宗省三，原野広太郎，柏木恵子，春木豊編：社会的学習理論の新展開，pp.36-37，金子書房，1985.を参考に作成）

表1 自己効力感に影響する情報源

情報源	内容
遂行行動の成功体験	成功体験をもつこと 最も強い情報源
代理的体験	他者が行っていることをみて，自分にもできそうだと思う
言動的説得	専門性に優れた人から励まされたり褒められる，きちんと評価される行動推奨される文化 自己暗示
生理的・情動的状態	課題達成時の反応を自覚するできないという思い込みから解き放たれる

（祐宗省三，原野広太郎，柏木恵子，春木豊：社会的学習理論の新展開，pp.106-107，金子書房，1985.を参考に作成）

07 セルフケアのリソース動員を支援する

最近，握力が低下し，食材の袋が手で破れない。一番手ごわいのが牛乳パックだったが，新しく購入した「牛乳パックが切れる」ハサミがこれを解決してくれた。このように，現在，生活を楽にしてくれる道具がたくさんある時代である。

このような道具や一部を代替してくれるリソース等をもっとセルフケア支援に活用できるとよい。セルフケアのリソースやそれを動員するための知識も支援者には必要である。

引用文献

1）内海香子，清水安子，黒田久美子：インスリンを使用する高齢糖尿病患者のセルフケア上の問題状況と看護援助，日本糖尿病教育・看護学会誌，10(1)，pp.25-35，2006.

2）Rodgers, Carl R., 畠瀬稔訳：ロジャーズ全集6　人間関係論　第2部第4章　私は心理療法から何を学んだか，pp.73-87，岩崎学術出版社，1967.

3）黒田久美子：セルフケア，酒井郁子，金城利雄，深

堀浩樹編：リハビリテーション看護，改訂第3版，障害のある人の可能性とともに歩む（看護学テキストNiCE），p.77，南江堂，2021.

4）Orem, Dorothea E., 小野寺杜紀訳：オレム看護論－看護実践における基本概念　オレムの理論の哲学的基盤，第4版，p.236，医学書院，2005.

5）祐宗省三，原野広太郎，柏木恵子，春木豊編：社会的学習理論の新展開，pp.36-37，金子書房，1985.

6）前掲5），pp.106-107.

3 チームでの支援の在り方を知る

01 セルフケアへの支援におけるチームの考え方

現在，日本では，住み慣れた地域で自分らしい暮らしを人生の最期まで続けることができるよう，住まい・医療・介護・予防・生活支援が一体的に提供される地域包括ケアシステムの構築が推進されている[1]。地域包括ケアシステムは，保険者である市町村や都道府県が，地域の自主性や主体性に基づき，地域の特性に応じてつくるとされている。

また精神障害および行動障害をもちつつ，地域で長く生活する人が増える一方，いまだ１年以上の長期入院をしている人も存在し，退院困難者のうち約３割は，「居住・支援がないため」退院が困難と回答している。そこで，精神障害にも対応した地域包括ケアシステムの構築を支援するために，厚生労働省は手引き[2]を作成している。

「住み慣れた地域で自分らしい暮らしを人生の最期まで続ける」ことは，セルフケア支援で大切にしたいことに重なる。セルフケア支援におけるチームとは，医療に限定せず，住まい・医療・介護・予防・生活支援に関わる人々を含み，そのチームの中心は対象者・家族である。

生活の場は，家族が住まう家庭だけではない。特別養護老人ホーム，介護老人保健施設，介護医療院，介護付有料ホーム等で，介護を受けながら生活している人もいる。サービス付き高齢者住宅のように，そこが自宅であるけれどもサービスを提供してくれる専門家が近くにいる場合もある。シェアハウスのように，家族ではない人と住まいの一部を共同で利用する場合もあるだろう。それらの住まいに関わる人もチームメンバーになる。

弱視のために，いつも行く蕎麦屋のお兄さんに薬の色を見てもらい確認するなど，住まいの

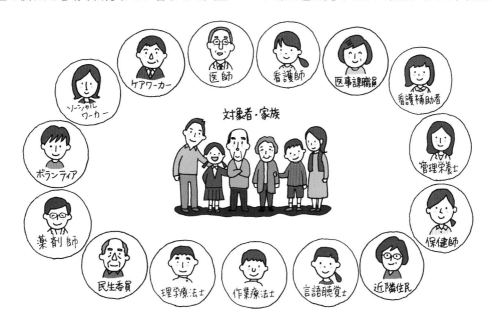

身近な人を頼りにセルフケアされている事例もある。地域の民生委員，住民同士の相互支援やボランティアなども，住み慣れた地域で自分らしい暮らしを続けるためのケアには必要となる。

また，例えば，在宅酸素療法（HOT：Home Oxygen Therapy）で常に酸素の吸入を必要としている人は，心身の状態が安定している時期には，酸素を携帯して旅行に行くことも可能である。そのようなとき，酸素供給機器メーカーは，患者，医療者，旅行滞在先の人々と協力して，旅行中に適切に酸素が患者のもとに届くように手配等を行っている。

その時々の健康課題，セルフケア課題により，特に連携協働が必要となるメンバーは入れ換わること，その人が信頼し頼りにする，あるいは生活に影響する人々，リソースを提供してくれる民間企業等もチームに入る場合があることを念頭に置きたい。

········· **COLUMN** ·········

在宅酸素療法（HOT）における役割

- 患者・家族：
  HOT実施者，自己負担分を医療機関に支払う
- 医療機関：
  HOTの処方，療養指導，緊急時対応機器を患者にレンタル，業者に設置指示
- 酸素供給機器業者：
  機器を医療機関に販売
  機器の設置・点検・保守管理，機器に対する緊急時対応

- 旅行先にも酸素ボンベを運んでくれる
- 全国に支社がある民間企業は，その強味を活かし，東日本大震災の際の対応は医療機関よりも素早いものであった。

02 チームにおけるIPW・IPEの理念

近年，医療の高度・細分化・複雑化，および多様な生活ニーズに対して，複数の専門職の連携協働がないことで効果的な保健サービスが実施されていないという背景のもと，専門職連携実践（IPW：Interprofessional Work）が強調されている。

チーム内の専門職は，専門職同士だからこそ，連携協働が難しい。専門職には，それぞれの専門性や倫理規範があり，自身の専門性から現象を捉えるため，同じ現象を見ていても，専門職間で解釈が異なることがある。また，いつも使う専門用語，働き方，法的な基盤が異なることから，実は相互に理解していないことも多い。

専門職連携実践とは，複数の領域の専門職が，それぞれの知識と技術を提供しあい，相互に作用しつつ，共通の目標の達成を患者・利用者とともに目指す援助活動[3]のことである。また，そのためには，専門職連携教育（IPE：Interprofes-sional Education）が必要とされており，WHOが2010年に専門職連携教育と協働診療の行動のための枠組み[4]を示した（図1）。

世界に先駆けて英国では2001年に，基礎教育課程，生涯教育を通した理念として，政策的に推奨され，実践が進められている。IPEは，英国のCAIPE（Centre For The Advancement Of Interprofessional Education）[5]が2002年に次のように定義している。IPEとは，複数の領域の専門職者が，連携およびケアの質を改善するために，同じ場所でともに学び，お互いから学びあいながら，お互いのことを学ぶこと[6]である。日本においても，IPEが学士課程のカリキュラムに導入されるようになってきた。

ここで強調したいのは，チーム内の専門職同士の連携協働の理念である。対象者中心，共通の目標，相互作用，互いに学びあうこと，それをチームで共有することが重要である。

図1 WHO：専門職連携教育と協働診療の行動のための枠組み（2010年）

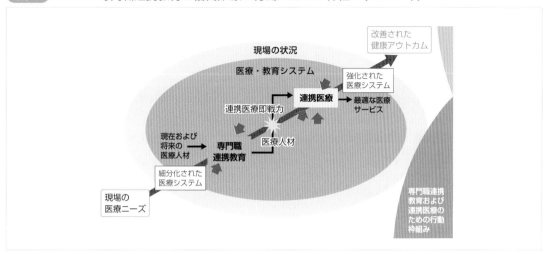

そして，IPEは，IPWを通しても行われる。筆者が学生の実習施設のチームカンファレンスに参加したとき，出席していた管理栄養士の1人から，カンファレンスに参加するようになって患者への直接的な関わりに活かせるだけでなく，自分の勉強になったという話を聞いた[7]。

カンファレンスへの出席を通して，患者・利用者の目標に向けた知識や患者理解の視点が培われる学習が進められていた例である。共通の目標の達成を患者・利用者とともに目指すだけでなく，専門職としての力が育成され，IPEを通して，チームとして成長していけるとよい。

03 セルフケア支援におけるチームの利点

専門職連携実践において，チームで連携する必要性を前述したが，特にセルフケア支援におけるチームの利点をあげてみる。

多面的な情報から共有する「その人にとっての望ましい状態」「セルフケアの意図」

チームで関わる際，個々のメンバーは，対象者の多様な行為の場面を共有する。どのような生活を送りたいと考えているか，また個々の行為をどのような意図で行っているかについて，1つの場面から得られる情報は少ないが，多くのメンバーが共有することで，より対象者が考える「その人にとっての望ましい状態」「セルフケアの意図」に近づくことができる。

入院中の患者が，医師やベテランの看護職者にではなく，学生や若手の看護職者にだけ話していることがあり，「その人にとっての望ましい状態」の理解につながることは多々ある。病棟で学生や若手の看護職者は，自身が捉える患者の「その人にとっての望ましい状態」「セルフケアの意図」を示す発言や行為等をチームで共有することで，チームの目標の実現に貢献できる。

タイムリーな学習支援につながる

セルフケアは学習される。例えば，治療で新たに薬物療法が必要になった人では，医師や薬剤師から薬の必要性や薬の服薬の仕方等を説明される。そのときはわかったと思っても，少し時間が経ってから疑問や質問が出て，看護職者に質問することもある。疑問や質問が出てく

COLUMN **IPWに必要な専門職のコンピテンシー**

　大塚は，IPWに必要な専門職のコンピテンシーを図2・3のように示している[3)8)]。対人援助の基本的な力であるコミュニケーション力を基盤に，多職種と協働する力，チームを動かす力を必要としている。

　看護学生も，実習で臨地の医療チームや，受け持ち患者の医療保健福祉，その他の生活支援に関わるチームに参画することが可能である。そのような機会を活かして，積極的にこれらの力を伸ばしてほしい。

図2 **IPWに必要な専門職のコンピテンシー①**

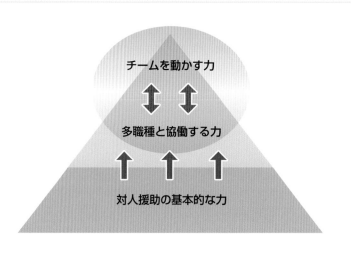

（埼玉県立大学編：IPWを学ぶ利用者中心の保健医療福祉連携, p.41, 中央法規出版, 2009.より）

図3 **IPWに必要な専門職のコンピテンシー②**

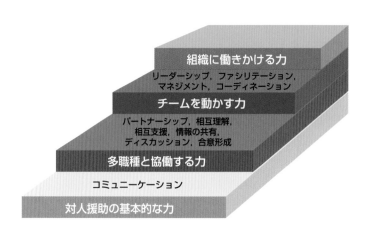

（諏訪さゆり, 中村丁次編著：「食べる」ことを支えるケアとIPW, p.34, 建帛社, 2012.より）

るというのは，患者が伝えられた情報を自分の経験に照らして反芻し，そこで生じた疑問や不安を感じたことを示しているともいえる。これは，セルフケアの学習のチャンスである。学習のチャンスをチームの他の医療者が逃さず，患者の学習の過程にタイムリーに援助できることにつながる。チームに多くのメンバーがいれば，関わる機会が増え，患者の学習のチャンスをつくっているといえる。

生活支援の多様性と重ねてセルフケア支援を考える

セルフケアは生活に根差し，個々の生活支援と相まってセルフケア支援がある。その多様性は大きい。

医療機関で出会う患者は，何らかの健康課題をもち，診断・治療の必要性がある時期にいる。医療者はそれらに責任をもつ役割であるため，個々の生活支援の多様性を対応しきれていない。だからこそその多職種連携である。

生活を成り立たせる経済的側面，地域ごとに異なる生活支援のリソースの動員，就労関係の手続き等を，事務，ソーシャルワーカーの実践に学びつつ，必要なセルフケア支援を考えることになる。

引用文献

1）厚生労働省：地域包括ケアシステム
https://www.mhlw.go.jp/stf/seisakunitsuite/bunya/hukushi_kaigo/kaigo_koureisha/chiiki-houkatsu/

2）厚生労働省：精神障害にも対応した地域包括ケアシステム構築のための手引き
https://www.mhlw-houkatsucare-ikou.jp/guide/r01-cccsguideline-all.pdf

3）埼玉県立大学編：IPWを学ぶ利用者中心の保健医療福祉連携, p.13, 中央法規出版, 2009.

4）WHO：Framework for action on interprofessional education & collaborative Practice, 2010
三重大学翻訳：専門職連携教育および連携医療のための行動の枠組み, p.9.
https://apps.who.int/iris/bitstream/handle/10665/70185/WHO_HRH_HPN_10.3_jpn.pdf

5）CAIPE（Centre For The Advancement Of Interprofessional Education）
https://www.caipe.org/about-us

6）千葉大学大学院看護学研究院附属専門職連携教育研究センター：IPE（専門職連携教育）とは
https://www.n.chiba-u.jp/iperc/ipercorganization/index.html

7）黒田久美子：糖尿病患者へのチーム医療における看護婦の役割, Quality Nursing, 7（6）, pp.38-43, 2001.

8）諏訪さゆり, 中村丁次編著：「食べる」ことを支えるケアとIPW, p.34, 建帛社, 2012.

4 セルフケアと家族の関係から支援の在り方を知る

　看護学は，歴史的には個への看護を中心として発達してきたため，長らく患者の家族は，患者の背景やリソースとして捉えられてきた。しかし，1970年代頃から，北米を中心に，家族そのものを看護の対象とする新しい領域として家族看護学が誕生し，日本においても家族のありようの変化から，家族看護に対するニーズが高まり，専門看護師の一分野にも特定されている[1]。

　看護の目的からは，必要性に応じて，家族個々にも支援をすすめていくことを前提とし

て，ここでは，個人へのセルフケア支援の在り方を，家族との関係から考えてみたい。

　そこで，家族と個々の家族構成員，家族と家族外の人々との関係性について知識を得るために，家族看護学や家族に関する諸理論から学び，支援の在り方を考えていく。

　なお，ここでは，家族を「きずなを共有し，情緒的な親密さによって互いに結びついた，しかも家族であると自覚している2人以上のメンバーからなる」[2]と捉える。

01 家族のセルフケア機能を高める個のセルフケア

　鈴木らは，家族看護学の考え方の基本となっていることとして，「家族には，本来集団としての健康を維持していこうとするセルフケアの機能が備わっているが，それが何らかの理由で一時的に機能不全に陥っていて援助ニーズが発生している」[3]と説明している。そして，家族看護の定義を次のように述べている。「家族が，その家族の発達段階に応じた発達課題を達成し，健康的なライフスタイルを維持し，家族が直面している健康問題に対して，家族という集団が主体的に対応し，適応していくように，家族が本来もっているセルフ機能を高めること」[3]。そして，家族のセルフケア機能に働きかける家族看護の機能を図1のように示している。

　このような考え方は，個を対象としたセルフケア支援においても，援助の在り方に示唆を与えてくれる。家族のセルフケア機能を高めるには，個々の家族員のセルフケアを向上させることが必要だからである。家族全体のセルフケア機能において，その人自身はどのようなセルフケアが必要か，そこに課題はないか，援助ニーズはないかというアセスメントの観点を提供してくれる。家族を背景として捉えるのではなく，個人が家族の構成員として，どのようなセルフケアを遂行し，家族全体のセルフケア機能を維持しているのか，高められるのかを考えることができる。

02 家族の内外との相互関連性を知る

　家族システム理論は，家族全体を1つのシステムとして捉え，その内外との相互関連性に着

目した理論である。

　家族システムの特徴として，①相互依存性・

図1 家族のセルフケア機能に働きかける家族看護の機能

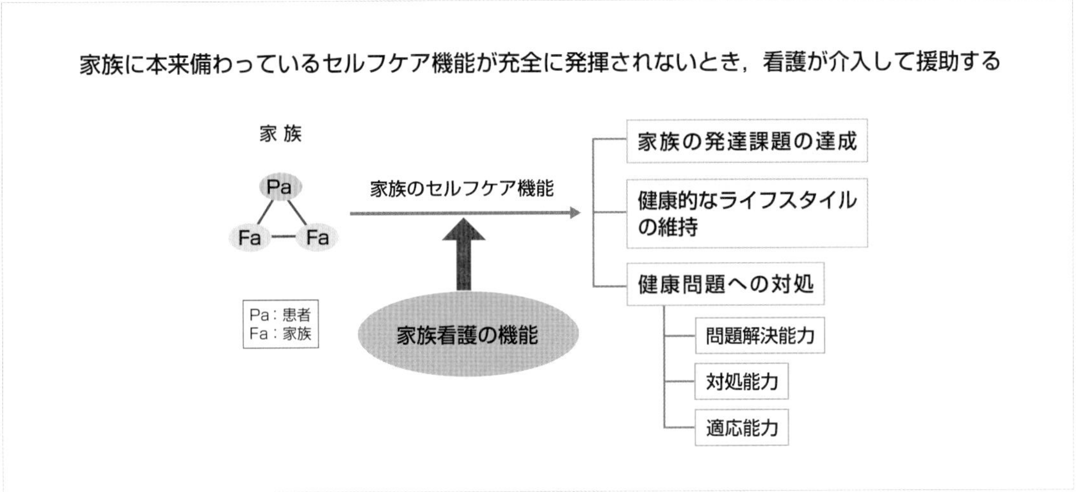

(鈴木和子, 渡辺裕子, 佐藤律子：家族看護学　理論と実践, 第5版, p.13, 日本看護協会出版会, 2019.より)

表1 家族システムの特徴

家族システムの特徴	
相互依存性・全体性・非累積性	・個々の家族員は, 互いに異存しあうことで家族が成り立つ ・家族員の誰かに変化が生じると家族全体に影響する ・家族システム全体の機能は, 個々の家族員の部分をあわせた総和以上
恒常性・安定性	・家族システムは内外の変化に対応し, 恒常性や安定性を保とうとする ・いったん, 恒常性・安定性が揺れ動いても, 新たな恒常性・安定性で揺れが収まる
境界・階層性	・家族は, 地域や社会システムに包含されるが, 家族システムとしての境界をもつ ・家族内に下位のサブシステムをもち, サブシステム間には, 境界, 階層性, 相互作用がある ・内外との相互作用は,「境界」の開放性の度合い影響される
円環的因果関係	・家族員間に起こる出来事は, 直線的な因果関係ではなく, 全体的でさまざまな相互の関係性をもつ

(中野綾美, 瓜生浩子編著：家族看護学　家族のエンパワーメントを支えるケア, pp.17-20, メディカ出版, 2020.を参考に作成)

全体性・非累積性, ②恒常性・安定性, ③境界と階層性, ④円環的因果関係がある[4]といわれている(表1)。

　家族システムの特徴を家族の具体的な例で考えてみる。50歳代の男性Aさんは, 自営業を営み, 妻と長女, 長男, 次男の3人の子どもを家族と捉えているとしよう。大学生の長女が多くの家事を担ってくれており, Aさんと妻は忙しい家業を継続できていると感じている。長女は, 家族に手がかかるとは思っているが, 家族に頼られていること, 特に可愛がっている小学生の次男の世話ができることを楽しんでいる部分もある。長男は部活が忙しく, あまり家にいることはないが, 夫婦にとっては家業のことを嫌がらずに聞いてくれる相手として心強い存在である。次男の学校の話は, 夕食時の家族に笑いをもたらしてくれている。このような家族構成員の相互依存性・全体性・非累積性は, 多かれ少なかれ, 家族にみられる現象である。

　長女の遠方の会社への就職など, 家族にとっての変化がある場合, この恒常性がいったんは揺らぐが, 別の状態の安定へと向かう。Aさん

は両親や親類が遠方にいるが、自営業のため、従業員や商店街の人と助け合っていて、昼食時に家族外の人が食卓にいることも多い。もともとの家族の境界の柔軟性を強みに、その人たちの助けを借りて、何か別の方法で安定性に向かうかもしれない。長男と次男の子どもたちのサブシステムも変化があるかもしれない。変化の際の家族に起こった出来事は、個々の家族員に何らかの影響を及ぼし、家族の相互依存性・全体性・非累積性も変容していくと考えられる。

前述のような家族システムの特徴は、家族内外の相互関連性をみる観点として活用できる。例えば、入院中に出会うことのできる支援対象者の家族は数が限られており、その一面の情報よりも、支援対象者の語る家族に関する内容から、家族の内外との相互関連性をみることで、その人のセルフケアに影響する情報を豊富に考えることができる。

03 家族役割から考えるセルフケア支援

家族役割理論[5]は、役割理論を基盤にし、社会の最小システムである家族に焦点を当てて、役割について説明されている。役割理論では、社会のなかで個人が生きていくために、個人が担う役割を果たさなければならないという考えが前提とされている。

役割は、特定の立場にある人に期待されている行動である。家族内の役割は、背景にある社会や文化、また役割モデルとなる身近な人々の行動から影響を受ける。

また、それぞれが家族内の役割を担い、遂行することによって家族員の情緒的な安定、健康な生活の維持、経済的資源の確保、子どもの育成などの家族機能を果たす。

役割のなかには、「家族のこの人がいると雰囲気がやわらぐ」などの潜在的に担っている役割もある。そのような現象があることには気づいていても、本人も家族のそれを役割とは意識していないこともある。

また、役割は期待されている行動であり、相互作用によって変化する。複数の構成員に相補的に遂行される役割もあり、明確に誰の役割なのかを分けられないこともある。

役割期待に沿った役割を遂行できない原因は、役割についての知識や技術の不足、役割に関する家族内の共通認識の不足、役割荷重、役割葛藤があげられる。

発達や置かれる状況の変化にともない、新たな役割を取得したり、喪失したりする。家族員の健康障害が生じたとき、また定年や転職、子どもの成長発達にともなう日常生活の変化などは、大きな役割移行の時期といえる。

家族役割理論は、現在のセルフケア支援に向けたアセスメントの観点として活用できる。また、家族役割の移行や調整は、家族内で行うことであるが、役割移行にともない、新たなセルフケア獲得への支援も可能である。新たな役割は何で、どのように期待されているか、それを行うために新たに身につけなければならないことはないか等の自己客観視を促すことである。

また、望ましい状態に向けたセルフケアの意図を明確化したり、必要な知識や技術の提供、役割遂行にともなった家族内のよい変化を共有し、役割遂行への意欲が高まるようにフィードバックしたりすることも可能と考える。

多様な家族のありよう①

「家族」と聞いて，どのようなイメージをもつだろうか。多様な家族のありようを知り，セルフケア支援の幅を広げてほしいと思い，ここでは性的多様性を取り上げる。性的多様性は2017年に看護学教育モデル・コア・カリキュラムに盛り込まれ，教員自身，学習しながら教育に携わっている現状である。

〈性的多様性を踏まえた家族理解〉

2021年3月17日，北海道に住む同性カップル3組が訴えた裁判で，画期的な判決が出された。同性どうしの結婚が認められないのは憲法に違反するとして訴えていたが，札幌地方裁判所は，国に賠償を求める訴えは退けたものの，「合理的な根拠を欠いた差別的な扱いだ」として，法の下の平等を定めた憲法に違反するという初めての判断を示した。

性自認が戸籍上の性別とは異なるトランスジェンダー，性的指向が同性，あるいは性自認や性的指向を自覚しないQuestioning等のLGBTQsの人々の割合は，3.3％（大阪市，2019年）[6]や8.9％（電通ラボ，2018年）[7]等の調査結果がある。少なくない割合であるが，戸籍上では同性婚が認められていないため，「家族として扶養や配偶者控除が受けられない」「生命保険の受取ができない」等の困りごとがある。近年はパートナーシップ証明を発行する自治体が少しずつ増えてきているものの，戸籍上の家族と認められないことや，これまでの慣習（問診票には性別を選択する欄があったり，呼ばれたくない戸籍上の名前で呼ばれてしまう等）によって，受診を控えてしまうことが実際にある。

性的多様性を踏まえた家族理解をすすめるために，筆者自身もLGBTQsの知識について理解を深める必要があると考えている。以下は，「にじいろドクターズ」の医師から紹介された無料のサイトや資料である。一読してほしい。

- 改訂版「LGBTと医療・福祉」
  http://qwrc.org/2016iryoufukushicmyk.pdf
- 「性と生を考える会」パンフレット
  http://say to say.com/
- にじいろドクターズのFacebookページ
  https://www.facebook.com/nijiirodoctors/

多様な家族のありよう②

家族の一般的な続柄は，親密さや信頼を置くこととは異なると教えてくれた事例がある。一部，情報を加工して紹介する。

〈家族の誰におむつ交換をしてもらうか〉

訪問看護を受けているBさんは40歳代の女性。20歳代に発症した難病のため，日常生活で多くの介助が必要である。Bさんの母親は60歳代前半。Bさんの実父と離婚した後，仕事をしながらBさんを世話していた。Bさんの母親は5年前にコンピュータ関係の自営業のCさん（50歳代）と再婚した。

BさんとCさんは，義父と継子の関係で，しかも一般の親子ほど年齢差がない。しかし，Bさんが最も信頼しているのは，実母よりもCさんで，Cさんにおむつ交換もしてもらっている。Cさん自身も抵抗感なく，家に1日いる自分の仕事だと思っている。

最初にこの事例を聞いた際，Bさんと同年代だった筆者は，50歳代の義父におむつ交換をお願いすることを「あり得ない！」と思ってしまった。いかに自分に固定観念があるのかがわかり，家族間の親密さや信頼は，奥が深いと知った。

引用文献

1）鈴木和子, 渡辺裕子, 佐藤律子：家族看護学　理論と実践, 第5版, p.5, 日本看護協会出版会, 2019.

2）Friedman, Marilyn M., 野嶋佐由美監訳：家族看護学　理論とアセスメント, p.12, へるす出版, 1993.

3）前掲1）, p.12.

4）中野綾美, 瓜生浩子編著：家族看護学　家族のエンパワーメントを支えるケア, pp.17-20, メディカ出版, 2020.

5）前掲4）, p.87.

6）釜野さおり, 石田仁, 岩本健良, 小山泰代, 千年よしみ, 平森大規, 藤井ひろみ, 布施香奈, 山内昌和, 吉仲崇：大阪市民の働き方と暮らしの多様性と共生にかんするアンケート報告書（単純集計結果）, 「性的指向と性自認の人口学－日本における研究基盤の構造」働き方と暮らしの多様性と共生研究チーム（代表 釜野さおり）, 2019.

7）株式会社電通, コーポレートコミュニケーション局広報部 dentsu NEWS RELEASE , 2019.
URL:https://dentsuho.com/booklets/347

セルフケアをアセスメントする

01 その人なりのセルフケア

オレム（Dorothea E. Orem）は，セルフケアを「成熟しつつある人々および成熟した人々が，機能的・発達的調整のための既知の要件を充足することにより，自分自身の生命と健康な機能，持続的な個人的成長，および安寧を維持するために開始し，遂行する諸活動の実践」[1]と定義している。

疾患の改善や悪化予防のために医療者が必要と考えるセルフケア行動だけでなく，呼吸し，食事をし，入浴するといった日常生活活動も，オレムの定義でいえば，セルフケアである。さらに，友だちと映画を見に行く，飲み会に参加するといった行動も，その人の安寧を維持するため，また，人として社会生活を営むための大切な活動であり，オレムの定義でいえば，セルフケアなのである。そう考えると，完璧なセル

フケアをして生きている人はこの世に存在するのだろうか？ 何かしらできていない部分がありながら，その人なりのセルフケアをして生きているのが人間であるともいえる。

図1に示すとおり，人は生まれてから現在に至るまで，セルフケアを行いながら生きてきた。その人なりのセルフケアには過去からつながる現在があり，現在が未来につながるという視点も忘れてはならない。

どのような疾患を抱えているか，その疾患の状態はどのような状態かによって，必要となるセルフケアは異なる。また，その人の運動機能や認知機能によっても，可能なセルフケアは変わる。精神面においても，健康を保つことに価値を置いている人，仕事に価値を置いている人，ストレスを抱えている人など，信条や価値観，

図1 過去→現在→未来に向かって培われるその人なりのセルフケアをアセスメントする

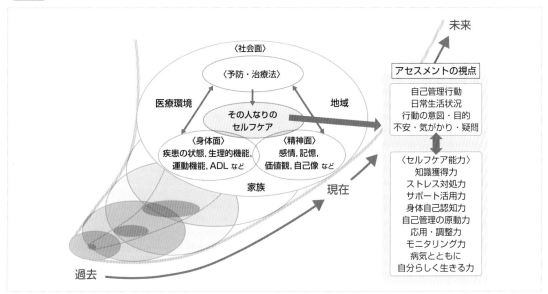

精神状態によってセルフケアは影響を受ける。さらにそれは，その人の置かれている，また生きてきた社会環境にも影響を受ける。そのため，セルフケアをアセスメントする際には，身体面，精神面，社会面それぞれについて，セルフケアへの影響をアセスメントする必要がある。

身体面，精神面，社会面からの影響についてのアセスメントはここでは割愛し，セルフケアに焦点を当ててアセスメントの視点を解説する。

02　医療者が必要と考える自己管理行動

その人の身体状態や精神状態に基づいて，その人にとって必要な自己管理行動（セルフケアのなかでも，治療として必要なものを「自己管理行動」として区別して表現した）をアセスメントする必要がある。

例えば，糖尿病の場合，血糖値が高いと，「過食している」「運動が不足している」と決めつけられる場合があるが，身体からのインスリン分泌が不足していれば，いくら食事を制限しても血糖値は改善しない。食事や運動だけでなく，その人のインスリン分泌や作用不足の状況を踏まえて，どんな治療や自己管理が必要なのかをアセスメントする。看護専門職者として，医師からの指示に漫然と従うのではなく，その患者にとっての必要性をアセスメントすることが求められる。

また，医療は日進月歩している。新たな治療法が次々と開発され，患者の治療に用いられる。新しい治療法はそれが患者に効果があるかどうかは検討されているが，その治療法でどのような自己管理が必要になるかまで検討されていないこともある。治療が患者の負担になっていないか，どのような自己管理を行うことで治療が効果的になるか，こうした視点からも医療者が必要と考える自己管理行動は何かを検討することが求められる。

03　セルフケアとセルフケア能力

前項の「医療者が必要と考える自己管理行動」は，あくまでも医療者がその人の疾患の悪化予防・改善のために必要と考えるものである。患者がこれを自らの意思で取捨選択して，病気とともにその人らしく生きられるよう支援するのが，セルフケア支援である。

そのためには，その人なりのセルフケアを知り，その人のもてる力を活用しながらどう支援するかを検討する必要がある。

図2はオレムの理論による看護のための概念枠組み[2]である。この図と照らし合わせながら考えてみたい。

「治療的セルフケア・デマンド」は，医療者が必要と考える自己管理行動に該当する。「セルフケア・エージェンシー」は，その人がもっているセルフケア能力を含む部分である。それぞれ関係性を"R"の記号で示しているが，"＜（不足関係）"は，「治療的セルフケア・デマンド」と「セルフケア・エージェンシー」の間だけに表されている。それは，その人が今行っている「セルフケア」と医療者が必要としている自己管理行動（治療的セルフケア・デマンド）とを直接比較して不足を判断するのではなく，その人のセルフケアに内在するセルフケア能力（セルフケア・エージェンシー）と照らし合わせて不足を判断する必要があることを示している。

なぜ，あえてセルフケアそのものではなく，セルフケア能力と照らし合わせることが必要なのだろうか？　それは，セルフケアとして表に現れる活動や行動を私たちは直接変えることは

図2 看護のための概念枠組み

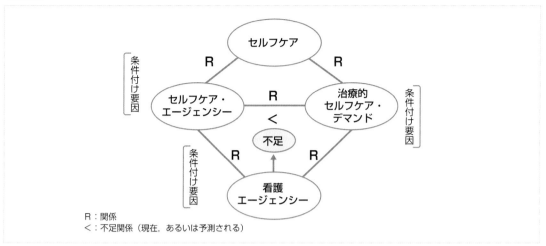

R：関係
＜：不足関係（現在，あるいは予測される）

（Orem, Dorothea E. , 小野寺杜紀訳：オレム看護論－看護実践における基本概念, 第4版, p.449, 医学書院, 2005.より）

できないからである。患者は医療者の操り人形ではない。たとえ強制的に「行動変容」させたとしても，それは，その人の自律性を無視したものであり，その人がその人の人生の主人公ではなくなってしまう。

　その人がもっているセルフケア能力をさまざまな視点からアセスメントすると，不足点だけでなく，その人の強みも見えてくる。足りないところを補おうとすると欠点ばかりに注目してしまうが，強みを活かしながら，どう支援すればよいかを考えることで，よりその人にあった支援につながる。

04 その人なりのセルフケアのアセスメントの視点

その人が行っているセルフケアを知る

　医療者の判断・評価をさしはさまず，ありのままのセルフケア行動を知ることは，その人のニーズや生活に即した支援を検討していく上での第1歩である。「糖尿病を悪化させないために，ご自身なりに気をつけておられることを教えてください」「日頃の生活のなかでの楽しみや大事にされていることがあったら教えてください」など，患者が自由に答えられる問いかけをすると，患者の人となりが見える返答がもらいやすい。答えづらそうであれば，「例えば食事などはどうですか？」「お仕事はどうですか？」など焦点を絞ってみてもよい。

　その際，どういう思いや意図でその行動をとっているのか，どのような気持ちなのかも尋ねてほしい。そこにその人ならではの思いや気持ちが現れてくる。そこから，どのようなことに価値を置き，どのようなことを楽しみに生活しているのかを垣間見ることができる。

　慣れない場合は，聞くべきことをあらかじめ整理して1つひとつ聞いてもよいが，そうなると，「質問すること」ばかりに注意が向き，患者がどのような思いで，どのようなセルフケアをしながら病気とともに生活しているかをイメージしたり，患者の気持ちに寄り添いながら質問することができなくなってしまう。学生によっては「尋問のようになってしまった」と後から反省することもある。時には自分の聞きたいことから逸れてしまう場合もあるが，患者に話したいことを自由に話してもらいながら，心に余裕をもって話を聞けるとよい。

一方で，その人が健康やwell-beingを保つ上で重要と思われることについては，具体的に把握することが重要である。

例えば，心不全患者で，水分や塩分を控えなければならない状況がある人であれば，「水がたまると心臓に負担がかかるから水分はなるべく控えるようにしているよ」と言われた場合，患者は「水がたまると心臓に負担がかかる」ことを理解しており，そして「水分をなるべく控えるように」と意識していることは把握できたが，では実際にどれくらいどのように水分を控えているのかはわからない。今の摂取量で適切なのか，もしかすると控えすぎて脱水になるようなことはないか，摂取するタイミングは効果的なものかを判断する材料が得られていない。「1日実際の水分や塩分の摂取量」「水分摂取のタイミング」などを具体的に把握することでアセスメントが可能となり，その人やその人の生活にあった自己管理方法の提案につながる。

その人の日常生活を具体的に把握することについて，「そんなプライベートなことを聞いてよいのだろうか？」と躊躇する学生もいる。支援を行うために必要なことであれば，こういう理由でうかがいたいということを患者に伝え，聞かせていただいてよいかを確認する。なぜそのようなことを聞かれるのかを患者が理解できるので，快く話してくれる場合が多い。なかには話したくないと思っている患者もいるので，そのためにも理由を話して，了承いただけるか確認することが重要である。

健康のためのセルフケアだけでなく，その人がどのようなことを楽しみに，どのようなことに価値を置いて生活しているのかといった，その人のwell-beingにつながるセルフケアについても把握することが，その人の生き方や価値観を尊重したセルフケア支援につながる。しかし，「どんな価値観をおもちですか？」と尋ねても，何を答えたらよいのか戸惑ってしまう人も多い。

学生が受け持ち患者のところから戻ってきて，「どんなお話をうかがったの？」と聞くと，「雑談していました」と答えることがある。「どんな雑談をしてきたの？」と聞くと，仕事の話，趣味の話，これまでの苦労話，人生訓などを患者から教えてもらっており，この話のなかにその人がこれまで大事にしてきた生き方や価値観が垣間見れる場合も多い。雑談と思って聞き流すのではなく，「その人のwell-beingとは」を知る大事な機会であることを念頭に，じっくり話を聞くとよい。

セルフケアを行う上での不安，気がかり，疑問を知る

次に，セルフケアを行う上でどんな不安や気がかり，疑問があるかを把握する。医療者が聞きたいことではなく，まず患者が話したいことを話してもらうという意味では，「その人が行っているセルフケアを知る」の前に，不安や気がかり，疑問はないかを聞いたほうがよいだろう。

医療者としては，感染予防対策，食事制限の方法等，行ってほしい自己管理がたくさんあるかもしれないが，まずは，患者が不安に思っていること，気がかりなこと，疑問に思っていることをできるだけ解決することから始めることが，患者のニーズに沿った支援を行う基本である。また，それは，自分の思いを受け止め，なんとか解決を図ろうとしている人として看護職者を認識してくれる機会となり，患者との信頼関係を構築することにもつながる。

セルフケア支援では，患者の生活状況を具体的に教えてもらえたり，勧められた自己管理が本当にできそうかどうか，実はやりたくないという気持ちがあるといったことを率直に話してもらえる関係がないと，実際に患者の思いや生活に添った支援はできない。そのためにも，患者に「この人（看護職者）は自分の気持ちをわかってくれて，サポートしてくれようとしている人である」と認識してもらえるよう，援助的信頼関係の構築が重要なのである。

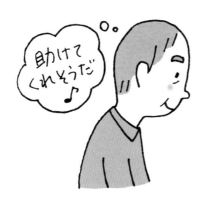
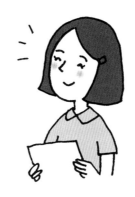

05 セルフケア能力のアセスメントの視点

セルフケア能力のアセスメントの視点はさまざまある。前述したオレムの看護理論では，「セルフケア操作のための能力」「パワー構成要素」「基本的能力と性質」の3つの視点からセルフケア能力（セルフケア・エージェンシー）を多角的に捉えている[3]。特にその人の身体面，精神面の状況により影響されるので，まずはそれらのアセスメントが必要になる。

ここでは，セルフケア能力をアセスメントするための8つの視点を紹介する（表1）。

これは，糖尿病患者をケアする看護職者がどのようなセルフケア能力に着目していたかを研究的に明らかにし，抽出された視点である[4]。どの視点も，セルフケアを行う上で重要な視点と考えられてきた内容を含んでおり，糖尿病だけに特有なものは含まれていない。それぞれの視点の重要性の程度は疾患や患者の状況によって異なるが，セルフケア能力を捉えるさまざまな視点のなかで，看護ケアに活用できるものであり，また，視点が8つあるのでセルフケア能力を多角的・包括的に評価できる。

8つの視点はそれぞれ重なり合っている。例えば，「医療者に自分がわからないことは尋ねることができる」は，知識獲得力でもあり，サポート活用力でもある。「どこに当てはまるか」が問題なのではなく，8つの視点と照らし合わせることで，患者のもつセルフケア能力を多角的に捉え，患者のもつ強みを活かしながら

どう支援していくかに活用できることが重要である。

知識獲得力

知識獲得力は，セルフケアを行う上で，必要な知識をどの程度もっているか，また，必要な知識を得るためにどのような能力をもっているかをアセスメントするための視点である。

医療者は，「疾患について説明した」「DVDやパンフレットを渡した」等，知識を提供するが，それを患者がどの程度理解したか，活用できる知識として本人に定着したかは捉えづらい。そのため，知識を提供したことで満足したり，患者が知識を得たと評価してしまいがちである。

「どれだけ理解できたのだろうか」「疑問は残っていないだろうか」「自分のこととして腑に落ちただろうか」等，患者の反応を確認しながら知識提供を行う必要がある。

「病気について知っていることを教えてください」と聞くのも1つの方法である。しかし，この問いは患者にどのような印象を与えるだろうか？　少し漠然としていて何を答えてよいのか戸惑うかもしれない。医療者は病気について知識をもっているため，少し上から目線のような，面接試験を受けているようなプレッシャーを感じてしまう人もいるかもしれない。「昨日，医師から病気について説明があったと思い

表1 セルフケア能力のアセスメントの視点とその具体例

セルフケア能力 アセスメントの視点	アセスメントの視点の具体例
知識獲得力	疾患や自己管理に関してどのような知識をもっているか 得た知識をどのように理解しているか，疑問点はないか 知識はその人が活用できるものとなっているか 疾患や自己管理についての知識を得たいと思っているか どのような学習の仕方が得意か　　　　　　　　　　　　　　　　　　など
ストレス対処力	どのような不安やストレスがあるか 疾患や自己管理に目を向けられる心理状態か その人なりのストレス対処法はどのようなものか その人にとって楽しみや気晴らしとなるのはどのようなものか 自分にとって不安やストレスはどのようなものと捉えているか　　　など
サポート活用力	サポートを得ることについてどのように思っているか 得たいと思うサポートはどのようなものか 1人で自己管理を頑張りすぎている様子はないか どのようなサポートを得ているか いつでも気軽に相談できる身近な人はいるか 医療者に疑問点や気がかり，不安など相談できているか サポート提供者はサポートすることについてどのように思っているか　など
身体自己認知力	自分の病気や身体をどのように捉えているか 自分にとっての治療や自己管理の必要性をどのように捉えているか 病気と症状の関連性をどのように捉えているか 自分の病状の程度をどのように捉えているか 自分のこととして病気や身体・症状や検査結果に関心を向けているか　など
自己管理の原動力	自己管理に取り組む姿勢・動機はどのようなものか 自己管理に取り組むことについてどのように意思決定しているか 自分で決めたことは実行に移すタイプか やっていけそうだと思える自己管理はどのようなものか その人にとって自己管理を行うことのメリット・デメリットは何か 自己管理を行うことの効果を実感できているか　　　　　　　　　　など
応用・調整力	自分の生活や自己管理でパターンとしてつかめていることはあるか 自己管理の実行にあたって先を予測して考えている備えはどのようなものか 生活状況にあわせて工夫していることはどのようなことか 身体状況の変化や通常とは異なる生活となったときの工夫はどのようなことか
モニタリング力	自分の生活状況を具体的に思い出してモニタリングの材料にできているか 自分の状況を把握するための情報収集はどのように行っているか 自己の状況の判断・評価をどのように行っているか 実行したことの振り返りをどのように行っているか 医療者とどのように対話しながらモニタリングのプロセスを進んでいるか
病気とともに自分らしく生きる力	生きる支えとなる願い・望みがあるか，それはどのようなものか 自分を大事に思い，支えてくれていると思える人がいるか どんなことに喜びややりがいを感じるのか どのようなことを大事にして人生を歩んでいるか この先どのように生きていきたいと思っているか 自己管理することと自分らしく生きることはどのような関係にあるか 病気とともに生きてきた経験をどのように意味づけているか

（清水安子，黒田久美子，内海香子，正木治恵：糖尿病患者のセルフケア能力の要素の抽出－看護効果測定ツールの開発に向けて，千葉看護学会会誌，11（2），pp.23-30，2005．より作成）

ますが，どのようなお話しでしたでしょうか？
納得できた点はどんな点でしょうか？　わかり
にくかったところはなかったでしょうか？」と
いった問いかけのほうが，そのとき理解できた
ことを答えればよいので答えやすい。また，「病
気について知っていることを教えてください」
という問いかけよりは，プレッシャーを感じに
くいのではないだろうか。

　病気についての知識テストを行うことで，知
識がどの程度獲得できているかを評価するのも
１つの方法である。「テスト」といわれると学生
時代を思い出してもしかすると嫌な感情が湧き
起こってくるかもしれない。一方，「クイズ」
といわれると少しゲーム感覚で楽しみながら取
り組めるかもしれない。

　「知らない」「知識がない」とわかったとき，
それを人からそのように評価されたとき，あま
りいい気持ちはしない。なかには「やっぱり私
ってダメなんだ」とか「あの人は１回で100点だ
ったのに私はたった50点……」と自尊心が傷つ
けられてしまうかもしれない。患者がどの程
度知識を獲得できているのかを評価することは
重要であるが，それは患者の自尊心を傷つけて
しまう可能性があることに配慮し，方法や問い
かけの言葉１つひとつに注意を払う必要があ
る。

　また，病気や自己管理に関する知識は多けれ
ば多いほどよいといえるのだろうか？　ある糖
尿病患者は医療者顔負けに，糖尿病や糖尿病の
治療に関する知識をもっており，「糖尿病は合
併症が出たら大変だよね」と話すが，どこか他
人事で，自身の自己管理にはせっかくの知識が
活用できていなかった。また，別の糖尿病患者
では，糖尿病について知識はそれほどなくても，
自分が日頃どれくらい食べればよいかは体感的
につかんでいて，「難しいことはわからないけ
れど，腹八分目で頑張っている」と安定した血
糖コントロール状態を維持できている人もいた。

　このように知識の量だけでなく，知識がその
患者にとって活用できるものとなっているか，
逆にその人にどのような知識を提供すれば自己

管理に活用できるのかを検討することが重要で
ある。

　医療者としてはさまざまな知識を提供したく
なるが，人によってはあまりの知識量に消化不
良を起こし，学習する意欲が低下してしまう可
能性もある。今，この人が最低限知っておく必
要がある知識は何かということを検討する必要
もある。

　また，知識獲得力という点についてもアセス
メントしてほしい。学習して知識を得ていく
方法はさまざまあり，人によって得意不得意も
ある。本やパンフレットをじっくり読んで自
分のペースで学習するのがよいタイプ，人と話
して対話しながら学習するのがよいタイプ，と
にかく自分で実践しながら学習するのがよいタ
イプ，文字は苦手で映像などでビジュアル的な
イメージのほうが理解しやすいタイプ，自分か
らどんどんインターネットなどを活用して知識
を得ていくのが好きなタイプなどさまざまであ
る。

　「理解の悪い人」で片づけずに，その人にとっ
て学びやすい工夫を検討することが，看護職者
の重要な役割である。

ストレス対処力

　ストレス対処力は，精神的なストレスをうま
くコントロールし情緒的な安定を保つことがで
きる能力である。

　疾患のための自己管理は，情緒的な安定がな
いと実行は難しい。他に心配や不安を抱えて
いる状況では自己管理に気持ちが向けられな
い。そのような状況に陥っていないか，アセス
メントが必要である。

　また，自己管理を継続して行っていく必要が
ある場合は，生活のなかで生じるさまざまなス
トレスと付き合って自己管理を実行しなくては
ならない。一定期間の自己管理であれば，その
ときだけ「我慢」して乗り越えるということも
可能かもしれないが，長期間継続しなければな
らない場合は，徐々にストレスが蓄積されてい

ってしまう可能性もある。そのため，自身なりのストレス発散法や気分転換方法を持ち合わせていることは，とても大事なセルフケア能力をもっているといえる。

サポート活用力

　セルフケアと聞くと「自分で行うこと」をイメージするかもしれないが，自分にとって必要なサポートを得ることができる能力も大事なセルフケア能力である。

　1人で頑張りすぎていないか，自分の気持ちを吐露できる家族や友人が周りにいるかなど，サポート活用力としてアセスメントしていく。

　患者はセルフケアを行う上での疑問点や困りごとなど，気になったときにいつでも医療者に相談できているだろうか？　特に外来など診察時間が短く慌ただしい状況では，相談したいと思っても躊躇してしまうことも多々ある。ちょっとした気がかりに早めに対処しておくことで重症化を防げる可能性もあるので，いつでも相談できる関係性や雰囲気をつくっておくことが，医療者，特に看護職者には求められる。

　ある外来看護師は，あえて待合室を通るようにして「おはよう」「こんにちは」といった挨拶を日頃から交わし，何かあったときに声をかけられるよう工夫していた。「医療者に聞きたいことがあるときは躊躇せず聞ける」はその人の大事なサポート活用力であり，「気がかりが早期発見，早期対処，重症化予防につながる可能性もあるため，いつでも気軽に相談してほしいことをあらかじめ患者に説明し，相談しやすい関係や環境をつくること」は，サポート活用力を支援する1つの方法である。

　また，ADLや認知機能の低下で，食事や排泄など他の人の手助けが必要な状態となっても，ただ言われるがままに介助を受けるのではなく，自分の意向を介助者に伝えて，なるべく自分が受けたいケアを受けられるようにできることも大事なサポート活用力である。そして，患者自身が自分の意向を伝えられるよう，セルフ

ケア能力が発揮できるよう支援することが看護職者には求められる。

　医療者はサポートが必要だと判断すると，家族に自己管理の方法を伝えたり，訪問看護を導入したり，サポートする方法を考え始めるが，その前に，本人はサポートを得たい，自分にはサポートが必要だと思っているかをアセスメントしてほしい。「サポートしてもらう必要がある」「サポートを得たいと思っている」こともサポート活用力である。

　例えば，夫が糖尿病で食事療法が必要となると妻に栄養指導をすることがある。しかし，夫は妻の協力を得たいと思っているだろうか，妻は夫をサポートしたいと思っているだろうか。「妻が夫の食事をつくるものだ」と考えていること自体が，既成概念にとらわれた考えである。夫婦の形，家族の形はさまざまに多様な時代であることを念頭に，何をサポートするかの前に，セルフケアのサポート活用力として，サポートを得ることについての本人の意向，サポートする側の意向を確認するところから始めることが重要である。

　日本では，少子高齢化が進み[5]，単独世帯の割合も高くなっている[6]。一方で，在院日数が短くなっているため[7]，疾患をもちながら在宅で1人で生活し，セルフケアを行っている人が増加している。その人のニーズやサポート活用力に応じて，施設内だけでなく，地域包括支援センター，かかりつけ医，薬局，地域のつながりなど施設外も含めた多職種連携により，どのようなサポートが可能かを，柔軟な発想で模索していくことが，これからの時代にはますます求められる。

身体自己認知力

　身体自己認知力は，自分の身体状況を捉える力で，病気をもつ自分の身体をどのように捉えているか，その身体を自分のこととして捉えられているか，また，身体の症状や反応を感じ取っているかといった内容で，疾病認識[8]，ボデ

ィイメージ[9]といった概念で捉えられる内容も含まれる。

「この自己管理が必要だからやりなさい」ではなく，「今の自分の身体にはこの自己管理が必要だ」と患者自身が納得できていなければ，主体的な自己管理の取り組みにはならない。患者自身が今の自分の身体の状態をどのように捉えているか，どんなところが腑に落ちていないのか，を把握することはセルフケア支援では根幹となる。

病気や治療の一般的な知識としての提供ではなく，その人の身体状況と結び付けて説明し，その人にとって合点がいく，腑に落ちる説明ができるかどうか，が専門職としての看護職者の腕の見せ所でもある。

さらに，自分の身体に関心を向け，いたわろうとする気持ちも，セルフケアするためには重要である。ただ「いたわる気持ちをもってください」と言うだけでは患者の気持ちは変わらないだろう。今，気になっている症状はありますか？ 階段を上った後，呼吸の変化はないですか？ と問いかけることで改めて自身の身体の状態を見つめる機会になることもある。

在宅酸素療法を導入するために入院となったCOPD (Chronic Obstructive Pulmonary Disease：慢性閉塞性肺疾患) 患者が，入院中，酸素を外してトイレに行くことが数回あった。理由を聞くと「ちょっとくらい付けなくても何ともない。歩いても息苦しさは感じないから」と言っていた。しかし，階段を上った後やトイ

○○○

COLUMN **身体自己認知力を捉える視点**

長瀬は，病状の経過が緩慢な慢性病をもつ患者の身体志向性について研究している[10]。身体志向性は「身体に向かっている意識あるいは心的な状態のあり様」と定義しており，身体自己認知力に含まれる概念といえる。

研究結果では表2のような身体志向性の内容が明らかになっている。患者の反応，言動から，身体自己認知力で捉えるべき内容が示されているので参考になる。

表2 病状の経過が緩慢な慢性病をもつ患者の身体志向性

【身体を捉えることに関する身体志向性】	〈身体について知る〉 〈事実のままに身体を捉える〉 〈得た情報を解釈し身体を捉える〉 〈身体に関心をもつ〉
【身体志向性を思考することに関する身体志向性】	〈身体について予想する〉 〈身体を判断・評価する〉 〈身体のためにできる行動を探す〉 〈身体と関連付けて行動を考える〉
【身体を引き受けていくことに関する身体志向性】	〈身体を捉えたことで気持ちが揺らぐ・変化する〉 〈身体や身体にかかわる行動を受け入れられない〉 〈身体をまさに自分の身体であると受け入れる〉 〈身体について望み・期待をもつ〉 〈身体との付き合い方を省みる〉 〈身体を慈しみ行動する構えをつくる〉 〈身体を重視し覚悟・行動を決める〉

(長瀬明日香, 清水安子, 正木治恵：病状の経過が緩慢な慢性病をもつ患者の身体志向性に関する研究, 千葉看護学会会誌, 12 (2), pp.50-56, 2006.より)

レの後にSpO₂モニターで測定してみると，SpO₂が92％に下がっていた。その数値を見て，患者は「自分では全然感じてないのにそんなに下がっているんだ」と驚いた様子だった。そのことがきっかけとなり，「全然大丈夫と思っていたけど，やっぱり歩いた後はハアハア言ってるわ」と数値だけではなく，自分の身体の反応に自分で気がつくことができるようになっていた。

米田は，糖尿病患者に対し身体を見ることを促す，身体に触れることを促すといった患者の身体感覚に働きかけるケアを行うことで，患者がそれを感覚し，自分の体調に気づく，わかることを促す身体の感覚に働きかけるケアモデルを提案している[11)12)]。糖尿病のような自覚症状に乏しい疾患などでは特に，こうした関わりを通して患者が自分の身体に関心を向け，自分の身体をいたわる気持ちを醸成することは，大事なケアの1つである。

しかし，その一方で，疾患や病状の告知によるショックなどで，自分の身体に関心が向けられる心理状態にない患者もいる。「あえて見たくない，知りたくない」と思っている人にそれを突きつけることは，さらに患者を精神的に追い込むことになってしまうので，どのような心理状態なのか，なぜ身体に関心が向けられない状況なのかを把握することも重要である。

自己管理の原動力

自己管理の原動力は，病気のための自己管理を開始し，それを継続していくための起動力・推進力・継続力で，自己管理のための動機や自己管理に向かう姿勢，自己効力感などを含むものである。

セルフケアの実行には，患者自身，自己管理行動が自分にとって必要であると認識し，自己管理に取り組むことを納得し，自分の意思で決定しているかどうかも重要なアセスメントの視点である。

ある入院中の高齢女性の糖尿病患者は，インスリン注射手技の習得に熱心に取り組んでいた。その様子を見て看護師は，高齢でありながらインスリン注射の開始となったことを受け入れ，前向きに注射手技の習得に励んでいる人だと思っていたが，ある日，手技指導をしていると患者は急に顔を突っ伏して泣き始めた。看護師は驚いてどうしたのかと聞いてみると，「この歳になってインスリン注射なんて本当は嫌で仕方なかった。でも，医師に言われたので，一生懸命覚えようと頑張ったけど，この歳だからなかなか覚えられない……。同じ失敗ばかり……。もう嫌になっちゃった……」と看護師にその胸のうちを吐露した。

看護師は，熱心に取り組んでいる様子でもその心のなかには複雑な思いがあることを改めて知り，反省しつつ，その高齢女性の思いを傾聴した。そしてその思いに気づけなかったことを患者に謝罪し，その上で，そのような気持ちを抱えながらもこれまで頑張ってきた患者の頑張りと進歩に敬意を示し，その日はそれ以上，注射手技指導は行わなかった。

翌日，看護師が訪室し患者に心境を聞くと，「昨日はごめんなさい。全部話したらなんだかすっきりした。歳だから仕方ないわよね。焦らず少しずつ頑張ってみる。自分のことだもんね」と笑顔で話した。

原動力の支援には，エンパワメント[13)14)15)]や自己効力の理論[16)17)]，動機づけ面接[18)19)20)]の手法が活用できる。

病気とともに長期にわたって生活していかなければならない慢性疾患患者にとっては，特に自己管理の原動力を保ち続けることは容易ではない。自分に置き換えて考えてみてほしい。例えば，歯磨きを自分で行うようになってから一度も欠かさず続けている人はいるだろうか？今日は疲れたから「1日くらい……まあいいか」と，歯磨きせずに寝てしまった経験は誰しもあるのではないか？　自分にとって必要なこととわかっていても，最初は絶対続けると決意しても，途中でやめたくなったり，たまにはいいかと手を抜きたくなる心境は誰にでも起きうるも

のである。まず，医療者はそのことを忘れては
ならない。

　自己管理がうまくいかず悩んでいる患者に対
し，思いを傾聴し，医療者の評価ではなく，患
者の自己評価を促す関わりを行った研究[21]で
は，自分の思いを吐露するなかで，できていな
い面だけでなく，良い面も自己客観視でき，次
の一歩につながる変化がみられた。

　自己管理の必要性はわかっており，自分でも
しなければならないことを重々わかっていても
気持ちがついていかないこともある。そのよう
な状況で医療者にしなければいけない理由を説
明されて，励まされたら，さらに原動力は低下
してしまう。前述の研究のように，今の患者の
状況を一緒に見つめ，見守る存在として看護職
者が寄り添い，患者自身で一歩を踏み出すとき
を待つといった援助が効果的な場合もあるので
ある。

応用・調整力

　応用・調整力は，自分の生活にあうように，
自己管理を状況に応じて応用したり調整したり
する力を意味する。

　自分の生活や自己管理のパターンをつかめて
いたり，先を予測して備えを考えようとしてい
ることなどは応用・調整力の一部といえる。
最初から自分で応用・調整できる力をもってい
る人もいるが，生活状況を教えてもらいながら，
どんな点に注意が必要か，どんな対策が可能か
を看護職者が一緒に考えていくプロセスのなか
で，患者はどんな点に注意して生活に取り入れ
ていけばよいかがわかり，応用・調整力が高ま
ることもある。

　こうしたプロセスを看護職者が患者と一緒に
歩むには，患者が自分の生活状況やそのときの
思いを率直に看護職者に話してくれることが必
要になる。医療者に率直に話すことができる
といったことも，応用・調整力につながる力と
いえる。

　さらに，自分の生活を客観視したり，俯瞰し
て見ることができることも応用・調整力の基盤
となる力で，それによって，「ここでうまくい
ってなかったから，こうしよう」「こういう状
況でつい，自分のことが後回しになってしまう
な」といった気づきにつながる。看護職者に自
分の状況を率直に話す（他者に自分の状況を語
る）機会が自己客観視の機会ともなる。

　生活状況を教えてもらいながら，その生活に
あった具体的な自己管理の工夫を看護職者が提
案できれば，患者は自己管理を生活のなかで実
行しやすくなり，応用・調整のための選択肢が
増えることにもなる。その人の生活にあわせた
具体的な方法を柔軟に考えられる創造性も看護
職者には求められる。

　しかしその一方で，看護職者は，24時間，患
者のそばにいるわけではないので，患者自身で
応用・調整できるための基準や考え方を理解し
てもらう支援の方法も重要といえる。後述す
るモニタリング力の高い人では，その力を活か
しながら応用・調整力が高められるとよい。

　応用・調整力を高める支援を行う上で注意が
必要な点は，医療者は応用・調整力を高めて自
己管理を実行してもらいたいという思いが先行
しがちだが，「自己管理の原動力」がまだ十分で
ない人や，「ストレス対処力」の状況として，現
在不安やストレスが高い状況の人などでは，応
用・調整について話し合える準備状況が整って
いない可能性もある。まずは，自己管理の実行
について話し合える準備状態が整っているかを
アセスメントする必要がある。

モニタリング力

　モニタリング力は，セルフケアに必要な情報
を集め，自己の状況を客観視し，判断・評価し，
次の行動を自分で決定していくための力を意味
する。

　新しい行動が開始されることについて，「個
人は変容するように動機づけられねばならない
こと，行動を修正できるのは，その人自身でし
かないこと，困難な行動をモニタリングできる

のもその人だけである」[22]という前提がある。主体的なセルフケアを行う上でモニタリング力は中核になる。

　モニタリングは，セルフケア実行までの思考プロセスである。「自己の状況を把握する→自己評価する→目標（どうしたい，どうなりたい）を明確にする→具体策や工夫を検討する→実行する」，このプロセスを患者はどのように行っているのかをアセスメントしていく（図3）。

　そのために，患者がこのプロセスをどのように進んでいるのかを聞いてみてほしい。「ご自身は今の自分の状況をどんなふうに捉えておられますか？」「そのように思われるのはどうしてですか？」「どんなことを目安に自己管理を調整されていますか？」「先日，検査結果が医師から伝えられたと思いますが，ご自身はその検査結果を見てどう思われましたか？」など，医療者の考えや評価をさしはさまずに問いかけるほうが，本人の率直な考えを話してもらいやすい。

　例えば，糖尿病の患者が血糖測定を実行しているということは，自己管理の調整に必要なデータを自分で収集しているということになる。しかし，測定しているからといってデータに注意を向けているのか，そのデータを自分の

状況を把握するということにつなげているのかどうかはわからない。「測定するように医師から言われたから」と，とにかく測定することが自分の仕事と思っていた人もいた。せっかく測定した結果なので，日頃の自己管理の調整に役立てられるように，そのデータが何を意味するのか，どのような基準で評価することが適切なのかを理解して，このモニタリングの思考プロセスを進めるよう支援する必要がある。自己管理を開始する際にはそのことを説明する必要があるが，これまで自分なりに自己管理を続けてきた人であれば，どんなふうに考えているのか，をまず患者に聞いてみることが大切である。そうすることで問題点だけでなく，その人なりの考え方や思考の仕方の強みも見えてくる。

　入退院を繰り返していたある肝硬変の患者は，「腹水がたまると脱腸になるわ」とボソッと言った。最初は「何を言っているのか？ そんなことはありえない!?」と医療者としては思ってしまうかもしれないが，腹水で腹圧が高まり，それによって鼠径ヘルニアとなっている可能性もある。真偽は確かめないといけないが，患者なりに自分の身体に関心をもち，腹水との関係を捉えようとしていることはとても大事であ

図3　モニタリング力をアセスメントする看護実践

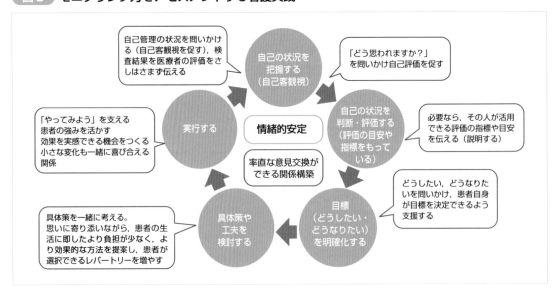

る。医療者にはわからないその人なりの身体の変化が，病状悪化の早期発見や，自己管理の調整に活用できることもあるので，モニタリングに活用できるサインとなり得るか，患者と一緒に検討することも重要である。

そして，モニタリング力を活用するには，どんな症状やデータを，どのタイミングで把握すると，患者が自己管理の調整に役立てられるのかを検討する必要がある。患者にとって自己管理を評価するのに活用できそうな指標は何か，病状悪化の早期発見のためにはどんな指標がよいか，また，その人が自己管理の効果を一番実感できるモニタリング方法は何かなどを検討していく。

モニタリング力は，主体的な自己管理を行っていく上で重要な力ではあるが，モニタリングのプロセスすべてを患者自身が行わなくてはいけないというものではない。

営業職で毎日数字と向き合っているAさんは，検査データをグラフ化して分析するのが得意で，「化学療法の後，僕の場合10日後に白血球が下がってくるから，8日目くらいからは感染予防対策のレベルを上げるようにしている」と話す。これは高いモニタリング力を有しているといえ，Aさんの強みである。

一方，1人暮らしの高齢女性のBさんは「検査データのことはよくわからないし，数字は苦手。でも，1か月に1回看護師と一緒にさまざま話して次の受診までにどうしたらよいかがわかると安心できる」という。Bさんのようにモニタリングはあまり得意でなくても，医療者や家族が一緒にモニタリングを担うことで，より良い自己管理を実行できるという形もある。

病気とともに自分らしく生きる力

病気とともに自分らしく生きる力は，自分の望む生き方，人生を歩もうとする力を意味しており，自己受容，生き甲斐といった内容も含む。

病気に向き合えていなかったり，必要な自己管理が実行できていない状況であっても，「生

きる支えとなる願い・望みがあること」「自分を大事に思い，支えてくれていると思える人がいる」といったことは，生きることへの支えとなるものである。それはその人らしく生きる基盤となる大事な力である。生きることに疲れていたり，先の見通しがもてないという状況では，自己管理に取り組む意欲が湧かないのは当然である。

疾患の有無にかかわらず，生きることは決して楽しいことばかりではない。つらいこともさまざまあるが，そのつらさや苦労が達成感や充実感，その人にとって成長につながることもある。何を喜びと感じるか，何にやりがいを感じるかは，その人の生きてきた歴史や価値観によっても異なり多様である。

ある患者は「病気になったことによって，人の温かさや風や穏やかな日差しといった自然がもたらす安らぎがいかに価値あるものか，本当に大事なものは何かを病気が教えてくれた」と言っていた。こうした患者の言葉によって医療者のほうが何を大事に生きるべきかを教えられたりする。患者は決して弱いだけの存在ではなく，医療者が学ぶべき，生きる力をもった存在であることも忘れてはならない。

病気によって，これまで通りの人生を送ることが難しくなったとしても，そのなかでその人らしく生きるとはどういうことなのか，その人が大事にしてきたもの，これから大事にしたいものを教えてもらうなかでその人らしく生きる力をアセスメントし，支援の方向性を検討していく。

引用文献

1) Orem, Dorothea E., 小野寺杜紀訳：オレム看護論－看護実践における基本概念，オレムの理論の哲学的基盤，第4版，p.479，医学書院，2005.
2) 前掲1)，p.449.
3) 前掲1)，p.239.
4) 清水安子，黒田久美子，内海香子，正木治恵：糖尿病患者のセルフケア能力の要素の抽出－看護効果測定ツールの開発に向けて，千葉看護学会会誌，11 (2)，pp.23-30，2005.
5) 厚生労働省：令和2年版厚生労働白書，p.9，2020. https://www.mhlw.go.jp/content/000735866.pdf

6）2015年まで総務省統計局「国勢調査」，2020年以降は国立社会保障・人口問題研究所「日本の世帯数の将来推計（全国推計）2018（平成30）年推計」（2018）http://www.ipss.go.jp/pp-ajsetai/j/HPRJ2018/hprj2018_gaiyo_20180117.pdf

7）厚生労働省：令和元（2019）年医療施設（動態）調査・病院報告の概況. 結果の概要 Ｉ病院施設調査, p.21. https://www.mhlw.go.jp/toukei/saikin/hw/iryosd/19/

8）野川道子：障害受容・疾病認識のニューパラダイム 障害受容・疾病認識についての新しい見方, 看護技術, 54（8）, pp.875-880, 2008.

9）花出正美：ボディイメージの変容, 特集/根拠がわかる治療とケアのベストプラクティス, がん看護, 24（2）, pp.195-199, 2019.

10）長瀬明日香, 清水安子, 正木治恵：病状の経過が緩慢な慢性病をもつ患者の身体志向性に関する研究. 千葉看護学会会誌, 12（2）, pp.50-56, 2006.

11）米田昭子：2型糖尿病患者の身体の感覚に働きかけるケアモデルの開発, 日本糖尿病教育・看護学会誌, 7（2）, pp.96-106, 2003.

12）米田昭子：糖尿病教育・看護の実践知の活用と伝承 実践知を集積・融合した糖尿病患者へのケアの伝承 身体の感覚に働きかけるフットケア, 日本糖尿病教育・看護学会誌, 12（1）, pp.67-71, 2008.

13）吉田亨：健康とエンパワーメント, 現代のエスプリ, 376, pp.146-152, 1998.

14）Anderson, B. et al., 石井均監訳：糖尿病エンパワーメント 愛すること, おそれること, 成長すること, 第2版, 医歯薬出版, 2008.

15）藤田佐和：エンパワーメントを知ってがん看護に活かそう, がん看護, 22（1）, pp.5-9, 2017.

16）Bundra, A., 本明寛, 野口京子監訳：激動社会の中の自己効力, 金子書房, 1997.

17）安酸史子：改訂3版 糖尿病患者のセルフマネジメント教育 エンパワメントと自己効力, メディカ出版, 2020.

18）Miller, William R., Rollnick S., 原井宏明監訳：動機づけ面接〈第3版〉上, 星和書店, 2019.

19）Miller, William R., Rollnick S., 原井宏明監訳：動機づけ面接〈第3版〉下, 星和書店, 2019.

20）須藤昌寛：特集/実践を究める 利用者の意欲を高める動機づけ面接(2)動機づけ面接のプロセス, ケアマネジャー, 21（10）, pp.72-79, 2019.

21）Sachiko Waki, Yasuko Shimizu, Natsuko Seto, Mayumi Sugahara, Yoshiko Yoshida：Insights into self-care behavior of patients with diabetes: Support using a computerized self-evaluation system. Journal of Nursing Education and Practice 2016, 6(10), pp.51-64. https://doi.org/10.5430/jnep.v6n10p51

22）Labkin, Ilene M., Larsen, Pamala D., 黒江ゆり子監訳：クロニックイルネス―人と病いの新たなかかわり, p.163, 医学書院, 2007.

支援が適切か迷ったときに検討すべきポイントをつかむ

セルフケア支援として適切かと迷ったときに検討すべきポイントを，大きく「アセスメントを振り返る視点」「援助の方向性を再検討する視点」「援助の適切性を振り返る視点」の3つに分け，さらにその詳細を12に分けて示した（表1）。以下，それぞれの内容について説明する。

（表1）

表1　セルフケア支援として適切かと迷ったときに検討すべきポイント

○アセスメントを振り返る視点
  ・多角的なアセスメントができているか
  ・過去・現在・未来の時間経過のなかでの「今」を捉えているか
  ・看護職者が弱みと考えていることは，本当に弱みなのか（実は強みと考えることが可能なこともある）
  ・結果判定と過程評価の2つの視点で評価しているか
○援助の方向性を再検討する視点
  ・患者のセルフケアの課題は適切に焦点化されているか
  ・問題解決型思考と目標志向型思考の2つの視点を踏まえた援助計画となっているか
  ・目指す方向性は共有できているか
○援助の適切性を振り返る視点
  ・患者は自分の思いを率直に伝えてくれているか（話してもらえる援助的信頼関係が築けているか）
  ・患者の関心に沿っているか（良かれと思って押しつけていないか）
  ・伝えるべきことが伝わっているのか
  ・固定概念や自分の「あたりまえ」にとらわれていないか
  ・課題にあったアプローチ方法か

01　アセスメントを振り返る視点

多角的なアセスメントができているか

支援を行っても患者に行動の変化が見られなかったり，病状の改善につながっていなかったりする状況では，今の支援が適切なのか迷うことがある。

そのようなときの看護職者は，うまく結果につながらないことへの焦りも相まって，視野が狭くなりがちである。一度立ち止まって，改めて多角的な視点からアセスメントし直してみるとよい（多角的なアセスメントの視点は第1部5を参照）。そのことによって患者の全体像を俯瞰でき，今まで見えていなかった患者の些細な進歩や努力が浮き彫りになったり，違う視点

からのアプローチが見つかる。

支援が適切か迷ったときの多角的な視点からのアセスメントは，看護職者1人で行うのではなく，カンファレンス等を活用して，チームで行うとより視野を広げたり，深堀して検討することができたりする。他の看護職者から「そういえば，○○さん，この間の夜勤のとき，○○って言っていた」といった情報が得られたり，医師や管理栄養士など他職種からの専門的な見解も得られる。

受け持ち看護師としてカンファレンスで他の人から意見をもらう場合，受け持ち看護師としての責任感があるがゆえに，他の人からの意見が自分の看護の不十分さを指摘しているように

感じることがあるかもしれない。しかし，1人の患者に向き合って，その人のためにと一生懸命になるからこそ，視野が狭くなるのである。1人では誰しも限界があるからこそ，医療はチームで行うのである。

　自分の看護の不十分さを認めつつも，カンファレンスでの他の人からの意見を受け止め，患者のために最善を尽くそうとする姿が周りに伝われば，一緒に考え・支援しようとしてくれる人は増えるだろう。

過去・現在・未来の時間経過のなかでの「今」を捉えているか

　『過去・現在・未来の時間経過のなかでの「今」を捉えているか』について，2つの視点から述べる。

①過去から現在への変化を捉える

　1つは，臨地実習の看護学生でよくみられる点についてである。看護学生の場合，患者の状態をアセスメントする際，一般的な評価基準と照らし合わせて，その状態の良し悪しをアセスメントすることだけにとどまることが多い。一般的な評価基準と照らし合わせることは重要であるが，それだけでは不十分である。一般的な基準での評価では状態が「悪い」と評価されるかもしれないが，過去から現在への変化としては「改善傾向」にあると評価できることもある。また，患者の病状と行われる治療を鑑みると今後の改善は難しく，「現状を維持できればよい」という先の見通しとなる場合もある。

☑ 事例：Aさん

　例えば，心不全で入院したAさんは，学生が受け持った時点でBNP（脳性ナトリウム利尿ペプチド）が758pg/mLであった。学生は，一般的な基準と比較して非常に高値であることに驚いた。しかし，2週間前に入院したときの値は1000pg/mLを超えており，入院治療が功を奏

し改善傾向であることがわかった。改善傾向にあることがわかれば，患者にとって安心材料になり，また，入院による治療の効果を実感できることにもつながる。患者がこのことをどこまで把握しているのか，医師からどの程度伝えられているのか，を確認した上で支援につなげていく。さらに，Aさんは1年前にも心不全の急性増悪で入院していた。そのときの値と比較すると，入院時もまた，入院から2週間後の値も高くなっていた。

　治療が功を奏するとはいうものの，入退院を繰り返すなかで，心不全の状態は徐々に悪化していることがわかった。このことは，急性増悪を防ぐことが病状悪化を食い止めること，たとえ急性増悪したとしても早期の治療が悪化を最小限に食い止めることを，Aさんに自分のこととして理解してもらう1つの材料となるだろう。

☑ 事例：Bさん

　Bさんは初期の食道がんが見つかり，内視鏡的治療を受けるために入院となった。学生がBさんに話を聞いてみると，入院前まで喫煙していたことがわかった。そのことを知り学生は，治療前から禁煙することは重要であり，自分の身体のことなのに，それさえ実行できない患者は自己管理が実行できない，自己管理能力の低い人とアセスメントした。しかし，教員からのアドバイスを受け，煙草を吸っていた理由を聞いてみると，Bさんは「最初は禁煙していたけど，体重も増えるし，なかなか入院の連絡が来なくて（Bさんはがんと言われてから治療まで，3か月待っていた），その間にがんが進行してしまうのではないかと心配になってきて，つい吸ってしまった」と学生に話した。それを聞き学生は，Bさんなりの努力や不安な気持ちが理解でき，自分のアセスメントが適切でないことに気づいた。学生は「Bさんがそんな思いをされていることに私，気づいていませんでした。教えてくださってありがとうございます」とBさんに伝えた。

しかし，喫煙はBさんの身体に悪影響を及ぼすものであり，このまま喫煙を続けてよいというものではない。学生が自分の援助が適切だったのか，これからどう援助すればよいのか悩んでいたところ，臨地実習指導者から1回目と2回目の内視鏡的治療の際の痰の吸引の回数を確かめるようアドバイスをもらった。Bさんは入院してからは禁煙していたため1回目よりその1週間後の2回目の治療では痰の吸引の回数が半減していた。学生がBさんにそのことを伝えると，「え～っ!! そんなに違うんだ。たばこは食道がんの原因の1つと先生も言われていたし。やっぱりたばこはやめないといけないね」と学生に話した。

経過のなかでのBさんの状態を捉えることで，学生自身の患者理解が深まり，一方的に禁煙の必要性を説くのではなく，Bさんの状況を理解し，その上で支援しようとしていることがBさんにも伝わったのだろう。そして，また，Bさんが自分のこととして禁煙の効果を実感できたことで，今後に向けた支援にもつなげることができた。

②疾患をもちながら生活する患者

2つ目の視点は，慢性疾患をもつ患者への支援としてである。慢性疾患をもつ患者は，疾患をもちながら生活をしなければならない。長い経過をもつ患者は今に至るまでも苦労や試行錯誤を繰り返しながら，病気とともに生活してきた過去がある。コービン（J. Corbin）とストラウス（Anselm L. Strauss）は，病院と家庭の両方における慢性疾患の管理上の問題を数年にわたって調査[1]し，その上で，慢性疾患をもつ人々やその家族への看護は，「病気の慢性的状態がもたらす問題の多様性や多面性，複雑性を考慮した総合的なものが必要」との考えに至り，「病みの軌跡理論」[2]を構築した。

この理論では，病みの軌跡を病気の状態だけでなく，その人の日常生活や生活史に，病気の状態や病気の治療・管理がどのように影響しているかを含めて捉える必要があると述べてい

る。そして，急性期，下降期などの軌跡の局面を捉えること，患者，医療者，それぞれの立場での軌跡の予想をすることといった視点を提示し，それらを踏まえ軌跡の全体を捉えた援助の在り方について理論化している。

第2部1や第3部4の表1を参考に，時間経過のなかでの「今」を捉えなおしてみてほしい。

看護職者が弱みと考えていることは，本当に弱みなのか（実は強みと考えることが可能なこともある）

①強みを捉えられているか見直す

第1部5で，セルフケア能力のアセスメントの視点を提示した。アセスメントすることによって患者のセルフケア能力の問題点だけではなく，強みを見つけて，それを活かす・伸ばす支援が重要であると述べた。

援助の適切性に悩んだとき，うまく強みを捉えられているかを見直してみるのも1つの視点である。

☑ 事例：Cさん

Cさんは仕事が忙しいと話し，自己管理が十分行えずHbA1cが8％台で推移していた。仕事が忙しいということだったので，どんな仕事かを聞いてみると，責任ある管理職の立場で，大変そうではあったが，理路整然とその状況を説明しており，合理的な考えのもと管理能力の高い人なのだとの印象を看護師はもった。ただ「自分の糖尿病はまだ大したことない」との思いもあるようだったので，Cさんの血糖値の状況，血糖値と食事，運動，インスリンの関係，合併症との関係をきちんと伝えた後，忙しい生活のなかで，どんな工夫をすればうまく自己管理ができるかを考えたいので，万歩計と血糖測定を1週間だけ行ってほしいことを伝えた。1か月後，来院した際に状況を聞いてみると「血糖値を測ると自分がいつ食べ過ぎているかよくわかった。夕食の食事を腹八分目に抑え

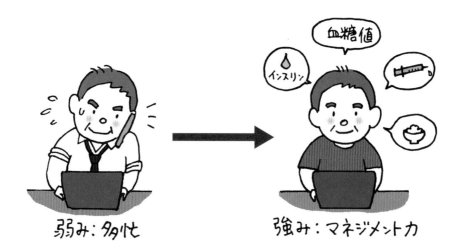

弱み：多忙 → 強み：マネジメント力

れば食後の血糖値は200以上にならなかった」「歩数が多かったときと少なかったときでは次の朝の血糖値が違う」など、こちらが聞かなくても自分が気づいたことを少し興奮気味に話し、「食事の目安はだいたいわかった。万歩計は1日8千歩くらいは歩くようにしたいから、もう少し貸してもらえないか」と希望した。仕事が忙しいということはCさんにとっては弱みだったかもしれないが、Cさんの仕事のマネジメント力は糖尿病の自己管理にも活用できる強みとなる能力であった。

✓ 事例：Dさん

　Dさんは入院しても隠れて間食をしており、Z看護師はゴミ箱のお菓子の包み紙を見つけてはDさんを注意していた。Z看護師は、「間食がやめられないことがDさんの弱み」と捉えていた。ある日、カンファレンスでDさんについて検討した際、ある先輩看護師から「入院中に間食を見つけて注意することを繰り返しても、退院したらDさんはきっと間食する。行動を注意する関わりでは根本的な解決にならないのでは。隠れてまでも間食したいというDさんはどういう思いなのか」と言われた。また、他の看護師からは「Dさんは昨年ご主人が亡くなり、一緒に旅行に行く相手がいなくなったから、今は食べることが唯一の楽しみと話していた」と

聞いた。Z看護師はDさんの状況を捉えようとしていなかったことに気づき、改めてDさんと話す機会をもった。すると、「1人暮らしだから、今は低血糖が怖くて、夕方おなかが空いたとき間食したくなる」「和菓子が大好きだから、昼のご飯を減らしても絶対に食べたい」「昔食べていた量から比べるとずいぶん減った」といった思いを話してくれた。そして、夫が生きていたときの楽しい旅行の話も聞かせてくれた。

　その数日後、Z看護師がDさんのところを訪れると「今日は、また、どうしても間食したくなってしまって……。でも、1個食べらだめだと思って、どらやきを半分にした」とDさんが話した。Z看護師は、「どらやきを半分で我慢したんですね。すごい!!」という言葉が自然と口をついて出てきて、Dさんと一緒にそのことを喜ぶことができた。そこで、Z看護師は、間食をしてしまうというのはDさんの弱みかもしれないが、間食を少しずつでも減らせているというのはDさんの強みでもあることに気づいた。そして、大好きな和菓子も含めて、制限カロリー内に抑え、低血糖にならないような食事の工夫を考えていくことがDさんが1人暮らしの生活のなかでも楽しみをもちながらセルフケアしていける方法なのではないかとの考えに至り、主治医や他の看護師と相談してみることにした。

「長所と短所は紙一重」ともいわれる。患者の強みを見つけられないと思ったときには，患者の弱みは本当に弱みか？ と問い直してみるとよい。

結果判定と過程評価の2つの視点で評価しているか

援助が適切かどうかを検討する際に2つの視点があると正木[3]は説明している。

1つは，「結果判定としての評価」であり，身体状態を示すデータなど客観的な指標で示される結果と照らし合わせて看護援助の効果を評価する視点である。もう1つは，「過程評価としての評価」であり，「セルフケア確立に向かう過程のなかで患者が示した意味ある変化を捉え，その変化を患者の実績として評価していくこと」である。そして正木は，「過程評価は，看護職者が患者の変化をどれだけ捉えることができるか，またその変化を意味ある変化として位置づけることができるかに依拠される」とも説明している[4]。

前述した多角的なアセスメントの視点は，この「過程評価」の視点となり，看護職者が患者の変化を意味あるものとして位置づけることを助けるだろう。

02 援助の方向性を再検討する視点

援助の適切性に迷ったとき，1つひとつのアセスメントが適切であっても，全体としての援助の方向性を見誤ってしまっては患者に適した援助になり得ない。「全体像を把握する」「援助の方向性を明確化する」と言葉で表現するのは簡単だが，それには情報を統合し，状況の本質を見極める力が必要である。画一的にこうすればよいということは難しいが，援助の方向性を再検討とするためのヒントをここでは紹介したい。

患者のセルフケアの課題は適切に焦点化されているか

正木は，糖尿病患者111名への援助過程を振り返り，図1に示す12の援助過程を明確にしている[3]。12の援助過程のなかには，最初は援助課題が見出せず，関わりながら試行錯誤し，時に自分の援助を振り返り，援助課題を焦点化できた場合もあったと述べている。

セルフケア支援として適切かと迷ったときに，改めて，この12の援助過程と照らし合わせながら自身の援助過程を振り返り，どのような援助過程であったかを検討してみるのも1つの方法である。

「自己管理に必要な知識・技術を導入する」「自己管理行動の改善点を見出し指導する」といったところに焦点化しようとしていたが，実は，「セルフケアを引き受けていくことを支援する関わりが必要だったのでは……」や，援助を振り返ると「患者が現実を受け入れていくこと」や「患者がセルフケアを通して自尊感情を高めること」を大事にして関わっているのだとわかり，「このままもうしばらく焦らず関わっていこう」といった気づきにつながるのではないだろうか。

正木は，12の援助過程について，その特徴を援助課題，援助方法，看護判断過程の特徴，患者−看護師の関係という4つの視点から分析結果を整理している（表2）。ここに示されている援助方法や看護判断過程の特徴は，111名の事例の分析結果から特徴的なものとして導き出されたものであり，すべてを網羅したものでも，この方法を行えばよいというものでもないことには注意してほしい。しかし，援助過程を振り返る際にどんな援助を行っていたかを照らし合

わせながら，援助過程や援助の適切性を検討するのには役立つだろう。

例えば，関わりを振り返ってみると，「1. 患者の自己管理に必要な知識・技術を導入する

援助過程」が中心となっていたけれど，患者本人が自分で自己管理を行えていくようになるには，援助課題は，4の「患者が自己管理プロセスを学習すること」であり，「4. 患者の自己管

図1 各援助過程における援助課題と援助方法

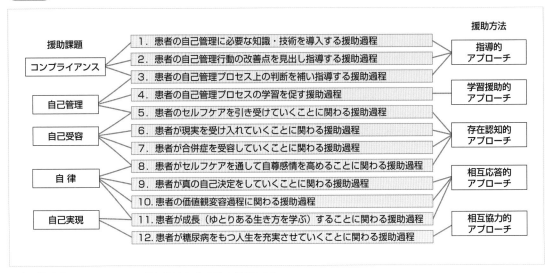

※自己管理プロセスについては，第2部3図1（p.75）を参照のこと。
※5つのアプローチの詳細は，表3（p.51）を参照のこと。
（正木治恵監，黒田久美子，瀬戸奈津子，清水安子編：糖尿病看護の実践知, p.63, 医学書院, 2007.より）

表2 12の援助過程とその特徴

援助過程 援助課題	援助方法	看護判断過程の特徴	患者―看護師 の関係
1.患者の自己管理に必要な知識・技術を導入する援助過程 ・患者が指導された自己管理に関する知識・技術を習得すること	・自己管理に関する知識や技術を説明・指導する ・指導の際の患者の反応から，患者の理解力，意欲，関心事と，技術的能力をアセスメントし，それに応じて指導方法や指導基準を検討する ・コンプライアンスの経過を見定め，今後の課題を推測する	・この援助課題はすでに明確に意識されている課題であった ・援助効果の指標は，血糖値，HbA1c値，体重など身体的指標の改善並びにコンプライアンス（指導した知識や技術の習得度）の程度	・看護師が患者に専門的知識を指導し，患者がそれを遵守しようとする関係
2.患者の自己管理行動の改善点を見出し指導する援助過程 ・患者が血糖コントロール状態の改善に向けて，自己管理行動を修正できること	・患者の自己管理行動の実態を把握し，血糖コントロール状態につながる問題点を明確化する ・問題点が，患者の知識不足による誤った自己管理行動にある場合は，その誤りを是正する。一方，問題点が，自己管理を継続できないことにある場合は，患者の苦痛や負担感が少なく継続しやすい方法を，患者とともに考え，助言する	・血糖コントロール状態が不良であり，患者の自己管理行動を改善する必要がある場合に，この援助課題の焦点化ができた ・援助効果の指標は，患者の自己管理行動上の誤りが是正される，もしくは負担感の少ない自己管理行動を継続できることにより，血糖コントロール状態が改善すること	・看護師が患者の自己管理行動上の問題点を探り，改善点を指導し，患者がそれを遵守しようとする関係

援助過程 援助課題	援助方法	看護判断過程の特徴	患者―看護師 の関係
3. 患者の自己管理プロセス上の判断を補い指導する援助過程 ・看護師に自己管理プロセス上の判断を補われることにより，患者が自己管理していける	・患者の自己管理プロセスの実際を把握する ・自己管理プロセス上の判断を看護師が補い，その結果患者に必要な行動を具体的に提示する	・自己管理プロセス上の判断を看護師が補うことの必要性が理解できたときに，この援助課題を焦点化できた ・援助効果の指標は，患者のコンプライアンスの結果，血糖コントロール状態が改善すること	・患者が看護師の判断や指導を遵守しようとする関係
4. 患者の自己管理プロセスの学習を促す援助過程 ・患者が自己管理プロセスを学習すること	・自己管理プロセスである，患者が自己の状態を把握し，何をなすべきかを考え，判断し，目標を決定し，評価し，さらに工夫していくという各段階を，患者が意識化していくことができるよう，対応する ・自己管理プロセスを学習していく上での患者のストレスや揺れる気持ちを傾聴し，患者を情緒的に支える	・自己管理プロセスの必要性が明確に意識できたときに，この援助課題の焦点化ができた ・援助効果の指標は，実際に患者が自己管理プロセスを学習していることが患者の言動から確認できること	・患者の自己管理プロセスの学習の過程に，看護師が付き添って援助・支援していく関係
5. 患者のセルフケアを引き受けていくことに関わる援助過程 ・患者がセルフケアを引き受ける（自分の責任として受容できる）こと	・糖尿病療養にまつわるこれまでの体験や気持ちを傾聴することを通して，患者にとってのセルフケアの意味や生き方（何に価値を置いて生活するのか）を，患者自身が吟味する機会を提供する	・血糖コントロール状態が不良で，患者の自己管理姿勢に問題があることが判断でき，患者自身が自らその責任を負おうとするようになることが必要だと理解できたときに，この援助課題の焦点化ができた ・援助効果の指標は，患者の言動からセルフケアを引き受けるようになったことが推測できること	・患者が看護師との関わりを通して，自己の生き方や考え方を吟味していく関係
6. 患者が現実を受け入れていくことに関わる援助過程 ・患者が療養に関わる衝撃的な事実を受け入れ，現実的に対処できること	・衝撃的な事実に直面し混乱している患者の気持ちの表出を促す ・その事実に現実的に対処できるよう，必要な情報を提供する	・衝撃的な事実に直面している（治療法の変更や入院の宣告など）と判断されたときに，この援助課題の焦点化ができた ・援助効果の指標は，患者が心理的に安定し，患者の現実的な対処行動が観察できること	・患者が現実的に対処できるよう看護師が援助する関係
7. 患者が合併症を受容していくことに関わる援助過程 ・患者が合併症を受容できること	・受容的な姿勢で関わり，苦しい状況に置かれている患者の苦痛や訴えを聴く ・患者の苦痛を理解し，情緒的支援を提供する存在となる ・その患者の支援的体制をつくる（患者会活動を通した仲間づくりなど）	・患者が合併症による身体的苦痛の持続から心理的に追い込まれ，うつ状態を呈していることを認知し，患者がその苦痛を乗り越えていくための支援が必要だと判断したときに，この援助課題の焦点化ができた ・援助効果の指標は，患者がその苦痛を乗り越え，安寧を得たことが推測できること	・看護師が患者の支援者として存在する関係

援助過程 援助課題	援助方法	看護判断過程の特徴	患者一看護師の関係
8. 患者がセルフケアを通して自尊感情を高めることに関わる援助過程 ・患者がセルフケアを通して自尊感情を高めること	・患者のセルフケアの努力，工夫，考えや気持ちを傾聴し，その姿勢を支持する	・患者が看護師にセルフケアの努力を自ら語り，なぜ看護師に聴いてもらうことを望んでいるのかを推測できた時，この援助課題の焦点化ができた ・援助効果の指標は，患者の言動から，患者の自尊感情が高められていることが推測できること	・患者が看護師との関わりのなかで，自己の存在価値を高められている関係
9. 患者が真の自己決定をしていくことに関わる援助過程 ・患者が真に望む方向に自己決定できること，また，その決定に従った行動がとれること	・患者の自己客観視をすすめるために，積極的に傾聴する ・患者自身の意見や考えを語ることができるよう，自己決定するまでに患者が十分考え，吟味できる，時間と情報を提供する ・患者の意思を最大限尊重する姿勢を示す	・患者が自分で決定することが大事であり，その過程に援助が必要だと認識できたとき，この援助課題の焦点化ができた ・援助効果の指標は，自分で納得できる決定ができたことを示す患者の言動が現れ，その決定に応じた適切な行動が観察できること	・患者が看護師との関わりを通して，自分が真に望む方向を見定め，自己決定していく関係
10. 患者の価値観変容過程に関わる援助過程 ・患者が価値観の方向付けができること	・患者の自己客観視を進めるために積極的に傾聴する ・患者の主観的体験，価値観を洞察する	・患者はライフサイクルの変化に伴う価値観の変容過程にあると推測できた時にこの援助過程の焦点化ができた ・援助効果の指標は，患者の価値観の変容を認め，それに肯定的意味を与えて安定できたことが患者の言動から推測できること	・患者が看護師との関わりを通して，自己の内面化を進めていく関係
11. 患者が成長（ゆとりある生き方を学ぶ）することに関わる援助過程 ・患者がゆとりある生き方を学び，成長していくこと	・患者の自己客観視を進める過程で，療養生活がストレスフルになっていることに，患者自身が気づく ・新しいゆとりのある生き方を患者が学んでいけるよう，その過程に付き添う	・患者の療養生活や性格傾向を把握するまでに相互の関わり合いの機関が必要だった ・ストレスフルな療養生活となっていることの原因が患者の性格傾向にあると推測したときに，この援助課題の焦点化ができた ・援助効果の指標は，患者が自分の傾向に気づくこと，また患者の言動から，ゆとりある生活を学んでいることが推測できること	・患者会活動を通して患者が糖尿病をもつ人生を充実させていくこと
12. 患者が糖尿病をもつ人生を充実させていくことに関わる援助過程 ・患者会活動を通して患者が糖尿病をもつ人生を充実させていくこと	・患者の自主性が重んじられるような患者会活動への協力	・患者会活動が患者の糖尿病人生を充実させていく原動力となっていることを認識したときに，この援助課題の焦点化ができた ・援助効果の指標は，患者会活動が患者の人生を充実させていると判断できること	・看護師が患者主導の活動に協力する関係

※自己管理プロセスについては，第2部3図1（p.75）を参照のこと。

（正木治恵監，黒田久美子，瀬戸奈津子，清水安子編：糖尿病看護の実践知，pp.10-56，医学書院，2007. より作成）

理プロセスの学習を促す援助過程」の援助方法を取り入れる必要があったのではないかと気づくことがある。また，仕事が忙しくて自己管理に向かえていない状況の患者に対し，「2．患者の自己管理行動の改善点を見出し指導する援助過程」が中心となっていたけれど，8の「患者がセルフケアを通して自尊感情を高めること」や11の「患者がゆとりある生き方を学び，成長していくこと」といった点を援助課題として捉え，援助方法を検討してみる必要があるのではないかといった振り返りができると，違う視点からのアプローチが可能となる。

問題解決型思考と目標志向型思考の2つの視点を踏まえた計画となっているか

　看護職者は基礎教育の段階から「看護過程」を学ぶ。看護過程は，「5つのステップ（アセスメント，看護診断[問題の明確化]，計画立案，実施，評価）に分けられている場合が多く，これらのステップは互いに関連して動的に循環しらせん状に進む」[5]ものである。アセスメントによって患者の問題点を明確化し，それを解決していく手立てを考えていく，問題解決型思考のプロセスである。これは，患者に適した個別性のある援助を行う上で，重要なプロセスであることはいうまでもない。

　しかし，その一方で，問題解決型思考だけでは，セルフケア支援は行き詰ってしまう。なぜ

なら，自己管理の問題点はあげれば山ほどあるので，その問題点ばかりに目を向けていても解決の方向が見定められないからである。特に，病気をもちながら日々の生活を送っている場合には，病気の管理と日々の生活とに折り合いをつけながら実践するので，問題点やうまく実行できない点も含み置きながら自己管理・セルフケアが行われているのである。

　そこで必要となるのが，目標志向型思考である。目標志向は目標に向かって何が必要か，何ができるかを考える思考である。セルフケアで何を目指すかは，セルフケアの主体であるその人が"病気をもちながらどう生きていきたいか"である。その目標に向かって，少しでもその目標に近づくことができる手立てを考えていく。

　支援が適切か迷ったときには，今一度，セルフケアの主体であるその人がどう生きていきたいと考えているのか，その目標に沿った支援となっているかに立ち戻って考えることで，援助の方向性が検討できる。

　その人が今まで生きてきた人生の物語を教えるなかで，何を大事にどんな選択をしてきた人なのかが浮かび上がってくる。どう生きていきたいかと聞かれても答えられないかもしれないが，これまでの人生を語ることで，本人もどう生きていきたいか，これからどうしたいのかが意識化されることもある。

　今までの人生や経験を語り，楽しかったことを思い出し，苦しかった思いを吐き出し，また，

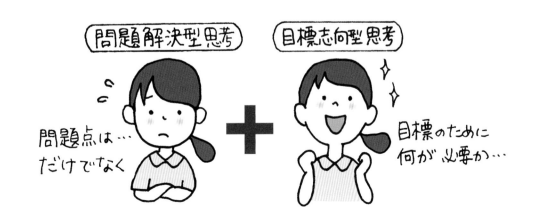

困難を乗り越えた経験を語ること，それを肯定する聞き手との対話，そしてどう生きていきたいかに思いを巡らす経験は，その人の人生を肯定し，生きる希望を見出すことにもつながる。

図2は，片山[6]が作成した問題解決型と目標志向型を両輪とした看護の思考の図である。問題解決型思考と目標志向型思考の両輪で，援助の方向性が適切かを今一度検討してみるとよい。

目指す方向性は共有できているか

①目標が本当の意味で共有されているか

患者の望む未来に沿った目標が本当の意味で患者と医療者の間で共有できているのかも，援助の方向性を検討する上で，1つの視点といえる。

「病状が改善するための自己管理ができるようになること」を患者も望んでいると決めつけていないだろうか？ また，目指す未来に向かっての一歩目としての具体的な目標は明確になっているだろうか？ また，それが患者と共有できているだろうか？

☑ 事例：Eさん

拡張型心筋症による心不全で入院となった50歳代の女性Eさんは，訪問介護のヘルパーをしていた。身体がだるくなったりむくんだりしても仕事を優先してきた。これまでも水分・塩分制限の指導は何度もされてきていて，Y看護師が自己管理の話をしようとしても，おしゃべり上手のEさんにうまくはぐらかされて指導が進まない。このままでは，入院して心不全の状況が改善したとしても，退院後病状が悪化してしまうのは明らかである。Y看護師の気持ちは焦るが，どう関わればよいのかわからず悩んでいた。

Eさんの心不全の状況は本人の想像以上に悪化しており，医師から心臓移植の登録をするかどうか，そろそろ決める必要があると説明を受けた。Eさんは自分の心臓の状態がそんなに悪かったのかと少し動揺する様子が見られたが，それほど落ち込む様子も見せず，あっさり，移植の登録はしないと医師に告げた。

Y看護師は，「Eさんはまだ50歳代で若い。すでに独立はしているが独身の25歳の息子がいる。心臓移植登録をしないということは現時点の制度上補助人工心臓の適応ともならないため，状態が悪化すれば「死」を意味する。それなのにあっさりそのように決めてしまってEさんは本当によいのだろうか」と思った。Y看護師は，Eさんが医師からの説明をどのように受

図2 問題解決型と目標志向型を両輪とした看護の思考

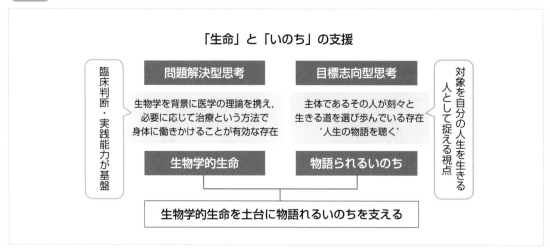

（片山陽子：すべての看護師が身につけたい「目標志向型」の考え方，看護教育，61（6），pp.478-486，2020．より）

け止め，どのような思いで移植登録はしないと決断したのか聞いてみることにした。

「看護師さんには働きすぎって言われたけど，自分なりには仕事をセーブして，前に比べたらずいぶん仕事量を減らしていた。それでも移植を考えないといけないほど悪くなっていたというのは驚いた。でも，拡張型心筋症だから，いずれこうなるって自分でもわかっていたから……」「自分は本当にこれまで自分がしたいことをやってきた。自由に，わがままに生きてきた。自分勝手に離婚して，息子にも迷惑をかけてきた。だから，みんなからしたら若いって思うかもしれないけれど，自分の人生に悔いはない。補助人工心臓をつけたりして，また，息子に迷惑をかけるのも……って思う」とEさんはY看護師に話した。Y看護師はEさんにとって本当にこれでよいのだろうかと思いながらも，Eさんの思いを一生懸命聴いた。Eさんはさらに，これまでの苦労，仕事のやりがい，また，息子と一緒にサッカー観戦するのが何よりの楽しみだといった話を聞かせてくれた。Y看護師はその話を聞き，ふと「退院後はどんなふうに過ごしていきたいですか」と尋ねた。すると，「どれだけ状態が保てるかわからないけど，また，息子とサッカー観戦に行きたい。移植はしないけど，そのために身体の状態は整えたいと思っている」と話してくれた。

Y看護師は，Eさんは自己管理もせず，移植も希望せず，生きることをあきらめているのではないかと勝手に思っていたが，Eさんなりの努力があり，Eさんなりの生き方や望む生活があることに初めて気がついた。そして，今の状態ではすぐには無理だが，「息子と一緒にサッカー観戦に行く」という目標を共有し，可能な自己管理を取り入れ身体の状態を整えること，また，Eさんに可能な観戦方法や観戦が可能となるために必要なサポートをEさんと一緒に検討していくことが援助課題だと気づいた。Eさんにそのことを話すと，「えっ，サッカー観戦できる方法を一緒に考えてくれるの！　絶対に行ってはダメって言われると思っていたから，退院して状態が落ち着いたら，こっそり行こうと思っていた（笑）。補助人工心臓もつけないわけだから，自分の身体を労わる方法もちゃんと考えないとね」と話した。

②目標の共有

加えて，目標の共有は，患者と看護職者だけでなく，医師をはじめとした多職種とも共有し，医療チームで同じ方向を目指して支援することが，より患者のニーズに沿った支援を実現することにつながる。その点からも，目指す方向性が共有できているかを検討することは重要である。

03 援助の適切性を振り返る視点

患者は自分の思いを率直に伝えてくれているか（話してもらえる援助的信頼関係が築けているか）

①信頼関係

自分に置き換えて考えてみると，自分の思っていることを率直に話すことはそう簡単なことではないと気づくだろう。正直に話しても非難されない安心感や，自分の思いを真摯に受け止め，力になろうとしてくれる人だと認識して

もらえるような信頼関係が必要である。また，正直に状況を話してもらってはじめて，医療者は一緒に改善策を考えられるので，患者にとっても正直に話すほうがメリットが大きいことをわかってもらうことも必要だろう。

☑ 事例：Fさん

X看護学生は，SLEでステロイド性の糖尿病となったFさんに食事療法の指導を行った。そ

の内容はとても一般的な内容で，Fさんの生活に即したものではなかった。しかし，Fさんは X看護学生の説明をうなずきながら聞き，嫌な顔もせず終わったら「ありがとう」と言っていた。X看護学生は教員から指導が一般的なものにとどまっていることを指摘されても，ピンと来ていなかった。そして，数日後にもう一度振り返りの指導をX看護学生がFさんに行ったところ，Fさんは「ハイ，わかりました。ありがとう」とは言ってくれたが，X看護学生と目をあわせなかった。そのことに気づいたX看護学生はナースステーションに戻って，「先生（指導教員）に言われた意味が今やっとわかりました。患者さんは私に気を遣って聞いてくれていたけど……」とぽろぽろと涙を流した。その後，X看護学生はFさんに自分の指導の不適切さを詫び，改めて，ステロイドの影響で食欲が亢進しているFさんができそうなことを一緒に考え，退院指導につなげることができた。

②関係性を築く関わりができているか

　セルフケア支援ではX看護学生のように，その人にあった適切な支援を最初からできないことも多々ある。だからこそ，X看護学生のように，セルフケア支援を行ったときの患者の反応をよく観察し，言葉の語尾や言い回し，表情，視線といった様子，そして，それらの関わりのなかでの些細な変化から患者の心情を読み取り，自分の支援が患者に適したものとなっているかを吟味することがセルフケア支援では求められる。X看護学生の最初の関わりが失敗というよりは，2回目の関わりでの患者の様子から気持ちを察知できたことが重要なのである。

　「率直な思いを話してくれているだろうか」「率直な思いを話してもらえるような関係性を築く関わりができているだろうか」をプロセスレコードを振り返りながら検討することも，援助の適切性を検討する1つの方法である。

患者の関心に沿っているか（良かれと思って押しつけていないか）

①思い込みはないか

　セルフケア支援のなかで何より大切なのは，患者の関心に沿って進めることだとよくいわれる。しかし，これは簡単そうに見えて意外と難しい。関心に沿っていると看護職者は思い込み，良かれと思って，実は看護職者がそうすべきと思うことを押しつけてしまっていることも多い。あるベテラン看護師は，「セルフケア支援として適切かと迷ったときには，患者の真意（真の望みは何か？　何のためにセルフケアをしているか）ということを自分に問い，わからなければ患者に聞くということをしながら関わってきました」と話していた。援助の適切性に迷ったときは，患者の関心が今どこにあるのか，患者は本当にどうしたいと思っているのか，に立ち戻って考えてみることが重要である。

☑ 事例：Gさん

　W看護師は外来でGさんに初めて会い，「今どのように自己管理されていますか？」と聞くと，Gさんは「実は2年前に姉が亡くなりまして……」と話した。W看護師は，「そうですか……。それで，今，食事療法で難しいことはどんなことですか？」とさらに質問した。

　この会話はGさんの関心に沿った関わりになっているだろうか？　最近のことならともかく，2年前のことは今の自己管理に関係がないのだから，話を自己管理に戻したほうがよいと思う人もいるかもしれない。W看護師はGさんの「2年前に姉が亡くなった」という言葉を聞いているが，「亡くなりまして……」に続く，Gさんの思いが語られるのを待つことなく，すぐに，W看護師の関心である食事療法について確認している。そのため，Gさんは自分の思いを吐露する機会が削がれ，W看護師はGさんの関心を知る機会を逸してしまった。

　最初に口をついて出てくる言葉には，患者に

とって何かしらの意味や思いが込められていることは少なくない。2年も前のことと思うかもしれないが，それほど前のことでも患者にとっては今なお重要な意味をもつからこそ，最初に口をついて出てきているのかもしれない。看護師が聞きたいのは自己管理のことかもしれないが，患者が話そうとしていること，話したいと思っていることをしっかり聴くことも患者の関心に沿った支援の1つである。

実はGさんは，一緒に暮らしていた姉が亡くなったことで1人暮らしとなり，低血糖になっても気づいてくれる人がいなくなったため，低血糖についての不安が強くなっていたのである。W看護師がGさんに対して関心が薄いというわけではないが，患者の発する言葉から真意や関心を読み取ろうとする姿勢や余裕がなかったことでズレが生じ，せっかくのW看護師のケアが患者の関心に沿ったケアとならなかった。

②患者の関心に沿うとは

「患者の関心に沿う」と聞いて，本当にそれでよいのか？　と思った人もいるかもしれない。看護学生も「○○さんが○○したいとおっしゃっていたので，今日の看護計画では○○を支援したいと思います」と実習指導者にその日の行動計画を報告すると，「患者さんが○○したいって言ったからといって，それをするのが看護ではない。その必要性とか優先順位を検討しな

いとだめ」と計画した援助が却下されることが時折ある。「患者が○○したい」に応えることが，「患者の関心に沿う」ことではないのである。「患者の関心に沿う」とはどういうことなのか，よく考える必要がある。

しかし，看護職者側の必要性や優先性といったこちらの論理だけで判断して，「患者の○○したい」を切り捨ててしまっては，患者の関心に沿った支援にはつながらない。「なぜ患者が○○したいと思っているのか」を聞いてみたり，医療者としての考えを伝えて対話することで，お互いの理解が深まり，本当の患者の意向や関心が見えてくる。

伝えるべきことが伝わっているのか

セルフケアの行動変容を促すことばかりに必死になってしまい，伝えるべきことを伝えていなかったり，伝えるべきことを伝えているつもりで相手に伝わっていないことも意外と多い。

ある患者は外来に来るたびに医師から「このままだと血管が切れるよ」といつも言われていたが，それがどういう意味なのかピンと来ていなかった。脳梗塞を発症して入院して初めて，「今更後悔しても仕方ないけど，医師の血管が切れるというのはこういう意味だったのかと思った」と言っていた。医療者は説明しているつもりでも伝わっていなかったり，誤解があったりすることもある。本人の理解を確認し，伝え

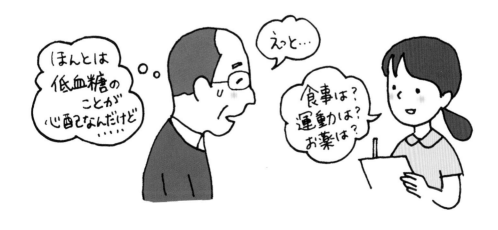

るべきことが伝わっているかを確認することが必要である。

また，伝えるタイミングも重要である。仕事や家族のことで問題を抱えて，今は自分の身体のことを考えている余裕がない心境の人に，こちらが伝えたい病気や自己管理のことを話しても，患者には伝わらないだろう。病状の悪化を心配しているからこそ，詳しいことを聞くのが怖いといった心境のときもある。患者の関心が今どこにあるのか，それを頼りに，伝えるタイミングをはかることも重要である。

固定概念や自分の「あたりまえ」にとらわれていないか

①固定概念にとらわれない

自分の固定概念や「あたりまえ」を疑ってみることも援助の適切性を検討する1つの方法である。本人の意向も確認せず「夫に食事療法が必要なら妻に食事指導をすべき」と決めつけてしまったり，「この人は長年自己注射を続けている人だから，手技は問題ない」と手技を確認しなかったり，制限食の患者に「病院食以外は食べてはいけない」が当然と思い込みすぎて，食欲がないときでさえ，補食を勧めていなかったりなど……，固定概念にとらわれて関わってしまっていることもある。

☑ 事例：足浴をした看護師を叱った看護師長

H看護師は，長く透析室に通っている高齢の男性患者から，1人暮らしで十分に清潔保持ができず，爪が切れないという話を聞き，透析中に足浴をした。患者は大変喜んだが，翌日，H看護師は看護師長から怒られ，気持ちが沈んだ。看護師長がH看護師を怒った理由は，「たまたまその日は時間に余裕があり，他の患者も透析中にトラブルがなかったので足浴ができたが，全員には足浴をできないし，透析室は危険と隣り合わせだから危険への対応ができなくなるようなケアはよくなかった」ということである。看護師長は患者にも，「今回は足浴をしたが，今後はこの施設では足浴はしない」と伝えた。患者は大変恐縮して，H看護師に「ごめんね，自分が無理を言って足を洗ってもらったから，Hさんが怒られちゃって」と謝った。

②「あたりまえ」を疑う

看護職の倫理綱領にも，「看護における平等とは，単に等しく同じ看護を提供することではなく，その人の個別的特性やニーズに応じた看護を提供することである」[7]とあるように，必要なケアを必要な人に提供するのが看護の公平性であり，「全員にケアを提供できない」という看護師長の公平性のとらえ方とに違いがある。看護師長はフットケアからみた公平性を，マネジメントする側の立場から他の患者が納得できるように説明することもできるのではないか。師長のいう危機対応への備えは重要だが，その施設の長年のルールやあたりまえが前提となって，考え方の違いをすりあわせたり，議論したりすることなく，看護の芽がそがれてしまっている。

「あたりまえ」を疑うという点からもう1つ取り上げたいのは，「自分が関われる範囲のなかで考えていないか（自分はできないことを無視しがち）」ということである。多忙ななか，誰もが自分のできる限りの最善を尽くしていると思っている。自分にできないことを無視したりやらないでいたりしていると，自分で自覚している人は少ない。決して意図的ではなく，無意識のうちにそうしてしまっているというのが人間なのではないだろうか。だからこそ，その「あたりまえ」を疑ってみることで適切性を検討してみることができる。

例えば，どこかでその患者に苦手意識をもっていて，無意識のうちに関わりを避けていたり（無理に関わらなければいけないというよりは，そのことを他の看護職者に相談してみることから始めればよい），ルーチンで決められている範囲以上は難しいとすぐあきらめてしまったり，無意識のうちに自分でつくり上げている

「あたりまえ」を疑い，ケアの適切性を問い直してみることは，看護職者にとってつらいことでもあるかもしれないが，看護のプロとしての成長にもつながるリフレクションともいえる。

誰でもその組織や集団に長くいるとそこでの考え方に自然と染まっていく。患者のケアに手詰りなときは，自分やチームだけでなく，外からチームや患者をスーパーバイズしてくれる専門看護師や認定看護師といったその分野のスペシャリストに相談することも１つの方法である。

課題にあったアプローチ方法か

「援助過程の振り返り，患者のセルフケアの課題を焦点化する」で紹介した正木の研究[3]では，援助過程の振り返りからセルフケア確立に向けた５つのアプローチを明らかにしている（表3）。セルフケア支援として適切かと迷ったときには，自身の援助をプロセスレコード等で振り返り，その患者にあった適切なアプローチであったかを検討してみることも１つの方法である。

患者に自己管理を習得してもらうためには，

表3 セルフケア確立への看護援助としての５つのアプローチ

指導的アプローチ	医療者が患者に疾患や自己管理の正しい知識，技術の習得のため，専門的知識を教授，伝達する方法。指導する内容が患者にとって実行（知識の活用）可能なものになるよう，患者の個々の生活や感が桁を把握し理解した上で指導内容を選択する必要がある 患者の背景や行動傾向に応じられるように，指導者がどれだけ指導内容の具体歴なレパートリーをもっているかが指導成功の鍵
学習援助的アプローチ	指導的アプローチに比べ，患者が主体的に学ぶ過程を援助することに主眼を置く。自己管理プロセスの学習過程で生ずる種々の気持ち（迷いや挫折感，あるいは自信や意欲）を受け止めて支えつつ，その過程をともに歩んでいくことにより，患者が実際の試行錯誤の体験を通して習得していくことを目指すアプローチ
支持的アプローチ （存在認知的アプローチ）	患者を評価しないで，その人の存在そのものの価値を認め，支持することに主眼を置く。自己管理の実行度などの医療者側の判断で患者を評価せず，今現在のありのままの患者の存在を受容していくかかわり相手をわかろうとする積極的な心構えをもって，相手の傍らにいながら，相手の感情や思考の流れにそって聴くこと，相手が話している言葉の表現内容についてのみならず，相手がどのように感じ，受け止め，どのような意味をもって話しているのかについてできるだけ敏感に感じ取ろうとして聴くことといった積極的傾聴を通して，看護師の受容的態度が患者に伝わり，患者は安心して自己について語ることができる。このアプローチによって患者は看護師との関係の中で安心感を得て，患者自身も安心して自己をありのままに見つめる機会となり，自己受容を促すことにつながる
相談的アプローチ （相互応答的アプローチ）	患者の相談相手として，患者が真に望む方向を自己決定していくことを援助するアプローチ。自己決定とは，自分の決定に責任を持つことであり，その決定を受け入れることに通ずる。患者が決定していく上で必要な情報を提供したり，患者と意見交換して，方向性を模索したり，患者が自分自身で決定するまで忍耐強く待つという態度も必要となる
協力的アプローチ （相互協力的アプローチ）	患者会活動を通して，患者の自主性を重んじ，患者と相互協力していく関りに代表されるアプローチである。援助する側と援助される側の関係を乗り越えた，対等平等の関係であり，お互いに足りない点を補い合い，ともに前進していく過程である

※援助過程とアプローチの関係は，図1，表2を参照のこと（p.42）。
（正木治恵監，黒田久美子，瀬戸奈津子，清水安子編：糖尿病看護の実践知，pp.65-69，医学書院，2007.より作成）

指導的アプローチも必要だが，自己管理を主体的なものとするためには，学習援助的アプローチは重要である。それを重視しているつもりでも自分の援助を振り返ってみると，指導的アプローチに終始していることに気がつく場合もある。

また，支持的アプローチ（存在認知的アプローチ）は，患者との援助的信頼関係を築く上でも重要なアプローチといえるが，「医療者側の判断で患者を評価せず」関わるということは，アセスメントしつつ援助することを訓練されている看護職者にとって意外と難しく，援助を振り返ってみると，ふとした一言で患者を評価し，患者がありのままの自分を語る機会を閉ざしていることに気づくこともある。

医療者は状況が改善しないとつい焦って「指導的アプローチ」で支援したくなるが，忍耐強く「支持的アプローチ（存在認知的アプローチ）」で関わり，今の自分をありのままに見つめ直し，自分の問題点だけでなく，自分の努力してきたこと，自分の強みに自分自身で気づくことが次の一歩につながる場合もある。

「相談的アプローチ（相互応答的アプローチ）」は，患者が望む未来に向かってよりよいセルフケアを意思決定し，選択していけるよう支援するためのアプローチともいえる。そのためには，「支持的アプローチ（存在認知的アプローチ）」とは対照的に，医療者としての見解を患者に伝えることも必要で，患者にとってのバッドニュースを医療者として伝える必要があることも

ある。しかし，それは，医療者のいう自己管理を実施することを強制するためのものではなく，それを踏まえて患者がよりよい意思決定を自身で行えることを支援するためのものである。

よりよい意思決定につなげるためには，医療者としての見解を聞いて患者自身がどう思うのか，患者が大事にしたいと思っているのは，どういうことなのか，さまざまな選択肢を提示してそれについての患者の見解を聞くといった関わりを通じて，患者の応答性を高め，信頼関係のもと患者と看護職者が率直に意見交換し，患者自身の決定を忍耐強く待つ姿勢が重要といえる。

引用文献

1）Strauss, Anselm L., Corbin, J., Fagerhaugh , S., et al., 南裕子監訳：慢性疾患を生きる，医学書院，1987.
2）Woog, P., 黒江ゆり子他訳：慢性疾患の病みの軌跡 コービンとストラウスによる看護モデル，医学書院，1995.
3）正木治恵監，黒田久美子，瀬戸奈津子，清水安子編：糖尿病看護の実践知，医学書院，2007.
4）正木治恵：慢性疾患患者のセルフケア確立へ向けての看護計画の立案と評価のポイント，臨牀看護，20（4），pp.512-515，1994.
5）日本看護科学学会第13・14期看護学学術用語検討委員会報告書，2019.
6）片山陽子：すべての看護師がみにつけたい「目標志向型」の考え方，看護教育，61（6），pp.478-486，2020.
7）日本看護協会：看護職の倫理綱領，2021.
https://www.nurse.or.jp/nursing/practice/rinri/pdf/code_of_ethics.pdf

第2部

疾病・障害とともに
生きる人を支援する

長期的展望で考え支援する

慢性の病いは完治することはなく，病いを患った人は，長く続く人生を病いとともに歩んでいくことになる。その歩みは軌跡となり現在の生活の礎となり，現在の生活が今後の人生の歩みに影響を与える。それゆえに，支援する人はその人がどのような過去を生きて現在に至り，どのような将来を描いているかの長期的な展望でその人の生活を見ていくことが必要となる。その歩みが充実した豊かなものになるかどうかは，疾患のコントロールでは測ることはできず，その人自身が自分の人生を自分らしく生きることができていると思えるかどうかが重要となる。

01 慢性疾患における生活調整

慢性疾患とともにある生活

慢性の病いを患うと，疾患経過によって生じる機能低下や障害のため，あるいは疾患コントロールのために，生活調整が必要となる。多くの疾患の生活調整は期間の長短はあれ，その人が暮らす地域のなかで行われることとなり，セルフケアによってなされていくことになる。それまであたりまえに行ってきた日常の活動は，その人が辿ってきた歴史のなかで起こる出来事，役割，趣味・嗜好，人間関係などさまざまなことに対処していくなかで，その人になじむように形成され，習慣化されていく。

そのようにして習慣化された生活スタイルは，どのようなものであれ，それ自体で安心感や安定感をもたらしている。ベナー（Patricia Benner）が，現象学的な観点から「習慣化した自己の対処様式はその人の自己理解そのものとなり自明なこととなっている」[1]と述べているように，習慣化された生活スタイルは，その人の人となりを表すものとして定着し，無意識化されていく。病いを患い，今まで通りの生活ができなくなる，あるいは生活を変える必要が出たとき，療養期間が長くなればなるほど，調整が広範囲に及べば及ぶほど，安定感をもたらし

ていた生活スタイルは崩れ，その人の生き方（生活史）やアイデンティティに影響を与えることになる。

一方で，ベナーは，「人は自分の存在の自明化した諸側面すべてに反省的なまなざしを向けておくことはできず，生活の円滑な営みの破綻に遭遇して初めてそれらが意識され，反省を向けられる」と述べており[2]，病いによって，今までの生活習慣に再考が迫られたとき，自分がどのように思い日々の生活を営んできたか（過去の来歴），どこに向かっていこうとしているのか（未来）を問い直す機会となり，自己の生き方（生活史）やアイデンティティを再確認できることにもつながる。このように，生活調整は，単に生活スタイルの変更だけでなく，生きる営み全体の調整として捉える必要があることがわかる。

慢性の病いと生活史への影響

社会学者のベリー（Michael Bury）は，慢性の病いは，日常生活の構造やそれらを支える知識の形式が混乱されるような体験であり，「生活史上の途絶」を体験することを明らかにした[3]。人が病気を患うと，状況の経過についての知識

の不明確さやその影響への適切な行動についての不明確さを体験する。そのような不確実性をもつ病いを意味づけ理解しようとして，生活史や自己概念の根本的な再考が促される。しかし，今まで用いられていた説明や意味の構造では，病いや実際に起こっている事柄を意味づけることができなくなる。また，病いによる機能障害によって，友人関係や地域への関わりの混乱が生じる。このように，かつて通用していた常識では対処できず，今までのあたりまえの生活が継続できないという生活史上の途絶が生じることが明らかにされた。

病みの軌跡理論を提唱したコービン（Juliet Corbin）とストラウス（Anselm Strauss）は，「病いや障害を管理し適応するために要求される仕事（Work）として，生活史のどの時点において

も自分が誰であるのかに構造と連続性を与えることが，慢性の病いを患う人の中心的なタスクである」と述べている[4]。このように慢性の病いは，生活史に影響を与え，その人は生活史上の途絶を経験する。そのなかで人々は生活史的仕事として，自己概念の再考と再安定化を図り自己を維持する生活調整を迫られる。つまり，生活調整を考えた場合，単に疾患のコントロールに必要な生活の在り方を考えることや，引き起こされた変化に適応することだけでなく，その人の自己を維持するという視点が含まれ，病気になっても自分らしく生きていくことの調整も含まれなければならない。

このように考えると，「折り合い」は，人の生きる営みとしての「生活」という全体論的把握が必要とされ，養生法とその人らしい生活を相

○○○

COLUMN セルフケアの歩み

野口は，患者には各々その人自身のコントロールに向かう歩みがあるという糖尿病患者への面接調査研究結果から，セルフコントロールを行いながらの療養生活の歩みを図1のように示している[5]。この図から，セルフケアの歩みは山登りに例えるとイメージしやすいのではないだろうか。山登りでも，ガイドの後ろを追うように歩く人，誰も歩いたことのない道を切り開こうとする人，立ち止まっている人のなかにも，しんどくて休憩している人，花を愛でている人，景色を満喫している人など百人百様で頂上を目指している。後戻りする人も，少し戻ってより自分にあったゆるやかな道をたどろうとしているのかもしれない。療養生活のセルフケアも同様に，医療者の言うことを取り入れる人，自分なりのやり方を工夫して考える人，立ち止まっている人も人生の岐路に立って道を探していたり，人生をちょっと満喫していたりするのかもしれない。療養生活の歩みも，その歩みが

患者のペースで人生を愛でながらの充実したものになるように支えられるとよい。

図1 糖尿病患者の自己コントロール能力の状態

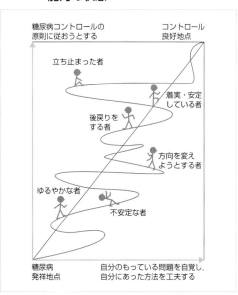

（野口美和子：私の糖尿病看護研究の歩み 患者の自己意識との遭遇，日本糖尿病教育・看護学会誌，1 (1)，pp.17-28，1997.より）

対するものと2分することなく，慢性の病いと生きる人の生活のなかに，同じく存在するものとして捉え，その全体がその人らしい生活となるように考えていく必要がある。

02 連続性（Continuity）とは

連続性とは

連続性（Continuity）の概念は，社会心理学者であるアッチェリー（Robert C. Atchley）が，Continuity Theory のなかで中年期・老年期における適応的戦略として述べている[6)7)]。アッチェリーは，自己の職業的なアイデンティティを維持したままうまく隠居している人を目の当たりにし，高齢者は人生の慣れた領域での慣れた戦略を用いることによって内部や外部の構造を維持しようとしながら変化に対応しているという，連続性の中心となる考え方を示した。

つまり，適応を変化にあわせて自己や対処を変えることとみなすのではなく，自身が培ってきた戦略で自己のありようを保つことで変化に対応する適応が，危機的状況に陥らずに定年という人生での移行を達成することを明らかにした。この自己を保つありよう（連続性）は，まったく変わらないということではなく，変化が自己との重要なつながりをもって感覚されるということを意味する。このような感覚によって，人は自己概念を維持することができ，変化にうまく適応することが可能となる。

一方で，連続性への知覚の欠如は自分自身の生活が混沌として予測できないものに感じる重大な不連続をもたらし，結果，重大な不安や抑うつを引き起こすとされている。

連続性の感覚は，事柄が継続されているというよりは，その人にとっての意味のつながりによって感覚される。例えば，プロ野球選手が故障してプレイできなくなったときをイメージしてみてほしい。ある人は，可能性が限りなく0に近くても再起を目指してトレーニングに励むことで連続性の感覚が保たれるかもしれない。プロの第一線で活躍したいという人ならプロ野球の監督になることで連続性を感覚するだろうし，プレイすることが好きな人はアマチュアの草野球チームで活躍することかもしれない。あるいは身体を毎日動かすことで充実感を味わってマラソンを楽しむかもしれない。

このように，以前と同じ事柄ができなくても意味がつながりをもつことで連続性は保たれる。例で述べたように，人の関心は個人で違っているため，その人にとっての事柄の意味も異なり，連続性をもたらす事柄も人によって異なってくる。看護職者は，その人の今までの出来事や今後予想される出来事を連ねるだけでは連続性を見出すことはできず，個人が出来事や事柄をどう受け止めているのか，どう感じているのかのなかにあるその人にとって大切な意味上のつながりを見出し，理解することが重要である。

連続性と慢性の病い

連続性の概念は，慢性の病いの体験においても重要な概念として，脳卒中患者やパーキンソン患者の病いの体験を明らかにする研究で用いられるようになった[8)9)]。いずれの研究も前述したベリー[3)]の「生活史上の途絶（Biographical disruption）」との関連において，病いによってもたらされた途絶の体験のなかでどのように自己を保持していくのかを捉える重要な概念として用いられている。

これらの研究では，途絶から連続性の感覚を再創出するありようや連続性の感覚を保持することで，以前とは異なった生活に適応しているありようが明らかとなり，連続性を感覚することは，病いによって途絶した自己および生活のなかで，生活の変化に適応したり，生活の質を維持したりするために重要であることが示され

ている。

慢性の病いと連続性の様相

　慢性の病いとともに生きる人の連続性は，疾患の特徴によって異なる様相を示す。その様相は，①疾患による機能低下や障害にあわせ，今までの生活を調整する必要がある場合と，②疾患のコントロールのために，今までの生活を変えていく必要がある場合，の大きく2つに分けられる。

①疾患による機能低下や障害にあわせ，今までの生活を調整する必要がある場合

　先行研究では，脳卒中やパーキンソン病といった疾患による機能低下により生活が従来通り営めなくなった人が，どのように連続性を保ちながら変化した生活のなかで自分らしくあり続けるのかが研究されてきている。このような疾患を患う人の連続性の様相は，以前の生活が営めなくなり，過去との不連続を経験するなかでその不連続をつなぐものとして連続性が見出されていく。

　例えば，脳卒中後の人の場合[8]，機能しなくなった腕や足など身体的変化からの自己のボディイメージの不連続，日常のルーチンを介助なしに行えないことで過去の生活との不連続を経験し，将来の不確実性を生み出す。そのなかで「ボタンをかける」「椅子に座る」「立ち上がる」といった日常生活上の些細なタスクを達成できることが，以前の生活への完全な回復の一歩として連続性の感覚がもたらされる。しかし，家に帰るという移行のなかで，もはや今までの生活通りにいかないことに直面する。この時期にはしばしば限界を超えたタスクを試み，転倒や事故ぎりぎりの状況を引き起こすことがあるが，これは通常の生活のなかにある連続性を模索する行動とされている。これらの喪失をともなう生活の再構築のなかで，今まで夫と車で出かけていた旅行を思い出した人は，車での小旅行を計画する，リタイアを余儀なくされた女性

は仕事に着る服に気を配っていた代わりに日々の生活のカジュアルな服装に代わってもアクセサリーなどに気を配ること，車いす生活になり付き添いが必要になっても以前のようにオフィスと家と往復し仕事を続けるなど，自身の連続性を保ちつつ，今までのルーチンの短縮・変更，役割の変化を行い，生活を安定させていた。

　このように，疾患による機能低下や障害にあわせ，今までの生活を調整する必要がある場合，過去の生活との不連続を経験することで未来への不確実さが生じており，自分らしい生活への回復を模索するなかで連続性が見出されており，自己の途絶した感覚を経験し，その途絶の感覚から連続性を再創出していくありようとなる。この場合，過去との連続性を見出すことが支援として重要となる。

②疾患のコントロールのために，今までの生活を変えていく必要がある場合

　2型糖尿病のような生活習慣病の場合は，疾患によって過去の生活が変化しているというよりは，今まで形成され，ルーチン化されてきた生活習慣を変えていくことが求められている。2型糖尿病とともにある人の連続性を明らかにした研究[10]では，2型糖尿病とともにある人は，「糖尿病をもっていると何かあったときに危険な状態になるとか，ある意味爆弾を抱えている感じで心配」など，合併症など将来起こりうることへの心配を抱えている。一方で，「糖尿病は，知らん顔してれば病気だという意識をもたない病気で，このままでは身体が悪くなると，（病気が）痛みで教えてくれるわけでもない」と，症状のなさゆえに見て見ぬふりをしてしまう。このように，2型糖尿病とともにある人は，将来どうなるかわからないけれども，何も（症状を）感じないがゆえに将来のために行動を起こせないという，現在と将来との不連続を感じていた。そのなかで，2型糖尿病とともにある人は，「退職したら旅行に行きたい」「子どもの相談相手や楽しい夫婦になりたい」といった楽しみや望む在り方を継続しようとすることが要と

なって，健康を維持しようとしたり，生活調整とこれまでの生活習慣をすり合わせながら習慣化している様相が明らかとなった。

また，連続性は変化のなかで安定感をもたらしたり，自分にあった生活調整を考えたりすることに関係しており，また望むあり方を通して

COLUMN 2型糖尿病とともにある人の連続性（図2，表1）

筆者は，2型糖尿病とともにある人へのインタビューを質的に分析し，2型糖尿病とともにある人の連続性（Continuity）を明らかにする研究を行った[11]。

研究結果は，次のようになった。

2型糖尿病とともにある人の連続性は，自覚症状の少なさといった疾患の特徴や糖尿病への対処のルーチン化から【変化が実感できないことによる現状把握の困難さ】があり，また死や合併症による身体状態の悪化といった将来の身体像や望まない将来になる可能性を考えるなど【身体状態の不確かさからくる将来を見据えることの不安定さ】もある。これら2つは現状把握ができないからこそ将来が見据えられなくなり，また，将来が見据えられないからこそ現状把握が難しいというように互いに影響をし合う関係であり，この関係のダイナミクスによって現状と将来との間のつながりの欠如，すなわち不連続が生み出されていた。一方で，退職など直接疾病とは関係のない出来事によって現在の生活とは違う将来が待ち受けていることから【人生上の出来事によって引き起こされた自己の再考】の必要性に迫られることもあった。

このように，現在と未来の間の不連続があるなかで，楽しみの回顧や顕在化を通して現在や将来の【楽しみの実感を通した望むあり方の志向】をしたり，病気を引き起こし悪化させたことへの反省や身体に気をつけていることでの身体状態の良い方向への転換の実感から将来の【身体状態悪化の回避と健康の維持】を目指したり，従来からの習慣や欲求が

満たされるように生活の調整を図ったり，生活調整を習慣づけしようと試みる試行錯誤のなかで【生活調整とのすりあわせによる習慣の維持】をしようとしたりすることによって未来とのつながり，すなわち連続性を維持していた。

【楽しみの実感を通した望むあり方の志向】【身体状態悪化の回避と健康の維持】【生活調整とのすりあわせによる習慣の維持】の3つは，望むあり方が明確になればそれにあわせた習慣の維持を考えたりそうなるように健康を維持しようとする，あるいは，習慣が維持でき身体状態が悪化することが回避できていると実感することで望むあり方に向かっていると感じることができるようになるなど，一方が強化されると他方も強化されていくといったように互いに影響し合う関係にあった。そして，このような営み全体のなかで，家族，友人とのつながりの意識が強化されながら，他者，日本文化へと意識が向かっていく【自己を超えた意識の広がり】が見られた。

この研究結果から，合併症などの望まない将来像を理解するだけでは，将来を見据えることの不安定さを生み出すことが示唆された。そこから連続性を見出すためには，生活調整をしていくなかで浮かび上がる楽しみの実感を共有し継続すること，将来の望む在り方を看護職者に語る機会をもち，今までの生活と今後の生活をつないでいくことが，健康の維持や生活調整のすり合わせにつながっていくことが示唆された。

図2 2型糖尿病とともにある人の連続性（Continuity）

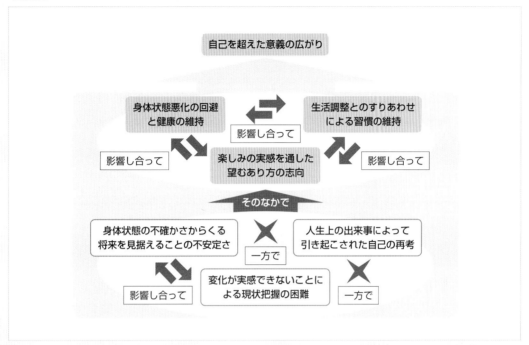

（河井伸子, 清水安子, 正木治恵：2型糖尿病とともにある人の連続性（Continuity）, 日本糖尿病教育・看護学会誌, 15（2）, pp14-22. 2011. を一部改変）

表1 2型糖尿病とともにある人の連続性の分析結果

シンボルマーク	最終ラベル
【変化が実感できないことによる現状把握の困難】	自覚症状の少なさや, 糖尿病への対処のルーチン化から, 身体状態や生活状況の変化が実感できず, 意識下に追いやられている。
【人生上の出来事によって引き起こされた自己の再考】	退職による仕事場からの撤退や先祖から続く家の取り壊しなど, なじんできた場所から離れることへの不安や未練があるなかで, これからのあり方を考える必要性に迫られている。
【身体状態の不確かさからくる将来を見据えることの不安定さ】	死や合併症による身体状態の悪化といった将来の身体像や望まない将来になる可能性などといった不確かさのなかで, 何とか未来を見据える礎を探そうとしている。
【楽しみの実感を通した望むあり方の志向】	楽しみの回顧や顕在化を通して, 楽しみや望む生活をもとに, 現在や将来の望むあり方を考えている。
【生活調整とのすりあわせによる習慣の維持】	従来からの習慣や欲求が満たされるように生活の調整を図ったり, 生活調整を習慣づけしようと試みたりと, 習慣と生活調整を近づけようとしている。
【身体状態悪化の回避と健康の維持】	病気を悪化させたことへの反省, 身体状態の良い方向への転換の実感から, 一生糖尿病と付き合うためには, 自己の身体を維持するために健康的な生活をし努力していかないといけないと思っている。
【自己を超えた意識の広がり】	糖尿病になったことで, 家族, 友人とのつながりの意識が強化されながら, 自己の糖尿病の体験が自己を超え, 他者, 日本文化への意識へと広がっている。

自分らしさを継続するものであった。さらに、脳卒中発作後の患者やパーキンソン病の患者と異なり、2型糖尿病とともにある人は途絶を感覚していることは少なく、連続性は日常に埋没しており、話を聞くうちに「そういえば」といったような形で発見されることも少なくなく、本人も看護職者も捉えにくく、見出しにくいことが明らかとなった。

このように、疾患のコントロールのために、今までの生活を変えていく必要がある場合、過去−現在の不連続からの連続性の創出というよりは、むしろ、現在-未来の連続性を見出しな

がら、連続性が途絶されないように生活調整に向かっていくことになる。生活調整は今までの自己の生活を変えていくものであり、そこには必ず不連続が生じる。この不連続のなかで連続性の感覚を維持することが、自分らしく生活調整することにつながるが、その連続性は不連続の感覚がなく日常に埋没しており、見出されにくい特徴をもっている。そのため、連続性の視点は重要ではないというのでなく、むしろ連続性を見出しつつ、それを維持することが重要となってくる。

03 連続性に着目した支援

慢性の病いを患う人の生活調整への支援を考えるとき、ルーチン化され自明になった生活習慣を変えることは、それだけで安定感や安心感が崩される体験であることを理解しておくことが重要である。食事内容を1つ変えるにしても、食材の調達、調理、ともに食べる人との関係性など、さまざまな事柄と関係している。

生活調整によってどのようなところに不連続を感じているのかを推し量りながら、連続性を維持する上で鍵となるところはどこなのかを、その人とともに見出していくことが、安心して変化をもたらす上で最も大切なこととなる。それなくしては、不連続のなかで安定感・安心感を保つために、変化に抵抗し元の生活スタイルを継続することになってしまうかもしれない。

連続性（Continuity）をともに見出す

Aさんは60歳代後半の男性で、30年前に2型糖尿病と診断された。筆者が関わったときは糖尿病性腎症3期で、ゆくゆくは透析になるだろうと医師に説明されてから少し経ったときであった。Aさんは筆者に、「若い頃は医療者に偉そうに指導されるのに腹を立てては受診を自己中断していたのでこうなった。自業自得だか

ら今は医療者の言うことを守っている」と療養への向き合い方の変化を話す一方で、「透析になったらもう生きていけない、おしまいだ」と話した。今の状況や今までの事柄について話を聞くなかで、今までどれだけ仕事に精を出してきたかという話が中心に語られ、話の最後は「だからいけなかった。自分勝手にしてここまで悪くなってしまった。仕事も退職したし、今後は医療者に従う」という言葉で締めくくられていた。その話の間、筆者は糖尿病の話はせずに仕事内容を問い、誇りをもって仕事に精を出していたことに気持ちを添わせ、退職後の仕事に代わる楽しみを問いかけ楽しみの日帰り旅行の詳細に耳を傾けていた。

幾度か同様の面談をした後、Aさん自ら、「今まで仕事にかまけて糖尿病のことを考えなかったからこうなってしまった。だけど、糖尿病のことを考えなかったからこそ、これだけの仕事ができた」「今までいろんなことを乗り越えてきたんだから、透析になっても何とか生きていける。透析患者で一番生存期間が長いっていわれるぐらい頑張る」「今やっている日帰り旅行を続けるために足腰を鍛える」「自分の仕事の知識が今の食事療法に役立っている」と話した。筆者はこの話を聞いたとき、今まで過去の

行いを否定し未来への見通しが透析までだったAさんの連続性の感覚が，過去仕事に精を出して頑張ってきて，透析になっても楽しみを続けていくものへと拡がったように感じた（図3）。

このAさんのような人と出会ったとき，合併症が出てきて，ようやく医療者の言うことを聞いて生活調整に積極的に向かうようになったと安堵した経験はないだろうか。もしかすると，患者自身は，自分らしい生活ではなくなったと思っているかもしれない。疾患の理解を進め，疾患コントロールにつながる変化を促進する視点だけでなく，変化のなかにある連続性をともに見出す支援も重要であり，それは何気なく患者さんが話す世間話のなかにその種が転がっていることも多い。

「しなければならない」から「したい」につながる支援

Bさんは60歳代前半の女性である。4～5年前に人間ドックで血糖値が高いと指摘され，個人病院で定期的に血液検査を行っていたが，2年前にHbA1cが7.3％まで上昇した。その後は食事療法と運動療法による減量で，HbA1cが6.0％で安定していた。しかしBさんは完璧に自制した生活から少し気持ちが緩んでしまい，やけ食いの頻度が徐々に増えていること，ダメと思ってもなかなかやめられないこと，やけ食いをしてしまうと後悔の念にさいなまれるから

何とか自制した生活をできる人になりたいと話した。自制した生活は達成感をもたらしている一方で，常に自問自答し，戦いのような生活であること，またその生活においてはいつ（血糖の）数値が上昇するかわからない，一度上がってしまったら元に戻らないといった不安が強く，先の見通しのなさをもたらしていた。やけ食いをするときはどんなときかを聞くと，将来の生活が見通せないことへの不安が生じるとき，家族の集まりでみんなでワイワイ楽しく食べるときと話した。

Bさんの日々の食事の様子を聞き，好きなもの，食べたいものを聞いても，今の野菜中心の徹底した食事でよいと話すBさんに，やけ食いで食べてしまうものを聞いてみた。そうすると，唐揚げ，焼き立てパン，焼きそば，果物と今まで我慢していたものが列挙された。その際，食べてみた感想を聞くと，「本当に美味しかった」と話すBさんに，筆者は「その内容はBさんにとって楽しみをもたらす大事な食べ物ではないですか，それを食べながら調整できる方法を考えてみませんか」と話し，その後の面談では，いかに美味しいものを取り入れながら食事をコントロールするかという視点で話し合いをした。そのような関わりのなかで，後悔につながるようなやけ食いの頻度は減り，家族との会食では楽しみつつ，前後での食事で調整する，カロリーだけを考えるのではなく，美味しいものを工夫してつくることに楽しみを見出すなど，

図3 連続性（Continuity）をともに見出す

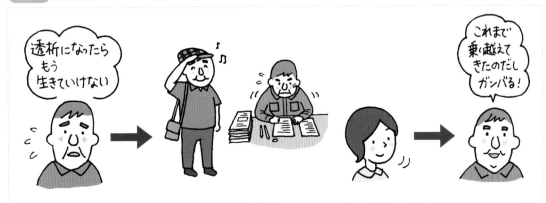

楽しみを取り入れながらの生活をBさんが自ら考えるようになった。そのなかでBさんは，このまま自然体で調整していても結果はついてくると，生活調整への手応えも感じるようになっていった。

　Bさんのように「しなければならない」生活の延長線上は，コントロールが悪くなる，合併症が出るといった先の見通しのなさにつながっていることが多いのではないだろうか。その人の嗜好や従来の生活との連続性に着目することで，糖尿病の生活から糖尿病とともにありながらもその人の生活を支援する，すなわち「しなければならない」生活から，楽しみや望むあり方に通じる「したい」生活を見据えた生活調整が創造されていくことへの支援につながっていくのではないだろうか。これは同時に，「なりたくない」姿から「なりたい」姿で将来を見据えることにつながり，未来への連続性の感覚がもたらされることにつながる（図4）。

　合併症の脅威や失われるであろう身体状態や不利益からの「なりたくない」姿は，生活調整への動機づけとして強調されることがあるが，時として未来の不確かさという不連続を助長させてしまうかもしれない。連続性が日常に埋没し意識化されにくい糖尿病とともにある人が不連続を上回る連続性を見出せるように，疾患による危険性などの現状からの変化の説明だけ

でなく，楽しみや望むありかたや未来への希望を語る機会を設けることで「なりたい」姿が意識されていくのではないだろうか。

連続性に着目した支援の評価

　生活習慣病のように生活スタイルが疾患管理に大きく影響している病気の人の生活調整への支援をしている場合，患者には変化に対する抵抗や今までの生活への愛着が生じ，なかなか行動変容ができないことがある。その際，看護職者は変化の必要性や変化しなかったときの軌跡への影響を説明し，何とか行動変容への気持ちを高めようとするが，それがかえって抵抗を生み出し膠着状態になることがある。そのようなとき，行動変容が起こっているかという変化の視点でなく，連続性に目を向けていくことで主体的な生活調整につながっていくことがある。

　糖尿病患者の連続性に着目する看護実践についての研究[11]で，患者が将来の自己や生活を病い以前の自己とつながりをもつものとして感じられるよう支援する際の支援の評価として，表2のような内容が明らかとなった。セルフケアを支える際，疾患管理ができているかを検査データ等で把握するだけでなく，これらの感覚がもてているかを評価しながら支援を考えていくことが，療養とともにある生活を自分の生活

図4　「しなければならない」から「したい」につながる支援

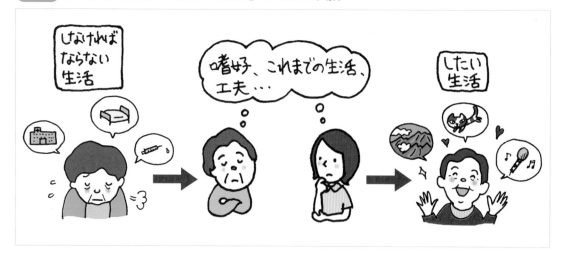

として納得できることを支える。

表2 連続性に着目した支援の評価の視点

先の見通しが立っているか
望むあり方に向かっていると感じているか
満足感や楽しい感覚が維持できているか
取り組んでいることへの手応えを感じているか
自身のペースが守られているか
欲求が満たされているか
後悔の念が強いか

引用文献

1）Benner, P., Wrubel, J., 難波卓志訳：ベナー/ルーベル現象学的人間論と看護, p.29, 医学書院, 1999.

2）前掲1）, pp.56-57.

3）Bury, M.：Chronic illness as biographical disruption, Sociology of Health and Illness, 4（2）, pp.167-182, 1982.

4）Corbin, J. M., Strauss, A.L.：Unending work and Care Managing Chronic Illness at Home, p.52, Jossey-Bass publishers, 1988.

5）野口美和子：私の糖尿病看護研究の歩み　患者の自己意識との遭遇, 日本糖尿病教育・看護学会誌, 1（1）, pp.17-28, 1997.

6）Atchley, C.R.：A continuity Theory of Normal Aging, The Gerontologist, 29（2）, pp.183-190, 1989.

7）Atchley, C. R.：Continuity and Adaptation in Aging, Creating Positive Experiences, pp.4-9, The Johns Hopkins University Press, 1999.

8）Becker, G.：Continuity After a Stroke: Implications of Life-course Disruption in Old Age, The Gerontologist, 33（2）, pp.148-158, 1993.

9）Whitney, C.M.：Maintaining the Square How Older Adults with Parkinson's Disease Sustain Quality in Their Lives, Journal of Gerontological nursing, 30（1）, pp.28-35, 2004.

10）河井伸子, 清水安子, 正木治恵：2型糖尿病とともにある人の連続性（Continuity）, 日本糖尿病教育・看護学会誌, 15（2）, pp.14-22, 2011.

11）河井伸子：2型糖尿病とともにある人の連続性に着目した看護実践モデルの開発, 千葉看護学会会誌, 22（2）, pp.21-29, 2017.

2 複数の疾患・障害をもつ人を支援する

01 どのように患者を捉えるのか

多疾患併存の人のセルフケア

　セルフケアを必要とする患者は慢性疾患や慢性的な障害をもっている。同じ疾患であっても，患者の年齢，家族構成，家族のライフサイクル，社会や家庭での役割，性格，価値観，病気の進行の程度や症状などで，疾患に対する受け止め方，セルフケアへの取り組みは異なる。そのため，看護職者は1人ひとりの患者の疾患や障害に対する身体的な反応（症状や対応），心理・社会的な反応に関心を向け，患者の目線で，患者がどのように疾患や障害をもちながら生活をしているのかという，患者の経験を捉えることが必要である。

　現在は，複数の疾患や障害をもつ患者が大勢いる。複数の疾患・障害をもつ人の捉え方は，前述した患者の捉え方と基本的には同じである。しかし，医療施設の診療体制は専門分化し，看護職者も徐々に自分が所属する外来や病棟の専門の診療科に特化した知識，情報や経験が豊かになり，患者を診る／看る視点が専門の診療科の視点に限局される傾向がある。そのため，患者に併存している他科の疾患を含めて，包括的に患者を理解し，ケアすることが難しくなり，専門科以外の疾患のセルフケアに対する支援が手薄になりやすい。

　1人の患者が複数の慢性疾患をもっている状態を，多疾患併存（multimorbidity）という。患者のもつ複数の疾患・障害には，さまざまな組み合わせがある。医学的には，多疾患併存で多いパターンは，心血管系疾患および代謝性疾患の組み合わせ，精神疾患と関連疾患との組み合わせ，筋骨格系疾患と関連疾患との組み合わせ[1]とされている。その他にも，例えば，糖尿病と関節リウマチ，糖尿病とがんなどの代謝性疾患と他の内科系疾患の組み合わせ，糖尿病と筋萎縮性側索硬化症などの代謝性疾患と神経難病の組み合わせ，糖尿病と統合失調症などの代謝性疾患と精神疾患の組み合わせなど，さまざまな慢性疾患が併存している。

　複数の疾患・障害をもつ患者のセルフケアは，疾患や障害のためにさまざまなセルフケアが必要となることから，複雑で困難となりやすい。そのため，医療者が患者を包括的に捉え，セルフケアへの支援を行うことが必要となる。具体的には，患者がもつ疾患・障害の種類や程度，必要とされるセルフケア，それぞれの疾患・障害間の関連，患者のそれぞれの疾患に対する受け止め，セルフケア，患者の捉える疾患の経過や経験を理解し，患者と家族のもつセルフケア能力を把握し，患者が重視する疾患や障害のセルフケアを中心に据え，患者がもつそれぞれの疾患や障害の状態がよくなるようにセルフケアを調整することを目指す。

事例からみるセルフケア支援

　次の事例のAさんは，全身性エリテマトーデス（以下，SLE，p.66参照）の治療経過中にステロイド糖尿病を発症した。Aさんの疾患の経過に沿い，疾患の受け止め，セルフケアの実施内容と困難をみてみよう。

☑ 事例：Aさん[2]（表1）

Aさんは20歳代前半にSLEを発症し，ステロイドによる治療を開始した。その後，結婚し出産をした。そして，30歳代（SLE発症10年目）でステロイドの副作用による易感染状態のため帯状疱疹と髄膜炎を発症して入院し，さらにステロイドの副作用により消化管潰瘍が悪化し，腸穿孔のため出血して入院した。50歳代前半（SLE発症34年目）に，AさんはSLEの増悪により再度入院し，加療した。Aさんは，このときに糖尿病の診断を受け，インスリン療法が開始となり，インスリン自己注射，血糖自己測定を開始することとなった。

Aさんの病気の受け止めは，病気全体に対する受け止め，SLE，糖尿病に対する受け止めの3つがみられた。

病気全体に対する受け止めは，SLEと糖尿病に対する受け止めの根底となっており，[病気は努力をしてもどうにもならないもので，受け入れることしかできない][病気のことを知り，悩むより，必要以上に知らないほうがよい]というものであった。また，[病気は努力をしてもどうにもならないもので，受け入れることしかできない]は，Aさんの性格，価値観，Aさんのもつ疾患がSLEという難病で治療方法も確立しておらず，増悪と寛解を繰り返すという疾患の性質からの影響が強いと考えられた。

SLEに対する受け止めでは，症状出現時には，[病名がわからず不安であった]から，診断が確定時には，[治療が始まり，よくなるという希望がもてた]と同時に，[医師の指示を守らなくてはいけない][SLEは難病で治ることはないが，薬を飲んでいれば普通に生活できる安心感がある]というように，医師の指示の遵守を重視していた。やがてSLEを抱えながら生活する経験が増え，自分なりの疾病に対する考えや対処ができるようになり，50歳代前半（SLE発症後34年目）には，[SLEの経過が長くなり，少しくらい気をつけなくても大丈夫という過信がある]という受け止めになった。

一方，Aさんの糖尿病に対する受け止めは，[糖尿病になったことは予想外であるが，しょうがない]と思い，[インスリン注射をしていれば糖尿病はよくなり，自分では努力していない]というものであった。

さらにその後，ステロイドの副作用による腰椎の圧迫骨折が生じ，[SLEや糖尿病よりも，圧迫骨折による腰の痛みがつらい]という痛みに焦点が当たった疾病の受け止めとなっていた。

このように，Aさんの病気の受け止めの経過から，疾患や障害の増加，症状や副作用による症状が加わると，元々の疾患や障害に対する受け止めを基盤として，患者にとって相対的に疾患の捉えや重要性が変わることがわかった。

AさんのSLEと糖尿病に共通しているセルフケアの実施内容として，[薬を欠かさず内服する][病気について悩まないように，あえて病気を深く知らないようにする]がみられた。SLEに対するセルフケアの実施内容として，SLEの増悪因子を防ぐ目的で，[冷水を触る機会を最小限とする][日光を避けるため，帽子，長袖を着用し，外出を控える]を行い，疲労感も大きく身体がつらいので，[家族に家事を依頼する]という家族からの支援を受けるというものがみられた。ステロイドの副作用やSLEの増悪により入退院を繰り返しているが，やがて発症から34年が経つと，[SLEの経過が長くなり，少しくらい気をつけなくても大丈夫という過信がある]というSLEに対する気の緩みが起こり，SLEの増悪により緊急入院をしても，[SLEのために，意識して食事や日光を避けるなどについて気をつけていない]ようになった。

また，Aさんは糖尿病もこの時期に発症したが，栄養指導で「腎臓が悪くなる」ことを聞き，[カリウムをとり過ぎないように気をつける][肉と魚の種類や調理に気をつける]ことを実施するようになった。さらに，ステロイドの副作用により腰椎の圧迫骨折が起き，痛みがつらくなると，[歩こうという気持ちはあるが，圧迫骨折の痛みを予防するため運動をしない]というセルフケアになった。

一方，糖尿病に対するセルフケアの実施内容は，[糖尿病の宅配食を利用する][大好きな甘い物を我慢する][体重を維持する][具体的な食事療法がわからず，食事量を少なめにする]というものであった。そして，糖尿病の薬物療法が，インスリン注射から内服薬に変更になると，[血糖値が高くならないように甘い物を食べる時期を選ぶ][インスリン注射から内服薬に変更後，体重の増加が気になるが，気持ちが緩み間食する]というセルフケアになった。

Aさんのセルフケアの実施内容では，Aさんは，診断初期には2つの疾患のセルフケアについてどちらの疾患も悪くしないように医師の指示を遵守していた。SLEという難病で，それまで聞いたこともない疾患を抱えたAさんにとって，医師の指示するセルフケアの遵守は，疾患をよくするための希望となり，[医師の指示を守らなくてはいけない]という一心でセルフケアをしていたことは容易に想像ができた。しかし，長期の経過をたどるうちに本人なりの経験が蓄積し，このくらいでも検査データや症状に影響が出ないという目安や生活のなかで優先したいことなどに自分で折り合いをつけ，必要性を考えて主体的に取り組む真の意味でのセルフケアになっていった。

一方，Aさんのセルフケアの困難に着目とすると，SLEの診断当初は，[病気がわからない不安がある][SLE発症時の症状による苦痛がある]などがみられた。また，糖尿病に対しては，[簡易血糖測定器の使い方がわからない][インスリン注射のための時間拘束がある][低血糖への対処方法がわからず，自信がもてない][具体的な食事療法がわからない]という困難があった。Aさんは，SLEの治療のため，入院も外来通院も膠原病を主とする専門の診療科で診てもらっており，診断当初の不安や苦痛に対して，看護師が十分に看護をしていたと思われる。しかし，糖尿病が発症した時点で，ステロイドによる血糖値への影響や，具体的な食事療法の方法，インスリン自己注射や血糖自己測定の方法などについて医療者から提供される情報が不足しており，Aさんと家族が試行錯誤しながらセルフケアを行っていたことが推測された。膠原病を専門とする診療科の外来や病棟であっても，看護師が2つの疾患のセルフケアについてAさんに十分な説明することができていたら，Aさんはもっと安心して自信をもって，糖尿病とSLEの両方の疾病のセルフケアを行えていたのではないだろうか。

また，Aさんは，次第にステロイドの副作用による腰椎の圧迫骨折による痛みがつらくなった。Aさんは，SLEと糖尿病の両方の疾患に運動が必要であることを理解していが，[圧迫骨折による痛みのため運動ができない][痛みのため日常生活動作や家事に支障がある]という困難が生じていた。現在のAさんには，痛みのコントロールのためのセルフケアが何よりも優先されている。Aさんの事例から，疾患や症状の経過とともに，患者が重視する疾患や症状が変わり，セルフケアの重点も変化することが理解できた。

全身性エリテマトーデス（Systemic Lupus Erythematosus：SLE）

遺伝的素因と環境因子が原因となり，免疫異常により，皮膚粘膜，腎臓，肺，中枢神経，血液などに臓器障害を起こす疾患。発症時には不明熱や関節痛などの症状が多く，ステロイド剤，免疫抑制剤，対症療法，重症例には血漿交換療法を行う[3]。

表1 Aさんの病気の受け止め，セルフケアの実施内容，セルフケアの困難の経過

年齢	20代前半	30歳代			50代前半		
SLE発症後年数	0年	10年			34年		35年	36年
病気の経過（SLE）	SLEの発症	治療開始（プレドニンロン40mg）	結婚・出産	帯状疱疹と髄膜炎のための入院	腸穿孔の繰り返し／腸穿孔による出血での入院	SLE炎症反応強く緊急入院	圧迫骨折で入院・退院 ／SLEの沈静化 プレドニンロン減量	圧迫骨折によるプレドニン（プレドニンロン10mg・免疫抑制剤）
病気の経過（糖尿病）					糖尿病の診断・インスリン注射開始		内服薬へ変更	血糖値の安定

病気の受け止め

- 全般：病気は努力をしてもどうにもならないもので、受け入れることしかできない／病名がわからず不安、治療より、よくなるという希望がもてた
- SLE：病気のことを知り、悩むより、必要以上に知らないほうがいい／医師の指示を守らなくてはいけない SLEの症状が出たときは悩むが、症状が落ち着けば病気について知りたいと思わない／SLEは難病で治ることはないが、薬を飲んでいれば普通に生活できるという安心感がある／SLEの経過が長くなり、少しくらい気をつけなくても大丈夫という過信がある
- 糖尿病：SLEや糖尿病よりも、圧迫骨折による腰の痛みがつらい／糖尿病になったことは予想外であるが、しょうがない／糖尿病についてよくわからないが、知りたいと思わない／インスリン注射をしていれば糖尿病はよくなり、自分では努力していない／甘い物を食べるときに糖尿病を意識する／インスリン注射から経口血糖降下剤になり、時間の制約や痛みが少なくなり、楽になった

セルフケアの実施内容

- 全般：薬を欠かさず内服する／冷水を触る機会を最小限とする
- SLE：病気について悩まないように、あえて病気を深く知らないようにする／日光を避けるため、帽子、長袖を着用し、外出を控える／SLEのために意識して食事や日光を避けるなどについて気をつけていない
- 糖尿病：家族に家事を依頼する／カリウムをとり過ぎないように気をつける／肉と魚の種類や調理に気をつける／歩こうという気持ちはあるが、圧迫骨折の痛みを予防するための運動を／食事の宅配を利用する／大好きな甘い物を我慢する／体重を維持する／血糖値が高くならないように甘い物を食べる時期を選ぶ／インスリン注射から内服薬に変更後、体重の増加が気になるが、気持ちが緩み間食する／具体的な食事療法がわからず食事量を少なめにする

セルフケアの困難

- SLE：病気がわからない不安がある／SLE発症時の症状による痛みがある／冷水によるレイノー症状や湿疹・湿疹症状の苦痛がある／SLEのためボディイメージの変化がある／ステロイドが増えると食欲が亢進する／ステロイドを減量すると苦痛がある／ステロイド剤の副作用によるボディイメージの変化がある／圧迫骨折による痛みがある／痛みのため日常生活動作や家事に支障がある／圧迫骨折による痛みのための運動ができない／運動できないが間食をやめられない
- 糖尿病：簡易血糖測定器の使い方がわからない／血糖測定のため夜遅くまで起きていなければならない／インスリン注射の時間的拘束がある／低血糖への対処方法がわからず、自信がもてない／具体的な食事療法がわからない

（内海香子他：SLEの治療経過中にステロイド糖尿病を発症した患者の病気の受け止め，セルフケアの実施内容と困難及びセルフケアのプロセス，獨協医科大学看護学部紀要，8, pp.13-30, 2014. を一部改変）

マルチモビディテイ（multimorbidity；多疾患併存）

マルチモビディティ（多疾患併存）とは，「2つ以上の慢性疾患が一個人に併存している状態であり，診療の中心となる疾患を特定できない状態」[4]である。

多疾患併存は高齢者に多く，診療における臨床的課題・問題点として，主治医が多疾患併存を把握することが難しいことやポリファーマシー（多剤併用により，何らかの害が生じている，またはそのリスクが高い状態[5]）のため患者への不利益が生じていることなどが指摘されている。多疾患併存の患者に対しては，患者の主観的評価として治療に対する負担感，患者の客観的評価として日常生活動作，認知機能，うつ，転倒リスク，救急外来受診の頻度などを査定し，患者の価値観，QOLを尊重しながら，治療が患者の生活に与える影響を査定し，テーラーメイドの治療やケアを行うことが求められている[6]。

02 支援の考え方

複数の疾患・障害をもつ人への支援の考え方は，基本的には疾患が1つである場合と同じである。前述したように，看護職者は1人ひとりの患者の疾患に対する身体的な反応（症状や対応），心理・社会的な反応に関心を向け，患者がどのように疾患をもちながら生活しているのかという患者の経験を捉えて，支援をすることが必要である。

1つの疾患をもつ人への支援と，複数の疾患・障害をもつ人の支援が異なる点は，①患者のもつ複数の疾患・障害の経過と経験を把握し，②患者が重視している疾患・障害と看護職者がかかわろうとしている疾患の関連を伝えながら，③患者がもつすべての疾患・障害のセルフケアについて見通しがもて，調整できるように支援する点である。

患者のもつ複数の疾患・障害の経過と経験を把握する

前述したAさんの事例のように，患者の疾患の経過を把握する。その際に，患者と家族のライフステージ，患者が疾患や障害が新しく加わる過程で，患者や家族が増えた疾患や障害と自己管理に対してどのように捉えて対処してきたかというセルフケアの実践内容の変化，日常生活での支障や役割への影響，困難など，疾患や障害をもち，どのような経験をしてきたかを包括的に把握する。

患者が重視する疾患・障害と看護職者が関わる疾患・障害の関連を伝える

複数の疾患・障害をもつ患者には，本人が重視する疾患がある。患者が重視する疾患や障害は1つとは限らないが，必ずしも医療者が所属する（実習する）外来や入院病棟の診療科と一致していないことを看護職者は理解することが必要である。看護職者は患者が重視している疾患や障害について，患者の受け止めと多くの疾患や障害があるなかで重視している理由を確認する。

患者が1つまたはいくつかの疾患や障害を重視している理由は，日常生活での困難に直結している場合や，予後が悪いと受け止めている場合が多い。患者が自身の疾患の現状や予後について十分に理解していない場合もあるが，看

護職者は患者と援助関係を構築し，患者が事実をありのまま捉えていけるように支援する。

患者が重視している疾患とその理由が把握できたら，看護職者の所属する診療科の疾患や障害と，患者がもつ他の疾患や障害との関連をアセスメントする。

例えば，SLEをもつ患者には，看護職者から，ステロイドの副作用による食欲亢進が強い時期に食べ過ぎないことや，消化管潰瘍がある際に消化のよいものを食べるようにという説明はよくされる。しかし，ループス腎炎，高血圧，肥満，糖尿病を合併しない限り[3]は，食事の内容によってSLEが増悪することはないため，食事の内容に関する細かな注意事項はない。それでは，食事という自己管理行動について，SLEと糖尿病にはどのような関連が考えられるだろうか。

SLEをもつ患者では，ステロイドの長期投与により，副作用で骨粗鬆症が発症しやすく，体重が増えることで股関節への負担が大きくなり，大腿骨頭無腐性壊死症や，腰椎の圧迫骨折が生じやすくなるので，骨への負担を軽減するために体重増加を予防することが重要である。

一方，糖尿病は食事療法により血糖値を正常範囲内に維持することが求められている。すると，糖尿病の食事療法を行うことで，体重がある程度の状態で維持でき，ステロイドの副作用による骨粗鬆症から生じる骨への負担が緩和できるという関連がある。

患者は，自分が重視している疾患と新しく発症した疾患の自己管理行動の関連が理解できると，「医師に指示された」という理由だけで食事療法を行うのではなく，自分が重視している「SLEにとってもよい影響をもたすために，糖尿病の食事療法を行う」となり，患者にとって食事療法のもつセルフケアとしての意味が変わる。

また，患者の習慣や，患者が健康増進などの目的で行っている元々の行動が，患者のもつ疾患や障害に有効なセルフケアになっている場合がある。患者がこのことに気づいていなけれ

ば，患者に伝え，患者が意図してその習慣や行動を続けることで，セルフケアとして意味づけられることになる。

このような疾患・障害のセルフケアの関連を患者が理解できることにより，患者は主体的，かつ多くの意図をもってセルフケアに取り組めるようになる。

患者がすべての疾患・障害のセルフケアに見通しがもて，調整できるように支援する

患者と家族は，複数の疾患や障害をもつと，今後の生活や予後や，どのようにセルフケアを行うとよいかについて不安を感じる。患者と家族は，各専門の診療科の疾患の説明を自分たちで統合して，生活をしなくてはならない。そのため，患者と家族が複数の疾患や障害のセルフケアについて，「このようにすれば，生活できる。大丈夫だ」という見通しがもてるように支援することが必要である。

複数の疾患や障害をもつ患者は，併存する疾患や障害により，同じ種類の自己管理行動が必要になる場合と異なる種類の自己管理行動が必要になる場合がある（表2）。新しく生じた疾患や障害により，同じ種類の自己管理行動が必要になる場合では，自己管理行動が重複するので，患者にとってそれほど大きな負担を感じずに自己管理行動を実施できる。例えば，内服薬を服用するという自己管理行動は，ほとんどの疾患に共通している。患者にとって薬の種類が増えることは苦痛だが，内服薬を服用するという行為は同じなので，複雑さも少なく，大きな負担になりにくい。

しかし，同じ種類の自己管理行動であっても，矛盾する場合や調整が必要な場合がある。

また，新しく生じた疾患や障害により，異なる種類の自己管理行動が加わると，自己管理行動が複雑になり，実施が困難となりやすい。

自己管理行動が重複する疾患の例として，高血圧症をもつ患者に慢性腎臓病を併発した場合

表2 複数の疾患・障害をもつ人の自己管理行動の追加のパターン

自己管理行動の種類	自己管理行動の追加のパターン	例
同じ種類	これまでと同様の自己管理行動（重複）	内服薬を飲んでいたところに，新たな内服薬が追加される
	これまでの自己管理行動と矛盾または調整が必要な自己管理行動	食事療法をしていたところに，指示内容が異なる食事療法が追加される
異なる種類	新しい自己管理行動	食事療法をしていたところに，感染予防が追加される

を考えてみよう。患者は，高血圧症の悪化予防のため，自己管理行動として塩分制限に留意した食事療法を行っている。一方，慢性腎臓病も塩分制限は必要な自己管理行動であり，軽症な慢性腎臓病であれば食事療法の基本は，塩分制限のみで，過剰なタンパク質制限はしないとなっている[7]。そのため，高血圧症にも慢性腎臓病にとっても塩分制限は必要であり，同じ種類，同じ内容の自己管理行動となるので，患者はスムーズに自己管理行動が継続できることが予測される。

しかし，慢性腎臓病が進行すると，食事療法としてタンパク質制限や必要エネルギーの摂取，カリウム制限等が必要となる。すると，食事療法では塩分制限以外にも注意を払う事柄が増えるため，患者にとって困難さが増加する。

同じ種類の自己管理行動に矛盾する内容が加わる例として，糖尿病をもつ患者が，糖尿病が悪化し，糖尿病腎症となった場合がある。糖尿病の食事療法ではエネルギー摂取と栄養バランスに配慮した食事を基本としているが，糖尿病腎症では食事療法として，タンパク質制限，塩分制限を考慮した上で必要エネルギーの摂取が必要となる。患者は，糖尿病腎症が発症する前までは，血糖値をよくするため，摂取エネルギーを抑える食事を意識していたが，糖尿病腎症が発症すると，タンパク質制限により不足する摂取エネルギーを油や砂糖の摂取で補うことを勧められるため，患者は「今までの食事療法と反対のことを指導された」と混乱する場合が多くみられる。

また，同じ種類の自己管理行動であるが，自己管理行動が矛盾する例として，前述したAさんのように，糖尿病では運動療法を勧められているが，SLEの治療薬であるステロイドの副作用から骨粗鬆症となり圧迫骨折がある場合には患部の安静のために，運動はしないほうがよいという説明を受ける場合がある。このような場合には，同じ運動という自己管理行動であっても，一方の疾患には病状をよくし，一方の疾患には病状を悪化させる行動となる。医療者が総合的に考えて，患者の運動をどのようにするとよいか（内容，強度，頻度）について相談に乗ることが必要である。

医療者が相談に乗らない場合には，患者が自身や家族と考え，つらい症状の原因となっている疾患や，重視している疾患にとってよいと思われる自己管理行動を選択する。そして，その結果，医療者から見た場合，患者の選択が不適切な場合もみられる。圧迫骨折がある場合でも，圧迫骨折が7～8割ほど回復し，痛みが生じていない状況であれば，体幹の筋力を強化するために，多少なら運動もよいと勧める場合もある。また，糖尿病の運動療法にはさまざまなやり方があるので，患者の病状にあわせて，運動という自己管理行動を継続することも可能である。

事例からみる支援の考え方

このように，1人ひとりの患者の病状にあわせた具体的な自己管理行動について相談に乗り，患者が困らないように複数の疾患や障害の関連を考え，患者のもつ複数の疾患や障害がよ

りよい状態でバランスがとれる自己管理行動を、患者が実施できるように具体的に説明する必要がある。

☑ 事例：Bさん

　Bさんは、サルコイドーシスの治療経過中にステロイド糖尿病を発症した。糖尿病内科に入院し、血糖値をよくするためにインスリン自己注射と同時に血糖自己測定が開始となり、糖尿病食の栄養指導が予約された。看護学実習で学生が担当となり、ベテランのC看護師から、Bさんについて、「Bさんは糖尿病と真剣に向き合わない。血糖値にも関心がないようだし、インスリン自己注射や血糖自己測定を説明してもその場限りの返事で、覚えようとしない」と説明を受けた。

　前述した、複数の疾患・障害をもつ人の支援の視点を用いて、この事例の経過を説明してみよう。

①患者のもつ複数の疾患・障害の経過と経験を把握する

　筆者は看護学生と一緒に、Bさんから話を聞くこととした。筆者がBさんに、「糖尿病内科に入院して、いきなりインスリン注射が始まり、

大変でしたね」と声をかけると、Bさんは「そうだね」と話し始め、サルコイドーシスで失明した人がいると聞き、今後、自分がどうなるのかということが心配でたまらないこと、サルコイドーシスを診ている主治医から、「糖尿病はステロイド剤の使用により一時的になった」と説明を受けたので、退院時には糖尿病が完治すると考えていること、そのため、入院中のインスリン注射や血糖測定は看護師にやってもらえばよいと考えていること、他の患者と違い、自分のせいで糖尿病になったわけではないから一緒に扱われるのが嫌だと思っていること、血糖を測定した後、看護師が「まだ血糖値が高いですね」「少しインスリンが効いてきましたね」等と声をかけてくれるが、自分には看護師が話している意味がわからないし、「看護師さんがわかっていればいい」と思い、それ以上、尋ねなかったと教えてくれた。

　筆者と学生は、Bさんの話をうかがい、Bさんが糖尿病の自己管理に関心が向いていない理由が理解できた。また、Bさんは糖尿病の自己管理に今は取り組む気持ちをもてていないが、理解力があることや、サルコイドーシスのためステロイド剤を欠かさず内服するという自己管理を実施できている強みがあることから、退院までに糖尿病に必要な自己管理も十分に習得することができると判断した。

サルコイドーシス

　非乾酪性の類上皮細胞肉芽腫病変が全身のどこにでも形成される原因不明の疾患。主たる病変部位は、肺、眼、皮膚である。自然寛解する場合も多く、全症例にステロイド剤が適用されるわけではない。ステロイド剤による治療を必要とする症例では、長期投与になる傾向がある[8]。

ステロイド糖尿病

　ステロイドの使用にともない発症した糖尿病。投与量や投与期間に左右されるが、多くはステロイド開始から1年以内に発症し、60歳以上の高齢者、糖尿病の家族歴を有する患者に多い。約半数例でインスリン治療が必要とされている[9]。

②患者が重視している疾患・障害と看護師が関わろうとしている疾患・障害の関連を伝える

　筆者は学生と一緒に，Bさんの気がかりがサルコイドーシスの悪化であることと，他の糖尿病患者と一緒に見られたくないという思いに理解を示した上で，糖尿病の自己管理の必要性について理解をしてもらえるように，ステロイドの減量で血糖値が安定する場合もあるが，人によって血糖値が高い状態が続き，退院後もインスリンが必要となる場合もあること，しばらくはサルコイドーシスのためにBさんは現在のステロイドの量で内服を続けなくてはならず，Bさん自身の身体から分泌されるインスリン量だけでは不足があり，血糖値を安定させるために薬剤が必要となること，ステロイド糖尿病であるが，糖尿病の合併症の1つに高血糖の影響による糖尿病網膜症があるので，血糖値を基準値内にすることが望ましいことを伝えた。

　また，血糖値が示す意味やステロイドの影響で血糖値が高めになる時間帯や退院後の血糖測定の頻度は，医療者と相談して減らすことができるかもしれないことを話した。

　さらに，Bさんが確実にステロイドを内服していることがサルコイドーシスの小康状態につながっていること，Bさんにとってステロイドはとても重要であるので，内服を継続できているBさんの頑張りを称えた。

③患者がもつすべての疾患・障害の自己管理について見通しがもて，調整できるように支援する

　その後，筆者と学生が，C看護師にこの情報を伝えたところ，C看護師は，他の糖尿病患者と同じように糖尿病の療養のために入院してきたという先入観でBさんを捉えていたことに気づいた。そして，C看護師は，Bさんがサルコイドーシスの悪化を心配していることへ共感を示し，Bさんがサルコイドーシスのためにステロイドを欠かさず内服するという自己管理ができていることを認め，Bさんが糖尿病への自己管理を受け入れることができるように，ステロイドの使用により糖尿病になったことや，血糖を測定するときに労いの言葉をかけ，血糖値の意味について丁寧に説明した。

　このようなC看護師のかかわりにより，Bさんの気持ちもほぐれ，退院後もステロイドの内服にともない，インスリン継続の可能性があることを納得した。そして，インスリン自己注射と血糖自己測定の手技を覚えることに同意し，積極的に取り組み，手技の習得ができた。

　学生は，Bさんのステロイド糖尿病に対する思いを傾聴し，毎日の関わりでBさんが話す疑問や，Bさんが血糖自己測定時の痛みが気になっていること等を看護師に伝えた。その結果，血糖値が安定してきた時期に，看護師が医師に血糖自己測定の頻度を調整し，退院後は血糖自己測定の回数を減らしてよいことになり，Bさんは「負担が減った」と話し，自分なりの目途をもち退院することができた。

03 セルフケア支援のための気づきとアセスメントのポイント

　複数の疾患・障害をもつ人を支援する際の気づきとアセスメントのポイントを表3にまとめた。

疾患

　客観的な医学的情報として，種類，重症度（またはステージ），症状，発症や治療の経過，各々の疾患のコントロール指標（データや症状）と現在の疾患の活動性の程度，併存している疾患同

表3　複数の疾患・障害をもつ人を支援する際の気づきとアセスメントのポイント

項目	詳細な内容
疾患	種類, 重症度（またはステージ）, 症状, 発症や治療の経過, それぞれの疾患のコントロール指標と現在の疾患の活動性の程度, 併存している疾患同士の関連（特に増悪因子）
生活	年齢, ライフステージ, ADL, 役割, 疾患による日常生活への影響, 同居家族, 家族のライフステージ, 支援者の有無と支援を受けている内容
社会資源	本人の居住地域にある社会資源, 活用できる社会資源, 社会資源の導入の必要性, 社会資源の導入の希望
セルフケアの状況	セルフケアへの意欲・動機, セルフケアを行うために必要な知識, 自己管理プロセスの習得状況, セルフケア能力（知識獲得力, ストレス対処力, サポート活用力, 身体自己認知力, 自己管理の原動力, 応用・調整力, モニタリング力, 病気とともに自分らしく生きる力）[10], それぞれの疾患や障害に必要とされる自己管理行動, 実施しているセルフケアの内容と意図, 各々の疾患や障害に必要とされる自己管理行動の関連性, セルフケアの実施者, セルフケアに対する負担感
主観的な情報	患者の疾患や障害の経験, 患者の疾患や障害の経過と見通し（過去, 現在, 未来）, 患者が最も重視する疾患や障害とその理由, 疾患や障害の日常生活への影響の程度, 患者と家族が望む生活とその生活が実現の度合い, 目標, QOL, 性格, 価値観, 信条, 認知機能

士の関連（特に増悪因子）を把握し, アセスメントする。

生活

　客観的な情報として, 患者の年齢, ライフステージ, ADL, 役割, 疾病による日常生活への影響, 同居家族, 家族のライフステージ, 支援者の有無と支援を受けている内容を把握し, アセスメントする。

社会資源

　複数の疾患や障害をもつ患者を支援するためには, 多職種連携が必要となる。地域で患者と家族が自分たちでセルフケアを行い, 互いの生活が滞りなく過ごせ, 自己実現ができている場合には, 社会資源は不要かもしれないが, 加齢とともにできなくなるセルフケアが生じたり, 転倒などの事故により今までできていたセルフケアが急にできなくなる場合がある。そのため, 患者の居住地域にある社会資源と, そのなかで患者が活用できる社会資源を把握し, 患者と家族だけでセルフケアが可能か, 社会資源の活用

が必要か, 社会資源の活用を希望しているかをアセスメントする。

　患者のADLが低下している場合には, 介護者の介護負担が増大していることが多く, 社会資源の活用の希望の有無を把握した上で, 介護者のレスパイト（休養）を目的に, 訪問看護や訪問介護, ショートステイなどの社会資源を勧めることも検討する。

セルフケアの状況

　セルフケアへの意欲・動機, セルフケアを行うために必要な知識, 自己管理プロセスの習得状況（第2部3を参照）, セルフケア能力（知識獲得力, モニタリング力, 応用力, 調整力, サポート活用力, ストレス対処力, 身体自己認知力, 病気をもちながらも自分らしく自己実現する力）[10], それぞれの疾患や障害に必要とされるセルフケア, 実施しているセルフケアの内容と意図, それぞれの疾患や障害に必要とされるセルフケアの関連性を把握する。セルフケアの実施者とセルフケアの負担感を把握し, 患者と家族のセルフケア能力でセルフケアの実施が可能かをアセスメントする。患者と家族のセル

フケア能力ではセルフケアの実施が不十分な場合には，社会資源の活用を検討する。

主観的な捉えや情報

　患者の主観的な捉えや患者自身の情報として，患者が捉えている疾患の経過と見通し（過去，現在，未来），患者のもつ疾患や障害とセルフケアの経験，患者が最も重視する疾患とその理由，日常生活に一番影響を与えている疾患，患者の望む生活，目標，QOL，性格，価値観，信条，認知機能を把握し，アセスメントする。

　特に患者のこれまでの疾患や障害とともに生きてきた経験は，疾患や障害の発症の順番だけではなく，そのときの患者や家族のライフステージや役割，疾患が発症したことやセルフケアが必要となったことについて，患者が経験をどのように捉えているのかを教えてもらうことが重要である。

　また，看護師は，患者が複数の疾患や障害をもち，どのように生きたいか，何を目標としているか，大切にしているかについて知ることが大切である。これらは患者の病みの軌跡を知ることにもなり，患者がとらえている病気をもつ自身の過去，現在，未来について知り，患者の目線で現在の状況を理解し，支援の方向性を考える手がかりとなる。

引用文献
1）佐藤健太編：複雑度別の症例で学ぶ　マルチモビディテイ診療の考え方と動き方, p.13, 羊土社, 2021.
2）内海香子他：SLEの治療経過中にステロイド糖尿病を発症した患者の病気の受けとめ，セルフケアの実施内容と困難及びセルフケアのプロセス，獨協医科大学看護学部紀要, 8, pp.13-30, 2014.
3）井村裕夫編：わかりやすい内科学, 第4版, pp.317-322, 文光堂, 2016.
4）青木拓也：多疾患併存状態（マルチモビディテイ）に関する研究，日本医事新報, No.4977, 2019.
5）前掲1），p.26.
6）木村琢磨：多疾患併存，日本内科学会雑誌, 108（4）, pp.764-769, 2019.
7）鈴木志津枝，藤田佐和編：慢性期看護論, p.316, ヌーヴェルヒロカワ, 2021.
8）前掲3），pp.42-44.
9）日本糖尿病学会編：糖尿病専門医研修ガイドブック第7版, p.87, 診断と治療社, 2016.
10）清水安子，黒田久美子，内海香子，正木治恵：糖尿病患者のセルフケア能力の要素の抽出―看護効果測定ツールの開発に向けて，千葉看護学会誌,11（2）, pp.23-30, 2005.

新たなセルフケアが必要な人を支援する

3

01 どのように対象者を捉えるのか

疾病や障害とともに生きる人が, 新たなセルフケアを必要とするのは, 診断時や, 病状の変化, 合併症や感染症の併発等による心身状態の変化, 生活の大きな変化に対象者が直面している場合である。

疾病や障害とともに生きる人の新たなセルフケアは, それ自体が治療の一環となる医療的なセルフケアになる場合も多い。内服, 自己注射, 食事療法, ストーマケア, 自己導尿, 在宅酸素療法などはその一例である。

そのため, 望ましい状態に維持できるように, 自己管理が必要となる。その自己管理のプロセスで, 患者自身が, 自分のために何をすべきか考え, 実施し, 評価することになる。その一連の過程を通して, さらに医学的知識, 経験的知識が獲得され, セルフケアへの確信や安心を得ている。そして, セルフケアへの確信や安心は, 次の自己管理プロセスを後押しする(図1)。

診断や病状の変化時

新たな診断を受ける際, 診断名だけでは自分がどのような状況に置かれているか, あまり理解できないことも多い。自覚症状と健康障害の程度は一致しないこともあるため, 医療専門職から病状等を聞いても, 医療者が想像する以上の衝撃を受けることもある。

また, 診断名に何らかのマイナスのイメージをもっている場合には, 受け入れられない気持ちを抱くこともある。

慢性疾患の場合, 患者が疾患や治療に対して抱く思いは長い期間で揺れ動き, 必ずしも納得して受け入れる場合だけでない[1][2]。

例えば, パーキンソン病でL-ドパを内服中の人は, 薬の効果で生活に支障がない時期もあるが, ある程度の期間を経て, 薬が効いている時間が短くなり, まったく動けなくなったり, 急

図1 自己管理プロセス

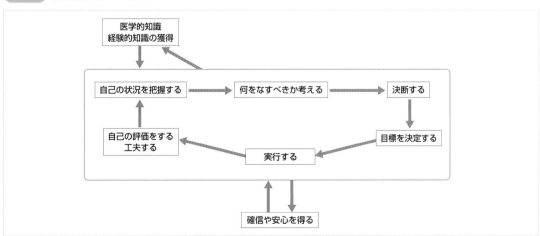

(正木治恵監, 黒田久美子, 瀬戸奈津子, 清水安子編：糖尿病看護の実践知, p.102, 医学書院, 2007. を一部改変)

に動けるようになることがある（ウェアリング現象）。その場合，L-ドパの内服量や回数の調整，他の薬の追加等の検討がされる。それまで薬が効いている時間帯に可能であった活動ができなくなるなど，生活行動への影響は大きく，新たなセルフケアが必要になるだけでなく，自分の病名に改めて直面することになる。

心身状態の回復時

病状の回復にともなって，身体状態が改善することはよいことだが，一方で，何らかの障害が持続することや，障害が残らない場合でも，以前の状態に一足飛びに戻るわけではない。

脳卒中で軽度の左麻痺がある人が，体調がよくなってきたので，つい前のように動いてしまい，転倒してしまった場合で考えてみる。回復過程では，筋力低下に加えて，疲労による影響が大きく，歩ける距離や継続の時間は以前とは異なる。転倒しないようにするセルフケアでは，歩く際にしっかり足底をつける，長距離の場合には無理をしないで車いすを使う，足が重く感じる感覚を覚え，休憩をとる，左脚だけに荷重をかけないようにゆっくり歩く等が必要になる。

歩くなどの日常生活動作は，普段は無自覚に行っている。改めて，現在の身体状態で安全に行うためには，何に関心を向けたらよいか，どのような動作が必要であるかを考え行為することになる。このようなことが新たに必要なセルフケアにあたる。

○○○

(COLUMN) **長い経過で揺れ動く疾病への思い**

神経難病の1つであるパーキンソン病は，徐々に身体機能の低下を経験する疾患である。患者の疾病受容に関する思いは，長い経過のなかで，診断や投薬の効果，症状の悪化に際して変化している。最近は，新薬の開発等で服薬治療の選択肢は増えているものの，患者の疾病受容に関する思いは，図2が提示された研究時（1997年）とあまり変わっていないのではないかと考える。

図2 パーキンソン病患者の疾病受容過程

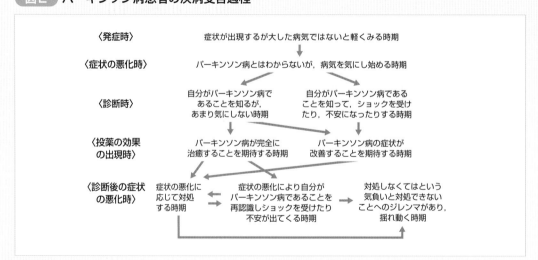

（今村美葉，正木治恵，野口美和子：パーキンソン病患者の疾病受容過程と看護援助について，千葉大学看護学部紀要，19，p.82，1997.より）

生活の変化時

進学や就職，転居，結婚や出産等による家族の変化，家族の病気体験や家族との離別等の生活の変化は，生活を成り立たせるセルフケアを変える必要のある状況である。慢性疾患等をもつ人では，疾患や病状のコントロールに必要な内服や食事療法等の医療的セルフケアが必要である。生活パターンや生活範囲，生活や仕事をともにする人が変わることで，それらを見直す必要が生じる。

最近の出来事では，新型コロナウイルス感染症（COVID-19）の対策として，リモート勤務者が増えた。それまで通勤時に歩くことで運動量が保たれていたが，在宅勤務となり運動量が低下し，体重が増えてしまった人，通勤時間がなくなったことで，その機会にかえって定期的な運動ができるようになった人もいる。生活の変化自体が悪いわけではなく，変化した状況での新たなセルフケアをどのように見直し，実施するかが課題となる。

生活をともにする家族の状況の変化も，セルフケアに影響を及ぼす。

例えば，インスリン自己注射を行う高齢のAさんは，同年代の妻と2人暮らしである。白内障のため単位合わせを妻に確認してもらって注射を継続してきたが，妻も高齢で，確認することが負担になってきた。安全にAさんも妻も負担なくインスリン自己注射を行う方法を検討しなければならなくなった。

患者自身が子ども等の家族の世話をしながらセルフケアを行ってきた場合，子どもが進学や就職等で家を離れたので，それまでの生活パターンが変わり，セルフケアを見直す必要のある人もいる。

人生におけるライフイベントとストレスとの関係についての研究では，人は悲しい出来事だけでなく，一見すると喜ばしい，結婚や出産，就職などの出来事にもストレスを感じ，それが健康に影響していることが示されている[3)4)]。ストレスとして自覚するしないにかかわらず，生活の大きな変化は健康に影響し，健康に影響する一端には，新たなセルフケアが新たな生活にあっていないことが影響する。

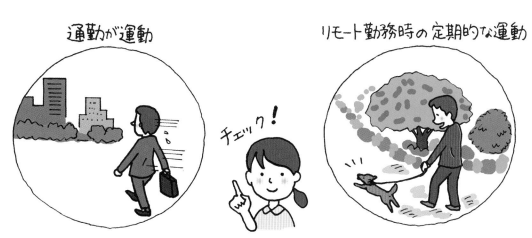

通勤が運動　　リモート勤務時の定期的な運動

チェック！

変化した状況で，新たなセルフケアをどのように実施しているか

02 支援の考え方

新たなセルフケアが必要な状況の共有とセルフケアに向かうことへの支援

新たなセルフケアが必要となる状況や，それをどのように対象者自身が捉えるかは多様である。対象者が新たなセルフケアが必要な状況をどのように受け止めているか，その人にとってどのような経験であるかを共有する必要がある。そのためには，心身状態のアセスメントが重要になる。

その上で，新たなセルフケアに向かうことができるかを見極め，セルフケアに向かう心身の準備状況を整える支援を行う。

新たなセルフケアの学習への支援

セルフケアは学習されるので，生活の変化がともなう場合であっても，何らかの学習が行われる。ただ，治療の一環となる医療的なセルフケアの場合には，より医学的知識等の理解も必要となるため，自己管理プロセスの学習に専門職の支援が必要である。

日々の生活の小さな変化にともない，自分のために何をすべきか考え，実施し，評価することを繰り返し，セルフケア方法を調整していく。看護職者は，セルフケア状況を共有させてもらい，何をなすべきかの判断や，評価・解釈を助ける専門的知識を提供したり，実際に実施したことを支持し，自信や確信がもてるように支援をすすめる。それらを通して，自己の状況の把握がすすみ，経験的知識を培っていくことを見守る。

03 セルフケア支援のための気づきとアセスメントのポイント

診断時および状態悪化時のアセスメント

診断時および心身状態の悪化時にまずしなければならないことは，生命の危機につながるような状態なのか，心身の安定や安楽を脅かす症状等はないかを見極め，治療や処置をすすめながら，セルフケアに向かうことができるのかをアセスメントし，援助をすすめることである。体調不良の自覚，症状の出現がある場合には，医療的に緩和を図ることや，必要な生活支援をすることが優先される。

診断や治療を目的にした入院の短期間においては，少なくとも，今すぐに必要な治療やセルフケアのことを考えていけるのか，対象者が考える時間の余裕がどの程度あるかを判断するこ

とも，身体状態のアセスメントの目的の1つである。

回復時の自己客観視への支援

心身状態の回復時は，以前のセルフケアのイメージがあるので，現在の状態で必要なセルフケアを考えていくことに難しさがあることが特徴である。前のようにできないもどかしさを自覚する場合も多く，その思いを把握し，配慮していく必要がある。

その上で，どのような活動を行ったときに，心身がどのように反応するかを自身が気づくことができるように自己客観視をすすめていく。例えば，前述した脳卒中の例では，歩行練習後に，歩く際に足が重く感じられるようになるの

は，どのくらい歩いたときなのか，安定性はどうか等，看護職者として歩行練習の安全性を患者自身の自覚症状とあわせてアセスメントをしていく。患者は看護職者から尋ねられ，自身の状態を改めて考えることで，今現在の自分の歩行の状況の客観視をすすめていくことになる。安全で効果的な回復の過程をすすむために，重要となる。

新たなセルフケアの学習への支援

☑ 事例：Bさん[5]

Bさんは50歳代の男性。建築関係の管理職。妻と息子の3人暮らし。40歳代のときに近所のクリニックで2型糖尿病と診断を受け，経口血糖降下剤の処方を受けていたが，急激な血糖コントロールの悪化で入院し，インスリン自己注射（強化療法）が導入された。

Bさんは入院して，糖尿病の病態や合併症について知識を得ることで，はじめて自分の血糖値が高いことやそれによる合併症の危険性などがわかった。食事指導を受け，インスリン自己注射と自己血糖測定が開始された。

退院後，数か月は血糖値と食事等の生活行動との関係性を自分なりに関連づけ，関連を知るために意図的に食事量を増やすなどの試行も行っていた。看護師はそれらの実践状況を共有し，Bさんが曖昧に理解していることや経験した状況に疑問を感じていることについて説明したり，解釈を補う等を行った。

また，本格的に仕事に復帰する際には，生活パターンが変わるので自信がもてないようだったが，食事時間にあわせて注射時間を変更することや，仕事で活動量が増えることにともなう低血糖への備えについて，アドバイスを行っていった。

退院後3か月を過ぎると，Bさんは身体の調子がとてもよい，うまくいっていると感じていたが，血糖自己測定をしなくなっていた。たまたま外来で他の患者が血糖自己測定をしているのを見て，測ってみたいと言い測定したところ，66 mg/dLで低血糖の状態であることがわかった。

捕食してもらった後，「わー，何ともないけどね」「わからなくなっている」と言うBさんに，何かいつもと違う感覚はないか，仕事のときに困ることはないかなどを尋ねたが，「ない」と言われた。

Bさんはさらに，「低血糖になれば仕事やってもわかるよね」「あんまり気にしていても気になっちゃうけど」と言うので，看護師の考えを伝えることにした。低血糖が続くことで低血糖を感じにくくなることがあり，それが心配であること，低血糖になりやすいパターンを知るために，血糖自己測定をしてみてはどうかと提案し，自分のパターンがわかってくると自分で対処しようがある，今はそれをつくっている段階だからと伝えた。この提案には「うん，うん，うん」とBさんの関心に沿っていたようだった。

半年を過ぎると，Bさんは血糖値の変動を把握し，それにあわせた工夫ができるようになり，仕事にも安心感をもって取り組めるようになった。Bさんは新しくやってみたことがあると，血糖値を確認し，自分にあった量を確認しながら外食や間食，飲酒も行えるようになっていった。

【支援のポイント】

Bさんは，血糖値が本当に上がるかを確認するために食事量を増やしてみた等を行うチャレンジ精神にあふれた人だった。食事量を増やしたことではなく，なぜそれをやったのかを知れば，それがセルフケアの学習過程であることがわかる。行動のみに着目するのではなく，セルフケアの意図を共有し，学習が深まるように専門的な知識で，そのことの解釈を補うことが重要である。

また，Bさんは自覚しない低血糖に対して，状況は把握したものの，何をすべきかを考えるまでには至っていなかった。看護師はそのままの状態での危険性をアセスメントして，Bさん自身が対処できるための提案を行い，Bさん

も納得していた。これまでも自分であれこれ工夫してきたBさんには，自分で対処できる方法を知るための血糖自己測定の提案は関心に沿うものであったことがポイントであった。

Bさんは，日々の生活や体調等の変化にともない，自分のために何をすべきか考え，実施し，評価することを繰り返し，セルフケア方法を調整していた。その過程で，経験的知識が積み重ねられ，安心や確信をもって実践できるようになっていた。看護師は，この過程を共有し，自信をもって継続できるよう支持していくことが重要である。

また，自己管理プロセスを経る際，患者は「自分が行っている行為や思考の展開や状況を自分自身で見守っている」ことを行っており，これは"セルフモニタリング"といえる。血糖自己測定の提案や，自覚症状や徴候を意識してもらうような問いかけは，"セルフモニタリング"の活用を促すための支援である。この患者自身の"セルフモニタリング"を活かして尊重することも支援のポイントである。

COLUMN 思考や感情も含めて俯瞰するセルフモニタリング

セルフモニタリングは，自分の身体に関するデータや行動を自分自身で観察したり，記録することである。セルフモニタリングする事柄は，体重や尿便回数のような項目だけでなく，日常生活上の多様な行動も含む。それらは，療養に役立つ判断や評価，安心感や確信につながっており，時にはマイナスの感情もともなう。

例えば，インスリン療法を行っているCさんは，夜明け前に起きてしまい，『あれっ，おかしい』と思い血糖自己測定をしたところ，低血糖がわかった。Cさんは日頃，いったん寝てしまうと朝まで起きることがなかったため，起きてしまった自分の行動のセルフモニタリングから，『あれっ，おかしい』と，通常の異常のない状態とのズレをキャッチしていた。

『大丈夫かな』『いつもこうなるようにしたい！』『やっぱりそうなんだな』『わかってきた』『見ちゃうと気分がよくない』など，セルフモニタリング時にともなう思いや感情には，患者の不安，期待，自信，学習，マイナス感情等が表れる。セルフモニタリングには，思考や感情も含めて自分自身を俯瞰する役割がある。看護職者は，その表現も手がかりにセルフケア支援を行いたい。

引用文献

1）今村美葉，正木治恵，野口美和子：パーキンソン病患者の疾病受容過程と看護援助について，千葉大学看護学部紀要，19, pp.79-87, 1997.

2）小澤直樹，稲垣美智子，多崎恵子，松井希代子：2型糖尿病患者がインスリン療法を意味づけるプロセス，日本糖尿病教育・看護学会誌，21 (1), pp.1-10, 2017.

3）Homes, T.H., Rahe, R.H.: The Social readjustment rating scale, Journal of Psychosomatic Research, 11 (2), pp.213-218, 1967.

4）夏目誠，村田弘：ライフイベント法とストレス度測定，公衆衛生研究，42 (3), pp.402-412, 1993.

5）黒田久美子：セルフケアのプロセスを患者が習得するための学習支援，正木治恵監：糖尿病看護の実践知，第Ⅲ章 事例にみる看護援助の展開，pp.157-168, 医学書院，2007.

参考文献

・黒田久美子：糖尿病患者の自己管理における自己モニタリング，千葉看護学会誌，3 (2), pp.1-9, 1997.

・黒田久美子：糖尿病患者の自己管理における自己モニタリングの性質，千葉看護学会誌，5 (1), pp.39-46, 1999.

はじめて糖尿病と診断された人を支援する

01 はじめて糖尿病と診断された人への支援の重要性

糖尿病は，診断後早期より血糖コントロールを開始することにより，さまざまな合併症発症のリスクが低下することが明らかになっている。そのため，はじめて糖尿病と診断された人が，診断された初期の段階から治療に取り組むことはとても重要な課題であり，同時に，その人をケアする医療者の支援の在り方も重要であるといえる。

糖尿病と診断された人は，その人自身がセルフケアを開始し，継続していくことが求められる。セルフケア行動は，食事の管理，運動の実施，内服や注射の管理，血糖測定やフットケアなど，多岐にわたる。一般的に，患者は糖尿病教育を受けることで，糖尿病とはどのような病気かというところから，セルフケアに必要な知識・技術を学ぶことになる。ここでは，患者の動機づけや行動変化の準備状態にあわせ，対話をしながら提供することが重要であり，特に，はじめて糖尿病と診断された人に対しては，診断時の心理的混乱が大きいことが予想されるため，教育は最も必要な内容から段階的に始めることが推奨されている[1]。

今回，はじめて糖尿病と診断された人へのセルフケア支援を考えるために，まずはその人々が診断を受ける前後にどのような状況にあるのか，というところから理解を進めていきたい。

02 糖尿病と診断を受けるまでの経緯

1型糖尿病の場合

1型糖尿病は，自己免疫を基礎にした膵β細胞が破壊されることで発症する。口渇や多飲，多尿，体重減少など，高血糖症状が出現した後，インスリン分泌が急激に低下し，これにより腹痛や嘔吐，意識障害といったケトアシドーシスによる症状が出現する。体調が悪化した状態のときに医療機関を受診し著明な高血糖が発見され，診断を受けることが多い。高血糖症状出現後，インスリン分泌が数か月で低下するものが急性発症1型糖尿病である。高血糖症状が発現後，一週間前後以内でケトーシスやケトアシドーシスに陥るのが劇症1型糖尿病であり，意識障害や昏睡など生命を脅かすような状況にもなり得て，発症時に集中治療を受ける場合もある。

一方で，発症時にケトーシスやケトアシドーシスがなく，すぐにはインスリン療法を必要としないものを緩徐進行1型糖尿病と呼ぶ。1型糖尿病は幼少期での発症が多いとされるが，成人・高齢期での発症もみられる。

2型糖尿病の場合

2型糖尿病は，インスリン分泌の低下やインスリン抵抗性をきたす複数の遺伝因子に過食や運動不足といった環境因子が加わり発症し，相対的なインスリン作用不足により慢性的な高血糖状態となる。高血糖症状の出現により，その人自身が症状に気づき，病院を受診する場合も

あるが，高血糖症状は初期の段階では現れないことがほとんどである。あるいは，症状は軽度であることが多く，なんとなく調子が悪いという違和感があっても，糖尿病に特有のものとして気づかずに過ごしている状況が多いと予想される。そのため，健康診断を受けた際にはじめて高血糖を指摘されて受診を勧められることや，他の疾患で通院や入院治療を受けていた際に偶然高血糖が発見されて糖尿病と診断された，といったケースが多い状況にある。さらに，

高血糖による症状が出現していなくとも，慢性的な高血糖状態が長く続いていたことにより，糖尿病と診断されたときにはすでに糖尿病合併症を併発していることも少なくない。

このように，1型糖尿病の場合は，その人自身あるいは家族が体調の悪さに気づいて受診に至るケースが多いのに対し，2型糖尿病の場合は，自覚症状がほとんどないなかで思いがけず糖尿病を指摘されることが多い状況にあるといえる。

03 糖尿病と診断されたことに対する患者の思い

病気の診断を受けることは，その人になんらかの衝撃を与える。衝撃の程度や感情的な反応はその人によってさまざまであるが，診断時の心理的混乱が長引くことにより，その後のセルフケアへの取り組みにも影響を与えることが指摘されており，その人の診断時の衝撃がうまく処理されることが重要であるといえる。ここでは，さまざまな経緯で糖尿病と診断された人が，診断されたことに対しどのような感情や思いを抱くのか，ということについて，2型糖尿病患者を中心にみていく。

2型糖尿病は，診断を受けたとしても，本人にとっては自覚症状に乏しいということや，重症でない場合はすぐに生命の危機に直結する病気というわけでもないことから，糖尿病を重く受け止めない人が多いと，医療者は捉えがちではないだろうか。しかし，実際は，患者によってさまざまな思いを抱いていたり，捉え方をし

ている[2)3)]（表1）。

先に述べたように，2型糖尿病は健康診断や他科受診時に偶然指摘される，というケースが多い。そのため，糖尿病の診断を受けるまで自分が発症するとは思っていなかった人は，「信じられない」と，診断されたことが突然で，言葉も出ないほどの衝撃を受けたり，生きる楽しみを病気によって奪われたように感じたりする場合がある。一方で，突然血糖値が高いと指摘されたとしても，どの数値が何を表し，どの程度悪いのかということがわからずに，診断された糖尿病に実感がわがず特別思うことがなかったり，「がんの家系だったから，糖尿病と言われてもピンとこない」のように，診断された糖尿病を他人事のように感じたりする場合もある。

それまでの健康診断や一般の情報や身近な人の状況などから，"糖尿病"という病気がどのようなものか，ある程度のイメージをもっている

表1 2型糖尿病とはじめて診断されたときの思い

・糖尿病の診断を信じない	・予期していたことが現実になった
・糖尿病の実感がない	・諦め
・受診を遅らせた後悔	・診断されたことへの感謝
・糖尿病を招いた生活への後悔	・家族や友人に糖尿病を告げることのためらい
・糖尿病にならないように努力したにもかかわらず発症した落胆	・悪化に対する不安　　など

（山本裕子：初期2型糖尿病患者の糖尿病と診断されたこととセルフケアに対する思い，大阪府立大学看護学部紀要，17（1），pp.45-53，2011.，友竹千恵：2型糖尿病と診断された壮年期患者の受け止めと療養法に対する構え，目白大学健康科学研究，9，pp.37-46，2016. を参考に作成）

人が多いことも考えられる。自身の両親や祖父母などに糖尿病の人がいる場合は，もしかすると自分も糖尿病になるかもしれないと以前から予期していたところ，診断を受けて「やっぱりか。私もいずれ糖尿病と言われるのではないかと思っていた」というように，診断を来るものが来た，と納得しようとする場合がある。また，以前から高血糖や糖尿病の疑いを指摘されていながらも受診を先送りにしていたところ，いざ診断を受けると，「もう少し早く結果を聞きにいけばよかった」「健診で言われた時点から努力すればよかった」というように，受診を遅らせた後悔や，「今までの生活が悪かったんだな」と，これまでの生活習慣への後悔を強く感じることがある。反対に，糖尿病と診断されたことによって，生活を見直し，現在の健康状態を維持できる機会と前向きに捉えようとする人もいる。

以上のように，はじめて糖尿病と診断された人の思いはさまざまであり，その思いには診断に至るまでの状況も関わっていることがわかる。さらに，糖尿病と診断されたときの思いは，その後のセルフケアに対する思いや準備状況にも関わっていることが明らかになっている[2]。そのため，患者がはじめて糖尿病と診断されたことに対し，どのように感じているのか，自分の糖尿病のことをどのように受け止めようとしているのか，ということを必ず確認し，その思いをまずはともに受け止め，その人が診断時の衝撃に対処することができるように支援することが重要である。

04 はじめて糖尿病と診断された人のセルフケアに対する思い

次に，糖尿病と診断されたときの思いとセルフケアに対する思いや準備状況との関係についてみていく。

2型糖尿病を発症したことを納得しようとする場合や，糖尿病を指摘されつつも受診を先送りにしていたり，今までの生活が悪かったと後悔していたりする場合は，セルフケアに取り組むことを決意する傾向にあるといわれている。そして，セルフケアによって血糖値や症状が改善するといった，セルフケアの結果に対する期待を寄せている。しかし一方では，糖尿病は慢性に経過する病気であり，継続したセルフケアが必要になるため，セルフケアを継続する不安も抱いている。つまり，糖尿病であることを受け入れ，セルフケアに積極的に取り組もうとする様子に見える人でも，糖尿病やセルフケアに対する不安がなくなるわけではなく，心が揺れているなかでセルフケアに取り組もうとしている状態であることを理解しておく必要がある。

糖尿病の診断を受け入れない思いがある人は，セルフケアに取り組むことも受け入れがたく思っている傾向にある。この場合，セルフケアの必要性を認められないために，医療者がセルフケアについて説明したとしても，患者の心には響かない可能性が高い。しかし，糖尿病の治療は必要な状況ではあるので，診断やセルフケアを受け入れられない思いを傾聴した上で，診断された糖尿病を悪化させないための行動が必要であることの説明を行い，その人の生活に取り入れやすい方法をともに考えていく必要がある。

05 はじめて糖尿病と診断された人の身体のアセスメント

看護職者は，糖尿病の受け入れといった心理状況に配慮しながら支援をしているが，医療の専門家として身体面のアセスメントを行った上で関わることを忘れてはいけない。したがって，

その人の基本的なデータや検査の結果を確認すること，その結果の意味を解釈し，その人の膵臓の機能がどのようであるか（インスリンの分泌障害，あるいは，インスリン抵抗性のどちらが優位となっているのか，など），身体に自覚される症状やその程度はどのようであるかについてアセスメントすることが重要である。これにより，現在患者に起きている高血糖状態を改善するための治療についての理解や，その人が今後，辿りうる将来を予測することを助けることに加え，セルフケア支援に関わる際に，より根拠をもったケアの立案・提供につながる。身体的アセスメントに役立つ指標を表2に示す。

糖尿病の治療による膵臓や身体への利益についても，理解しておく必要がある。近年では，早期よりインスリンやGLP-1受容体作動薬を導入することで，膵臓のβ細胞の疲弊を予防し，機能を改善する効果があると示唆されている[4)5)6]。特に，糖毒性を速やかに解除するのに優れるインスリン注射は，膵臓のインスリン分泌の負担を軽減し，膵臓を休ませる意味でも，効果的な治療である。しかし，注射薬の導入において，患者は手技の煩雑さや注射による痛み，穿刺の恐怖など，抵抗感を示すことが多い。インスリン注射が最終的な治療と捉えられることもあり，「インスリンだけは打ちたくないから，食事や運動でなんとかしたい」というように発言する人もいる。このような患者に対し，注射による抵抗感を受け止めつつも，注射薬の使用による身体へのよい影響を説明し，ともに取り組み効果を実感することができれば，その人が積極的に治療へ向き合うことを助けることが可能になる。

06 はじめて糖尿病と診断された人の心理・社会面のアセスメント

糖尿病のセルフケア支援は，その人の糖尿病の受け入れの程度や準備状況にあわせて提供することが重要である。また，日常生活においてセルフケアの主体とのなるのは糖尿病と診断されたその人自身になるので，その人の生活状況に沿ったものである必要がある。そのため，はじめて糖尿病と診断された人の心理・社会面のアセスメントも重要である。具体的な項目の例を表3に示す。

表2 2型糖尿病患者の身体のアセスメント指標

・血糖コントロール指標：空腹時血糖，食後2時間血糖，HbA1c，GA，1,5-AG
・その他のコントロール指標：体重，血圧，血清脂質
・インスリン分泌能の指標：インスリン分泌指数，空腹時血中Cペプチド値，24時間尿中Cペプチド排泄量
・インスリン抵抗性の指標：早期空腹時の血中インスリン値，HOMA-IR
・脂質代謝の指標：遊離脂肪酸，ケトン体，中性脂肪
・合併症に関する指標と検査：尿中アルブミン，尿タンパク，クレアチニン，BUN，eGFR，眼底検査，末梢神経伝導検査，心電図　　など

表3 2型糖尿病患者の心理・社会面のアセスメント項目

・糖尿病の受け入れや認識，不安や不安感やストレスの程度
・セルフケアへの向き合い方や捉え方
・食習慣・運動習慣・喫煙・飲酒習慣などの生活状況
・就学・就労の有無や社会生活から日常生活への影響，学校・職場などの理解の程度
・家族・キーパーソンの有無など周囲との協力・支援体制，経済的状況
・主治医やその他医療者との関係　　など

糖尿病とはじめて診断された人に必要な"療養心構え"について

糖尿病とはじめて診断された人は，糖尿病教育を受けることにより，糖尿病に関する知識やセルフケアのための技術を学んでいく。多くの人は診断までの生活を振り返り，生活改善の必要性を実感したり合併症を起こさないように意識したりし，意欲や危機感をもってセルフケアに取り組み始める。しかし，時間の経過とともにセルフケアの実行度や自己効力感は徐々に低下する傾向にあり，その理由として患者からは，「意志が続かない」「段々とルーズになってくる」「血糖値が落ち着いてきたし糖尿病は治ったと思った」などの声が聞かれる。

一方で，はじめて糖尿病教育を受けたときから現在に至るまで，自信をもって療養している人がいることも明らかになっている[7]。この場合，はじめて糖尿病教育を受けたときに，糖尿病であることを深く理解することになった体験をし，療養していく心構えができていた。そして，この心構えが，その後の療養の基盤となっ

ていた。つまり，糖尿病とはじめて診断を受けた人への支援として，まずはその人が"療養していく心構え（療養心構え）"をもてることを意識し，関わることが重要であるといえる。

"療養心構え"には，4つの要素がある（表4）。これらは，この心構えの評価指標を開発することを目指した研究[8]において明らかにされた。"療養心構え"および各要素に含まれる内容（下位項目）は，糖尿病患者がはじめて糖尿病教育を受けたときとその後の療養生活のなかで体験している内容をもとにし，見出された視点である。

①糖尿病患者として療養していくことを引き受ける

これは，糖尿病であることを患者自身が理解し，糖尿病患者として覚悟と責任をもって，療養に取り組もうとする心構えである。

患者は，糖尿病教育で得た知識を活用し日常生活のなかで療養していくが，徐々に療養行動が低下し，糖尿病コントロールの悪化にもつながり再教育になる場合がある。療養行動が低

表4 「2型糖尿病患者としての療養心構え」とそれぞれの心構えに含まれる下位項目

①**糖尿病患者として療養していくことを引き受ける**
- 合併症を防ぐために，厳格な療養をしていこうと思った
- 糖尿病である自分の身体を管理していく責任があると思った
- 糖尿病患者として生きていく覚悟を持とうと思った。
- 糖尿病の療養に取り組むことは，重要な自分の新しい仕事だと思った
- 糖尿病に対処するために，とにかく知識を身につけようと思った
- 糖尿病患者の仕事は，食事療法を守ることだと思った
- 食生活を直すための環境を整えようと思った

②**食生活の悪さを省み直そうとする**
- 自分の糖尿病には，食生活の悪さが密接に関わっていると思った
- 食べ過ぎが糖尿病の発症につながったと思った
- 食事以外の嗜好品の摂り過ぎが，糖尿病の発症につながったと思った
- まずは食生活を直すための方法を身につけようと思った

③**総合的に糖尿病について学ぼうとする**
- 食事にこだわらず，まずは糖尿病に関する知識を身につけようと思った
- 療養生活の土台をつくるために糖尿病の勉強をしようと思った

④**今できることをする**
- 生活の仕方に気をつけてさえいけばいいと思った
- 先のことよりも今の生活を大事にしたいと思った
- 食生活さえきちんと直せば，糖尿病をコントロールできると思った

（Takahashi K., Inagaki M., Tasaki K., et al.：Development of a scale for evaluating recuperation attitude at the time of education for newly diagnosed type 2 diabetes, Journal of Wellness and Healthcare, 43（2）, pp.55-64, 2019. を参考に作成）

下する理由の1つに，糖尿病である自覚の欠如が指摘されている[9]。つまり，糖尿病であることを自分のこととして捉えられないために，療養への意識が弱まる。

糖尿病は慢性疾患であり，治療目的である合併症の発症・進展を防ぎQOLを保って生きるためには，その人自身が療養に取り組み継続することが不可欠である。そのためには，その人自身が糖尿病であること理解し，糖尿病を自分のこととして捉えられること，そして，糖尿病患者としての自分がよく生きていくためには，療養が必要であるということを意識・自覚できることが重要である。

②食生活の悪さを省み直そうとする

これは，患者が診断されるまでの生活を振り返り，特に悪かったのではないかと感じた食生活を修正していこうとする心構えである。

糖尿病の原因の1つに，過食や偏食など食生活による影響があり，診断に至るまでの経緯を尋ねると，食生活の乱れを語り，「悪かった」と反省する人が多くみられた。診断時の身体の状態により，はじめは食事療法のみで治療が開始されることがあり，内服薬などが同時に開始されても食事療法は糖尿病の治療として重要な要素であるため，ほとんどの人が栄養指導によって具体的な食生活改善の知識や技術を学ぶことになる。これにより，その人が今までの食生活を改善していく必要があることに意識が向き，自分にとって食事療法が必須であると位置づけることで，食事療法に取り組もうとすることにつながる。

③総合的に糖尿病について学ぼうとする

これは，患者が糖尿病の治療におけるある1つの取り組みにのみ目を向けるのではなく，糖尿病について広く学ぼうとする心構えである。

②の心構えは，糖尿病患者にとって重要な治療である食事療法へ取り組むことの心構えであった。ここで「今までの食生活が悪かった」ということが強く印象に残ることにより食生活を直すことに意識が集中してしまうと，糖尿病の治療のために食事療法に取り組んでいる，という意識が薄れる可能性がある[7]。そのため，生活習慣を改善することを目的に具体的な知識・技術を重点的に学ぶのではなく，糖尿病の治療目的を念頭に，糖尿病とはどのような病気で，今後の見通しはどのようであり，悪化を避けるための治療にはどう取り組んでいくか，といったことも広く学び，糖尿病についての理解を促していく必要がある。

④今できることをする

これは，患者が合併症など，糖尿病の将来のことを気にかけながらも，今を大事にして生きていこうとする心構えである。

合併症の発症・悪化を起こさないためには，糖尿病と診断されたときから厳格に療養できることが理想である。しかし，その人にとっての生活はすべて糖尿病に対処するためにあるわけではないし，生活状況によっては療養行動を柔軟に調整していく必要がある。療養を負担なく行う対処法があることがセルフケアにつながる[10]と指摘されており，医療者からみて望ましい療養行動の遂行を強調するのではなく，その人の生活や考えにあわせて取り組みやすい行動を選択する，できる範囲で取り組んでいく，と療養に集中し過ぎない姿勢も重要である。これにより，糖尿病そのものや療養を継続する負担への対処にもつながる。

「糖尿病患者としての療養心構え」が身につく過程

「糖尿病患者としての療養心構え」は，実際にはどのように身についていくのか，現在自信をもって療養できている人がはじめて糖尿病教育を受けたときに体験した事例を用いて，説明する。なお，本文中の①〜④は，表4「2型糖尿病患者としての療養心構え」の①〜④のカテゴリー名を表す。

✔️ **事例：Aさん**

40歳代男性，消化器内科受診のときに思いがけず高血糖を指摘された。はじめは血糖が高いと言われても，「何が高いのかまったくわからない」状況で，自覚症状もないなか，医療者から重症患者のように扱われたことに驚いた。その後，Aさんはすぐに入院となり，合併症評価の検査や糖尿病教室に参加することになった。Aさんは，入院後も糖尿病である実感はなかったが，「まあ，糖尿病と言われたのだから，そうなのだろう」と思ったし，振り返れば脂っこいものが好きで食べ過ぎだったかもしれないから，食事に気をつければいいのだろうと思った（②④）。しばらくして，Aさんの隣のベッドにたまたま心筋梗塞を起こした人が入院した。その人の心筋梗塞の原因が糖尿病であったことを知り，Aさんはそこではじめて「えっ？」と大きな衝撃を受けた。その後，糖尿病教育を受けるなかで合併症の話を聞いたり，隣のベッドの人の様子を見たり聞いたりしたことで，「糖尿病から合併症になるのかと思ったら，やっぱり怖いし，今は自分の身体に合併症が何もないことはラッキーなんだ」と思った（①）。そして，Aさんは「隣の人を目の当たりにして，合併症は絶対起こしたくない，自分はちゃんとしないといけない」と思い，糖尿病の話をよく聞くようになった（③）。

退院後，Aさんは野菜を中心にした食事とウォーキングに取り組み（④），それから約3年間，同じように療養を継続している。そのなかで，月に一回は好きなものを食べていいと主治医から言われているので，そのときは好物の焼き肉を楽しんでいる。Aさんは，「体重も思うようにきているし，こんな感じでいいと思う」と，自身の療養生活を振り返っている。

【解説】

番号とともに下線をつけた箇所が，「糖尿病患者としての療養心構え」のそれぞれの要素に該当する患者の体験である。

自覚症状のない状態で糖尿病と診断されたAさんは，はじめは糖尿病の実感がなかったが，糖尿病に関連する検査や糖尿病教育を受けるうちに，「糖尿病と言われたのだから，そうなのだろう」と，糖尿病であることをわかり始めている。ただし，ここでは感覚的なわかり方である。その後，たまたまの出会いではあるものの，糖尿病により心臓の合併症を起こした患者を目の当たりにしたことで，「なんとなく」わかっていた糖尿病の将来像が自分の身体にも起こりうるものであると気づくことができた。同時に，自分の身体を「合併症がない身体」であると確認できたことで，糖尿病を自分のこととして捉えることができたといえる。このことが，今後も合併症を起こさないために療養していくと決意したことにつながっている。退院後のセルフケアとして，Aさんは2つの行動を選択した。その後3年間，同じように療養を継続でき，糖尿病のコントロールがついていると実感できていることで，自身の療養にも自信をもっていることがうかがえる。

Aさんの事例からわかるように，糖尿病を自分のこととして捉えることができることが，その後の療養への向き合い方につながっている。したがって，糖尿病とはじめて診断された人が，糖尿病を自分のこととして捉えることができ，「療養していく心構え」をもてるように支援していく必要がある。同時に，まずはどのような療養に取り組もうと思っているか，療養ばかりに捉われていないか，についても確認していく必要がある。

07 「糖尿病患者としての療養心構え」をアセスメントするときの留意点

「糖尿病患者としての療養心構え」を身につ

けることで，その後，自信をもって療養できる

ことにつながる可能性がある。そのため，「療養心構え」に含まれる4つの要素を意識しながら，はじめて糖尿病と診断された人に関わることで，この心構えを身につけることを支援できる。また，糖尿病と診断された人がはじめて受けた糖尿病教育をどのように受け止め，今後どのように療養していこうとしているのか，ということを確認する際に，「糖尿病患者としての療養心構え」はどうか，という視点でアセスメントすることを試みてほしい。具体的なアセスメント項目は，療養心構えの4つの要素に含まれる内容を利用できる（表4）。

　①と③の心構えを高くもつことにより，実際の療養行動や自己効力感もよいことが示唆されている[8]。一方で，②と④の心構えは，療養行動や自己効力感には関与しない可能性があるが，療養に適応していく際には必要な要素である。例えば，①の要素は糖尿病であることを自分のこととして捉え，療養するためにとても重

要であるが，ここが強まることで療養に取り組むことを頑張り過ぎて疲弊してしまったり，自分らしい生活や楽しみを狭めてしまったりすることにもなりかねない。逆に，糖尿病であることを捉えきれていないけれど，とりあえずはできることから始め，そのまま④が強まると，自己判断の療養が続くことになり，糖尿病のコントロールがつかなくなる可能性もある。

　「療養心構え」は，糖尿病患者として療養に取り組んでいくことと，糖尿病そのものや長期に渡る療養の負担に適応していくことの要素が合わさっており，これらをバランスよく保っていく必要があるといえる。アセスメントをするときに留意してほしいことは，心構えの4つの要素のいずれかが身についているからよいということではなく，4つの要素すべてが身についているか，という視点をもってアセスメントすることである。

08　その人の生活にあわせたセルフケアの方法を見つけること

　糖尿病のセルフケアが時間の経過とともに療養が困難になるのは，糖尿病を自分のこととして捉えられず，「糖尿病患者としての療養心構え」が弱い可能性があることを指摘した。これに加えて，その人が取り組んでいるセルフケアが，生活に即した効果的な方法ではないという可能性もあると考えられる。

　教育入院を経験した患者は，療養行動を継続するために必要な支援として，「入院中と退院後とのギャップをなくした血糖コントロール」を望んでいる[9]と報告されている。この理由として，入院中は規則正しく環境の変化も少ないなかで療養できるが，日常生活に戻れば家事や仕事があり，入院中と同様の取り組みは難しく，血糖値も変動しやすい状況にあるためである。

「頭ではわかっていても，実際はできない」と聞くことも多く，患者は得た知識を日常生活で活用し役立つものを選択したり，自分でバランスを見ながら工夫したりして療養生活を送っている[11]。

　しかし，はじめてセルフケアに取り組む人にとって，調整は難しい作業であるといえ，調整がうまくいかない場合，自己効力感や自信が低下し，療養行動の低下や中断につながる可能性もある。そのため，その人の実際の生活の仕方を確認しながら，生活にあわせたセルフケアの方法をともに考え選択し，実践を振り返り，糖尿病コントロール状況と照らし合わせながら評価していくことが重要である。

糖尿病をもつ人への支援は，糖尿病の知識やセルフケアの技術，セルフケア能力を促進するための継続的なプロセスであるとされる[12]。専門的な知識や技術を習得し，行動変容につなげ，これを継続することで医学的指標の改善と健康状態の向上を目指している。糖尿病とはじめて診断された人に対しては，「糖尿病患者としての療養心構え」を身につけ整えることを支援することが，その後のセルフケアに重要であると述べた。

はじめて糖尿病教育を受けた後も，定期的に「療養心構え」の程度を評価していくことで，セルフケアへの向き合い方を再確認でき，糖尿病コントロール状況が大きく変化する前に，心構えを整えセルフケアを修正することにもつながる。ただし，医療者が糖尿病の人に「療養心構え」を身につけてもらうことを意識しすぎたり強調したりすることで，その人を追い詰めてしまう恐れもあるため，対話を重ねながら，その人が糖尿病療養に適応し継続した取り組みができるように，長期的な視野をもって支援していく必要がある。

引用文献

1）日本糖尿病学会編・著：糖尿病治療ガイド2018-2019, pp.37-39, 文光堂, 2018.

2）山本裕子：初期2型糖尿病患者の糖尿病と診断されたこととセルフケアに対する思い, 大阪府立大学看護学部紀要, 17（1）, pp.45-53, 2011.

3）友竹千恵：2型糖尿病と診断された壮年期患者の受け止めと療養法に対する構え, 目白大学健康科学研究, 9, pp.37-46, 2016.

4）Weng J., Li Y., Xu W., et al.：Effect of intensive insulin therapy on beta-cell function and glycaemic control in patients with newly diagnosed type 2 diabetes: a multicentre randomised parallel-group trial, Lancet, 371, pp.1753-1760, 2008.

5）Pistrosch F., Kohler C., Schaper F., et al.：Effects of insulin glargine versus metformin on glycemic variability, microvascular and beta-cell function in early type 2 diabetes, Acta Diabetol, 50（4）, pp.587-595, 2013.

6）Kondo Y., Satoh S., Osada U.N., et al.：Early liraglutide treatment improves β-cell function in patients with type 2 diabetes: a retrospective cohort study, Endocrine Journal, 62（11）, pp.971-980, 2015.

7）髙橋慧, 稲垣美智子, 多崎恵子他：2型糖尿病患者の初期教育とその後の療養体験, 日本糖尿病教育・看護学会誌, 20（2）, pp.183-192, 2016.

8）Takahashi K., Inagaki M., Tasaki K., et al.：Development of a scale for evaluating recuperation attitude at the time of education for newly diagnosed type 2 diabetes, Journal of Wellness and Healthcare, 43（2）, pp.55-64, 2019.

9）石井千有季, 山田和子, 森岡郁晴：教育入院後に再入院した2型糖尿病患者の特徴と再入院に至る要因, 日本看護研究学会雑誌, 35（4）, pp.25-35, 2012.

10）古川佳子, 北得美佐子, 竹内佐智恵他：文献からとらえた, 成人期2型糖尿病患者の自己管理に繋がる要因についての日本と海外の類似性と相違性, 三重看護学誌, 22, pp.59-68, 2020.

11）中原美穂, 正木治恵, 河井伸子：診断後まもない2型糖尿病患者の教育入院の体験の意味づけ─成人学習にもとづいて, 日本糖尿病教育・看護学会誌, 24（2）, pp.111-119, 2020.

12）Beck J., Deborah A., Blanton L., et al.：2017 National Standards for Diabetes Self-Management Education and Support, The Diabetes EDUCATOR, 43（5）, pp.449-464, 2017.

2

疾病・障害とともに生きる人を支援する

多様な支援の場や方法で支援する
4-② 地域で生活する高齢者を支援する―多職種との連携・協働

01 どのように対象を捉えるのか

高齢者の身体・心理・社会的特徴

地域で生活する高齢者のセルフケアを支援するために，看護職者は，高齢者を生活者として捉え，からだ，こころ，かかわり，暮らし，生きがいの5つの側面とその関連[1]を把握して，全人的に高齢者を理解することが必要である。

①からだ

高齢者の身体的特徴は，一般的には，呼吸機能，循環機能，消化吸収機能，栄養代謝機能，運動機能など身体の各機能が低下していること，各機能の予備力が少ないことがあげられる。また，長年の生活習慣や疾病の影響から，身体機能においては個人差が大きいことも特徴である。高齢者は，消化吸収の遅延，血漿アルブミン値が減少により，たんぱく結合の高い薬剤の半減期が延長しやすくなり，腎血流量の減少から薬剤の尿中排泄量が減少し，薬剤の効果や副作用が強く生じやすい[2]という特徴や，症状が不明瞭で，慢性疾患の増悪への気づきが遅れやすいという特徴がある。

②こころ

高齢者の心理的特徴は，老いの自覚や，身体の健康，家族や社会とのつながり，経済的自立，生きる目的の4つの喪失体験をもつことで，死を意識している存在といわれている[3]。

正木[3]は「人は人生の後半に3つの大きな節目を迎える。1つ目は仕事からの引退であり，社会から身を引く。2つ目は介護が必要になることであり，老化にともなう身体の衰えから日常生活を他者に委ねる。3つ目は死を迎えることである」と述べ，高齢者がこのような大きな節目を経験しながら生きていると説明している。

また，高齢者のなかには，将来，身体機能や認知機能が低下するのではないかという不安を抱く者もいる。高齢者のセルフケアを支援する際に，看護職者は高齢者が生きてきた歴史や思いを理解して，支援することが大切である。

③かかわり

かかわりは，高齢者の人間関係を中心とした社会的特徴のことである。高齢者は，社会や家庭における役割，地位，人間関係，収入の変化があり，その変化の受け止めも高齢者によって異なる。また，高齢者のなかには，「家族に迷惑をかけたくない」という思いから，身体の変調を我慢して受診が遅れる場合や，治療が必要な自分に引け目を感じながら生活をしている場合がある。

④暮らし

高齢者は，二世代世帯，三世代世帯で生活している場合もあるし，独居，高齢者夫婦のみの世帯で暮らしている場合もある。二世代世帯，三世代世帯で暮らしていても，日中独居の高齢者もいる。

高齢の身体機能が低下すると，若い頃から住んでいた家屋の構造が不便になることがある。高齢者がよく過ごす居室，トイレ，風呂場等までの移動がスムーズにできなくなる場合もある。このような場合には，手すりの設置や段差

の解消など，家屋の改造が必要となる。また，身体機能の低下にともない，高齢者が住む地域にある食料品や日用品を買う店に一人で移動できなくなる場合もある。

⑤生きがい

高齢者は，職業の第一線から離れる場合や子どもが独立し家を離れる場合も多く，退職後や子どもが独立した後では，子ども世代の家族の成長や地域の人との交流などが楽しみとなる。また，職業を継続し，最期まで第1線で活躍し，仕事が生きがいとなっている高齢者もいる。高齢者にとって，生きがいや楽しみは豊かな老年期を生きる上でとても大切である。

セルフケアに関連した高齢者の特徴

①複数の慢性疾患や障害をもち，脆弱である

高齢者は，加齢による身体機能の低下が生じている上に，複数の慢性疾患や障害をもち，生活している場合が多い。高齢者はそれぞれの疾病や障害に対する思いがある。看護職者が熱心にある疾病のセルフケアについて説明をしても，高齢者には他の慢性疾患が重要で，看護職者の説明に関心を示さないと感じる場合もある。そのため，看護職者は，高齢者が複数の疾病や障害のなかで最も重視している疾病や障害とその理由，生活上の目標を把握し，複数の慢性疾患や障害に対して必要なセルフケアを包括的に捉えることが必要になる。

また高齢者にはフレイル（虚弱）や，サルコペニアがみられることがあり，いずれも活動性の低下をきたし，QOLに影響を及ぼす。

②セルフケアの歴史がある

高齢者が疾病や障害をもつ場合は，老年期になってからその疾病や障害が発症した場合と，若い頃から発症し，老年期に至っている場合がある。疾病や障害が発症したときの患者自身や家族のライフステージや，そのときの社会や家庭での役割によって，疾病や障害やセルフケ

-------- **COLUMN** --------

フレイルとサルコペニア

フレイル（虚弱）：高齢期に生理的予備能が低下することでストレスに対する脆弱性が亢進した生活機能障害，要介護状態，死亡などの転帰に陥りやすい状態[4]。フレイルは，治療やケアにより回復する可逆的な状態である。

サルコペニア：サルコペニアは，ギリシア語で筋肉を表すsarx，喪失を表すpeniaの造語である。高齢期にみられる骨格筋量の減少と筋力もしくは身体機能（歩行速度など）の低下により定義される[5]。サルコペニアには加齢が要因となる一次性サルコペニアと，活動不足，疾患（重症臓器不全（心臓，肺，肝臓，腎臓，脳），炎症性疾患，悪性疾患や内分泌疾患など），栄養不良が要因となる二次性サルコペニア[6]がある。またサルコペニアがみられると，転倒，骨折，フレイルとなるリスクが高くなる[7]。

アに対する患者の受け止めが異なる。そのため，高齢者の生きてきた人生と高齢者が自分の疾病や障害をどのように受け止めて，セルフケアを行ってきたのかや，目標や大切にしてきたことが，高齢者の健康状態やQOLに影響する。

③セルフケアの目標がある

高齢者のセルフケアの目標では，「ぴんぴんコロリ」などの言葉に代表されるように，最期まで自立して元気に楽しく暮らしたいということがよく語られる。すなわち，高齢者は加齢による身体機能の低下や複数の疾病や障害があっても，周囲の人との関わりをもちながら，健康と自立した生活を願う存在である。加齢や疾病や障害による身体機能の低下や役割の喪失の影響で，高齢者が「思い描いていたような人生を生きていない」と感じている場合もある。

例えば，医療者が糖尿病や心不全をもつ高齢

者にもう少し疾病の検査データや症状がよくなるとよいと思い、「食事に気をつけて」と話したり、新しい治療薬を勧めても、「もう歳だからそんなことしなくてもよい」という言葉を高齢者から聞くことがある。このような高齢者の反応を目の当たりにすると、医療者は高齢者に対して、「自分の援助が受け入れられない」という思いや、「この高齢者はセルフケアに対する意欲がないのかもしれない」と考えることもある。しかし、高齢者の関心や目標が医療者とは異なる場合もあるため、看護職者は、高齢者が何を大切に生きているのか、セルフケアの目標をどのように考えているのかを理解し、高齢者の目標に沿う内容で疾病や障害のセルフケアを説明し、支援を行うことが必要である。

④セルフケアが生きがいにつながる

　老年期は仕事で忙しい成人期と異なり、セルフケアに多くの時間を費やすことができる。横山らは、糖尿病をもつ高齢者では、糖尿病の積極的なセルフケア行動とセルフエスティーム（Self Esteem：自尊感情）、主観的幸福感が高いことの間に明らかな関連がある[8]ことを報告している。横山らの報告[8]から、高齢者はセルフケアそのものが楽しみや生きがいになると考えられ、高齢者の努力を認め、励ます医療者の関わりが重要である。

⑤介護者にセルフケアの効果が委ねられる

　日常生活動作に介助が必要な高齢者は、介護者の考えやケアの仕方にセルフケアが委ねられ、その効果も影響される。

　例えば、糖尿病をもつ高齢者が調理を家族やヘルパーに任せている場合では、調理者が変わると、それまで基準値内に維持されていた血糖値が悪くなることもある。しかし、介護者にも事情があり、自分自身の生活を維持したい、自分自身の自己実現を果たしたいという希望や、長年に渡り築かれた高齢者と家族（介護者）の関係で、介護者がそれ以上のケアを高齢者に行うことは気持ち（感情）の上でできないと感じてい

るなど、介護者の身体的・精神的負担が大きい場合がある。また、高齢者自身も支援方法の変化によってデータや症状が悪化することに気づいていても、介護者にこれ以上の負担をかけられないという思いや、これ以上の要求をすることで介護者との人間関係が破綻することを懸念して、介護者から受けるセルフケアに甘んじる場合もある。

　看護職者は高齢者の身体的なデータの変化や家族に対するデリケートな気持ちをくみ取り、どのようにセルフケアを続けることが高齢者と家族にとってよいのか、両者の思いを知り、両者にとってよい方向となるように調整することが大切である。

⑥学習が可能である

　高齢者は、知能と記憶の低下があり、新しくセルフケアを学習することが難しいのではないかと考えるかもしれない。経験の豊かさや知識の豊富さ、正確さと結びついた結晶性知能は、60歳頃まで上昇を続け、その後、緩やかに低下する[9]。一方、新しい情報を捉えそれを操作することに関係する能力である流動性知能は、学習能力に関連し、30歳頃に最高に達し、その後60歳頃まで横ばいで、70歳以降に急激に低下する[9]。また、記憶には、感覚記憶、短期記憶、長期記憶があり、老年期はいずれの記憶も多少の低下は認めるが、それほど大きな低下ではない[9]。

　そのため、高齢者はこれまで行ってきたセルフケアの継続が可能であり、新しくセルフケアを学習することも可能である。ただし、新しくセルフケアを学習する内容が、慣れない知識や技術の場合には、習得までに時間を要したり、繰り返し学習することが必要となる。反対に、新しく学習する内容が、高齢者のこれまでの経験と共通性や類似性がある場合には、それほど難しくなく、セルフケアの学習が可能となる。

地域で生活する高齢者に対しては，次の7つの支援が基本となる。

生活を支えるための支援が基盤となる

地域で生活している高齢者の支援は，疾病の自己管理を支援する以前に，在宅での生活を支えるための支援が基盤となる。在宅で生活するためには，衣食住が整うことが必要である。衛生的で，適切な温度や湿度が保たれている居宅環境，洗濯がされ，清潔な着替えの準備，食材の買い出しや調理などの家事の担い手が必要となる。これらに困難がある高齢者の場合には，多職種と協働して生活を整える支援が必要となる。

特に，独居の高齢者や高齢者の2人暮らしの場合には，自立して衣食住を整えることが難しい場合もあり，退院支援室，ソーシャルワーカー，ケアマネジャーと相談し，サービスを利用した支援が必要となる。

急性増悪，急変を予防する

地域で生活する高齢者を支援のなかでも，急性増悪，急変を予防し，安全を保障することは大切な支援である。高齢者は，薬剤の効果や副作用が強く生じやすく，症状が不明瞭であるため，慢性疾患の増悪への気づきが遅れやすく，次の定期受診までに疾病が悪化している場合がある。疾病の悪化の早期発見は早期回復につながるので，在宅での生活を継続するためには，できるだけ症状悪化を早期発見し，適切に対処することが重要である。

家族と同居している高齢者の場合には，高齢者本人だけでなく，家族にも疾病の悪化の徴候と受診のタイミング，病院の連絡先などを伝える。独居，2人暮らしの高齢者の場合には，外来通院であれば次の受診までの期間について，

訪問看護を利用している場合には次の訪問日までの期間について，高齢者の変化を予測し，高齢者の安全を保障するケアが必要となる。セルフモニタリングが可能であれば，高齢者のもつ慢性疾患や障害の悪化徴候の発見を，高齢者，家族が行えるように指導することが有効である。例えば，糖尿病であれば血糖値の測定や低血糖症状と対応の説明，慢性心不全であれば体重測定，浮腫の確認方法，悪化症状などの説明を行う。

また，急性増悪，急変を予防するためには，高齢者が慢性疾患や障害の自己管理を継続することが重要である。高齢者は薬剤の効果や副作用が強く生じやすいため，医師の指示通りに薬剤の投与を行うことが特に大切である。

看護職者や介護者により，高齢者が薬剤の投与を忘れない方法や適切に投与できるさまざまな方法が工夫されている。例えば，薬剤の投与を忘れないようにカレンダーやノートに印をつける，飲み終わった空の薬袋や使い終わったインスリン注射の針等を残してもらい，訪問看護師やヘルパーが訪問時に数を数えるなど，がある。低血糖や意識障害をきたすような薬剤を使用している場合には，高齢者や家族に低血糖の予防と対処の指導を行うことや，多職種や地域住民と連携して高齢者の安否を確認する仕組みづくりが必要となる。

☑ 事例：Aさん

Aさんは独居の70歳代後半の男性で，糖尿病のため，朝と夕にインスリン注射をしていた。時々重症低血糖を起こし，救急搬送されることもあった。自分では家事をほんとど行わず，介護保険で訪問看護と訪問介護を週に1回利用し，健康管理（主にバイタルサインの測定と低血糖の確認）と家事の支援がされていた。Aさんが定期受診に来ない日があると，看護師は

Aさんが独居でインスリンを使用していることから，重症低血糖で倒れていてもわからないため，安否を心配した。しかし，介護保険の範囲で受けられるサービスには限界があるため，ケアマネジャーと訪問看護師が協力し，好意でAさん宅を訪問し，安否を確認していたが，毎日訪問することが難しかった。

そこで，訪問看護師の工夫により，Aさんが毎朝，自宅の玄関前にゴミを出すこととし，隣人に，毎朝，Aさん宅の玄関前に置かれたゴミを捨ててもらうように依頼をした。隣人には，Aさんの玄関前にゴミが置かれていなければ訪問看護ステーションに連絡をするように依頼をして，安否確認を継続した。

☑ 事例：B看護師長

B看護師長は，自分が管理している病棟に慢性心不全で再入院してくる高齢者が多いことに気づき，悪化徴候を早期発見することが大切だと考えた。しかし高齢者の退院後に，看護師が高齢者宅を毎日訪問することは難しい。そのため，病院内の医師，看護師，ソーシャルワーカーと相談し，特に独居高齢者に対して，地域住民の協力を得て，心不全予防のために定期的な高齢者宅の訪問をしてもらった。また，高齢者が訪問看護や訪問介護を利用している場合には，訪問看護師やヘルパーにも協力をしてもらった。B看護師長は看護師と慢性心不全の症状の「観察ノート」を作成し，高齢者に記載してもらった。その際に，医療用語をなるべく使わず，日常的に使う言葉を用いて観察内容を項目化し，すぐに受診が必要な状態を明示した。例えば，"浮腫"であれば"むくみ"と表現し，"3日前と比べて体重2kg以上の増加で受診"などと記載した。

この「観察ノート」の利用により，高齢者も地域住民も心不全の急性増悪を理解できるようになり，受診のタイミングを逃さくなり，入院に至る事例が減った。地域住民の高齢者宅への訪問は，高齢者にとって社会との交流の機会

となり，楽しみにもなった。また，B看護師長は，病院の外来で，医師，看護師とともに心不全教室を定期的に開催し，住民にも減塩や心不全の徴候などの心不全予防のための教育を行い，地域での心不全の予防や知識の普及に努めた。

加齢による身体機能低下や複数の疾病がよい状態になるように支援する

高齢者は，複数の慢性疾患や障害があり，そのなかでも重視している疾病や障害がある。看護職者は高齢者のこれまでの療養生活について聴き，高齢者への理解を深めることが必要である。高齢者は，住み慣れた家でできるだけ自立した生活を継続できることを望んでいる。このことを踏まえ，高齢者のセルフケアの目標や価値観に沿って，どのようにセルフケアをすると加齢による身体機能低下や複数の疾病の状態のバランスがとれたよい状態となるのかを，高齢者と一緒に考えて支援することが大切である。

また，高齢者によっては，セルフケアをしていることを医療者から認められることで自己効力感が高まり，セルフケアそのものが生きがいにつながる場合もある。そのため，高齢者のセルフケアの意図や元々の生活習慣で健康増進や疾病に効果的な行動を見出し，伝えることも重要な支援となる。

できるセルフケア，支援が必要なセルフケアを丁寧にアセスメントし，高齢者の主体性を尊重してセルフケアを補完する

高齢者は，これまで行ってきたセルフケアについては，身体機能や認知機能が低下しても自分でできることが多い。しかし，特に手指の巧緻性の低下や上肢の関節拘縮により作業機能が十分に発現できなくなると，セルフケアをこれまで通りに行うことが難しくなる。このような

場合でも，看護職者が自分の手を高齢者の手に添えて，震えを抑えるなどの支援により，スムーズにセルフケアができることも多い。

また認知機能が低下しても，高齢者は若い頃から行っていたセルフケアであれば，手技を覚えていて，声かけや目印により自分で継続できる部分も多い。

看護職者は高齢者に必要なセルフケアのなかで，高齢者が自分でできること，支援が必要なことを丁寧にアセスメントし，支援が必要な部分のみを補完し，高齢者自身ができていることを継続できるように支援する。

また，高齢者はセルフケアを行うのに時間を要することもある。例えば，糖尿病でインスリン自己注射をする高齢者は，自分で注射を打つことはできるが，5分以上かかる場合などがある。このような場合には，看護職者が高齢者の代わりに注射を打つほうが短時間で済む。しかし，高齢者にとってセルフケアを継続することは，高齢者の主体性を発揮する機会にもなるので，簡単にすべてを看護職者や介護者が代行することがよいことではない。セルフケアに支援が必要な場合には，高齢者が自分でできることを取り上げず，介助者主体のセルフケアを高齢者に押しつけずに，高齢者の主体性の発現を継続できるような関わりが大切である。

☑ 事例：Cさん

軽度認知症がある独居の80歳代の男性Cさんは，糖尿病があり1日2回のインスリン自己注射をしていた。Cさんは，訪問看護を週に1回と訪問介護を週に3回，利用していた。Cさんの認知症が進行し，血糖値が高くなってきた時期に，訪問看護師はインスリン自己注射の打ち忘れを疑った。一方で，訪問看護師はCさんの様子から，認知機能の低下があっても，インスリン注射の実施が可能と判断し，訪問看護ステーションと併設する病院の医師と調整した。医師は血糖値の目標を緩め，Cさんのインスリンの種類を，1日1回注射すればよい持効型イ

ンスリンに変更した。訪問看護師は，介護支援専門員（ケアマネジャー）を通して，ヘルパーと訪問時間を調整し，Cさんの持効型インスリンの注射時間を決め，注射時間にあわせて訪問看護や訪問介護による訪問をした。

また，介護保険の範囲内で，訪問介護の回数を1回追加できたので，週に4回の訪問介護とした。訪問看護師は，Cさんは声かけをすると自分でインスリン注射をすることができるので，訪問看護師やヘルパーの訪問時に，インスリン注射をするようにCさんに声をかけ，目の前で注射をしてもらうことを提案した。当初ヘルパーはこの支援に抵抗を示した。そのため，訪問看護師がヘルパーと時間をあわせて一度訪問し，ヘルパーに声かけと見守りだけでよいことを説明し，その日の訪問看護師の関わりを見せた。そうしたことでヘルパーにも支援方法が伝わり，声かけと見守りを引き受けてくれた。週末は，訪問看護師とケアマネジャーが好意でCさん宅に行き，声かけをして，Cさんはインスリン注射を継続でき，血糖値も安定した。

高齢者への学習の支援の工夫

高齢者は，人生経験が長く，尊厳をもつ存在である。そのため，自分より若い医療者に失敗や間違えを指摘されるとプライドが傷つくことや，医療者から評価されていると感じて緊張が強くなることがある。

看護職者は，高齢者にセルフケアに必要な教科書的なことを教えるのではなく，高齢者の現在の生活に必要な実践的な知識を選別し，1人でできること，他者の手助けがあれば可能なことを丁寧にアセスメントし，繰り返し関わることが必要である。

高齢者の学習の特徴として，高齢者の職業，家庭，趣味などの経験を聞き，それらを学習に活用するとスムーズに習得できることが多い。また，手指の巧緻性の低下や関節の変形や痛み等がある高齢者には難しい手技もある。一度覚えた手技でも，うまくできるときとできない

ときがあり，少しずつ学習が進むことを理解し，看護職者が温かい態度で，高齢者の学習を支援することが必要である。

☑ 事例：Dさん

　Dさんは80歳代の男性で，妻と2人暮らしであった。糖尿病で血糖値が悪くなったため，病院に入院し，インスリン注射が開始されたが，退院までに自己注射を覚えることができなかった。そこで，病院の医師が退院支援室に調整を依頼し，糖尿病に特化したケアをしている訪問看護ステーションを見つけてもらった。医師はこの訪問看護ステーションに依頼し，「特別訪問看護指示書」により，退院後11日間，毎日，訪問看護師がDさん宅を訪問し，インスリン自己注射と血糖自己測定の練習をし，Dさんはインスリン自己注射も血糖自己測定もできるようになった。

家族と関わり，家族の生活や健康にも配慮する

　地域で暮らす高齢者に関わる場合には，家族への関わりを行うことも必要である。

　特に訪問看護では，家族に直接関わることも多く，家族の身体，心理面を把握しながら，高齢者を支援する。時には，高齢者と家族の人間関係の調整をすることもある。

　家族には家族自身の生活があり，自己実現したいこともある。また，高齢者と家族には暮らしの歴史があり，現在の両者の関係に至っていることを踏まえなくてはならない。それぞれの家族員は高齢者に対する思いがあり，その思いは決して同じではない。そこで，高齢者の介護に関する意思決定や，主に介護を行うキーパーソンを把握することが大事になる。

　地域で暮らす高齢者の健康レベルは多様であるが，訪問看護や訪問介護を受けている高齢者は脆弱性が高い傾向にある。そのため，日常生活やセルフケアの継続に家族の支援や社会資源を必要とすることも多い。介護保険を使って社会資源の利用をする際には，ケアマネジャーが高齢者に必要なケアプランを立案するが，本人や家族の承諾がなければ社会資源の利用は難しい。

　本人と家族には，意思決定のパターンがあり，本人が家族の意思決定に従って暮らしてきた場合には，家族の意向が優先されることがある。例えば1人で入浴が難しい高齢者の場合，ケアマネジャーや訪問看護師が入浴サービスが必要だと思っても，家族が「入浴サービスはいらない」と言えば，入浴サービスの利用は難しい。高齢者への入浴サービスの利用を認めてもらえるような家族への介入が必要となるが，長年の家族関係があり，どこまで踏み込むか悩むケアマネジャーや看護職者も多い。このような場合には，看護職者は家族と信頼関係を築き，高齢者と家族の歴史を教えてもらいながら，家族の感情に理解を示し，介護を労い，高齢者の疾病やサービスの必要性等を説明し，時間をかけて高齢者に必要なサービスを理解してもらえるように家族に働きかけていく。

　また，家族が高齢者への介護による身体的・精神的負担が大きくなり，家族の健康が損なわれることもあり，そのようなときには看護職者は受診や休養のための支援を行う。看護職者は高齢者の状況とともに家族の状況を把握し，家族の健康や自己実現にも配慮して支援することが必要となる。

☑ 事例：Eさん

　糖尿病をもつEさんは，筆者が糖尿病外来で関わり始めた当初は70歳代後半であった。杖をつき独歩で外来を受診し，筆者に家族のことや生活の様子を教えてくれた。グリコヘモグロビン（HbA1c）はほぼ目標値となっており，「食事に気をつけ，医師に言われた通りにインスリン注射を1日3回きちんとしている」と話していた。

　Eさんは，年々，歩行が不安定になり，家族

と受診をし，診察室にも家族が同伴するようになった。Eさんは，「子どもはよく家に来てくれるが，1人暮らしなので，日中は話し相手がいない。子どもたちに迷惑をかけたくない」と話していた。また，「血糖値が70mg/dLとなることもあり，1人暮らしなので，低血糖で倒れないかと心配だ」と話したため，血糖値もよくなっていることから医師と調整し，インスリンの注射量を減量して，しばらくの期間が経過した。

筆者と関わり始めた8年後頃から，Eさんが受診する頻度が減り，家族だけが薬を取りに病院に来るようになった。家族にEさんの近況を尋ねると，「身体が弱り，外来に来ることが難しいので，自分が出勤前と仕事帰りに，母（Eさん）の家に寄り，食事の世話をして，母を寝かせてから家に戻る」と教えてくれた。家族の情報では，Eさんは血糖値を時々測定しており，少し高いようだが，低血糖ではないということだった。筆者は会社勤めをしながらEさんの介護をすることが家族の負担になっていないか気になり，訪問看護の活用について情報提供をしたが，家族は「もう少し自分が看たい。週末は他の家族が手伝ってくれるので，まだ大きな負担ではない」と話した。筆者は介護のことはいつでも相談できることを伝え，そのまま様子をみることとした。

Eさんの経過から，高齢者が1人で外来に通院しているのは元気な証拠であり，身体機能の低下や，転倒などのわずかなきっかけで自立した生活が難しくなることを実感した。

高齢者は一般的には予備力が少ないため，わずかなきっかけで生活が一変する。そのため，外来通院をしている高齢者であっても，機会をみて家族と連絡をとり，いざというときに家族が高齢者のセルフケアの代行や緊急時の対応ができるように話し合っておくことも重要である。

多職種の専門性を知り，各専門職が専門性を発揮して高齢者を支援する

地域では，自立した生活を送り，健康増進や自分の抱える疾病や障害のセルフケアをしている高齢者もいる。また，いったん健康状態が悪化すると，急性期病棟に入院し，病状が安定すると介護療養型医療施設に移り，さらにその後，介護老人保健施設などに移るというような経過をたどる人もいる。ある程度健康状態が回復すると，自宅に戻ることも可能であるが，健康状態の回復が悪く日常生活動作に多大な介護が必要となる場合で，家族による介護が難しい場合には，長期に入居できる特別養護老人ホームなどの介護老人福祉施設に転居となることもある。

健康状態が悪化して高齢者が入院した際には，元々の高齢者の家での生活を知り，できるだけ元の健康状態までに回復するよう支援するが，入退院を繰り返すたびに，日常生活動作が低下し，以前のように自宅で生活することが難しくなることもある。

各自治体の実情に応じて，保健・医療・福祉の分野の多職種連携による地域包括ケアシステムがつくられ，高齢者が可能な限り，住み慣れた地域でその有する能力に応じ自立した日常生活を営むことができるように支援が整備されている。在宅系介護サービスには，訪問介護，訪問看護，通所介護（デイサービス），小規模多機能型居宅介護，短期入所生活介護等があり，施設・居宅性介護サービスには，介護老人福祉施設（例：特別養護老人ホームなど），介護老人保健施設，認知症共同生活介護などがあり，訪問介護を除くサービスに看護職者も関わる。

医療施設内でも，地域で生活する場合でも，看護職者だけで高齢者を支援することには限界があり，多職種と連携・協働することで，高齢者に必要なケアを充足することができる。

多職種と連携・協働する際には，各職種の専門性を知り，各自が自分の専門職の役割を発揮

して，チームで高齢者を支援することが重要であり，他の職種に任せてよいということではない。

看護職者が地域で生活する高齢者を支援するために，頻繁に連携・協働する職種について，以下に簡単に紹介する。

①看護職同士の連携

看護職同士の連携は，医療施設内および医療施設と地域の保健・医療・福祉施設にいる看護職者による連携がある。

・医療施設内連携

医療施設内には，外来看護師，病棟看護師，退院調整看護師がおり，高齢者の入院時から退院を見据えて，回復の程度や退院後必要な支援について看護職間で情報共有し，高齢者の療養に適切な退院先を調整する。

・医療施設と地域の保健・医療・福祉施設にいる看護職者による連携

外来看護師，病棟看護師，退院調整看護師と，保健師，訪問看護師，介護老人保険施設にいる看護職者間で，高齢者や家族について情報や看護目標を共有し，支援体制を検討する。

・地域の保健・医療・福祉施設にいる看護職者による連携

高齢者が介護保険によるサービスなどを使用して地域で生活している場合には，転院先の看護師，訪問看護師と，通所介護（デイサービス）にいる看護職者や介護老人保健施設や介護老人福祉施設にいる看護職者と情報や目標を共有し支援をする。特に最近では，在院日数の短縮化により，医療依存度が高い高齢者やセルフケアの習得が不十分なまま退院する高齢者も多く，地域の保健・医療・福祉施設にいる看護職者による連携の強化が必要である。

②看護職者と多職種との連携

看護職者と連携する多職種には，医師，理学療法士，作業療法士，言語聴覚士，義肢装具士，薬剤師，管理栄養士，歯科医師，歯科衛生士，ソーシャルワーカー，介護支援専門員（ケアマ

ネジャー），介護職等がある。また，専門職ではないが，事務職や医療機器メーカーと連携することもある。

・医師

医師の役割は適切な診断と治療にある。看護職者は，治療を続ける高齢者の生活を聞き取り，高齢者と家族で療養が継続できるか，治療を優先するあまりQOLを極端に損ねていないかという視点から，医師と治療内容について相談・調整をする。

また，訪問看護制度では，主治医からの訪問看護指示書が必須であり，訪問看護師は医師の指示のもとで訪問看護計画を作成し，毎月，利用者の状態を訪問看護報告書で報告している[10]。

訪問看護の場合では，利用者の急変時や身体状況が悪化した際には，医師に連絡をし，指示を受ける。また，医師の指示した治療により利用者と家族の生活やQOLが著しく損なわれている場合や，利用者の症状や検査データから薬物の調整が必要と思われるときには，医師に状況を報告し，治療の調整が可能であるかについて相談する。

・理学療法士，作業療法士，言語聴覚士，義肢装具士

理学療法士，作業療法士は，疾病や障害による身体機能の回復を目指し，医師の指示に基づき，機能訓練計画を立案し，高齢者に機能訓練を行う。理学療法士は主に運動機能を，作業療法士は主に上肢の機能（作業機能）を中心に機能訓練を行う。また，入院中の生活や自宅退院に向けて，家屋の改造，日常生活動作が行いやすように個々の高齢者に適した道具の改造や作成を行う。在宅においても，訪問リハビリテーションを行う。言語聴覚士は，言語訓練，嚥下訓練などを行う。

義肢装具士は，義肢，装具の装着部位の採型，作成，身体への適合の調整をする。事故や疾病の悪化により，新しく装具を作成する場合や，義足や義手を装着している高齢者の装具に不具合があった際には調整が必要となる。

看護職者は，高齢者の機能訓練のメニューや

回復の状況を把握し，病棟や在宅において，日常生活のなかで機能回復が促進されるように日常生活のなかでリハビリテーションを行う。看護職者は，病棟や在宅での高齢者の日常生活の様子を理学療法士，作業療法士，言語聴覚士に伝え，互いに情報を共有することで高齢者の機能回復が促進され，より個別性の高い日常生活動作の工夫を提供できる。

・薬剤師

薬剤師は，医師の処方箋に基づき，高齢者への薬剤の調合や，薬剤の服用方法を説明する。高齢者が薬剤を服用しにくい場合には，カプセルの使用や形体の変形により内服継続の支援を行う。看護職者は薬剤に関する情報提供を受けたり，高齢者が医師の指示通りに薬物療法を行えるよう服薬方法や服薬管理に関する相談をする。

薬局の薬剤師は，高齢者の自宅や入居施設において訪問薬剤指導を行い，服薬方法や薬の管理に関する相談などを行っている。

・管理栄養士

管理栄養士は，医師の指示に基づき，高齢者に疾病や栄養状態に適した食事内容の指導，嚥下状態にあわせた摂取方法の指導や支援，治療食の調理が難しい場合に宅配食やレトルト食を紹介し，高齢者が望ましい栄養摂取ができるように支援する。在宅で生活する高齢者は慢性疾患を抱えていたり，低栄養の場合があり，疾病や栄養状態の改善のために，看護職者は管理栄養士に相談をする。管理栄養士は，在宅においても訪問栄養指導を行い，療養に必要な栄養指導をしている。

・歯科医師，歯科衛生士

う歯や口腔疾患の治療，義歯の調整をする。在宅においても，訪問歯科診療を行う。

う歯や義歯の不具合や嚥下機能低下により高齢者の栄養状態が悪化している場合もある。看護職者は高齢者の口腔内の観察を行い，必要があれば訪問歯科診療の利用について，訪問看護の主治医やケアマネジャーと調整する。

COLUMN

地域包括ケアシステム

地域包括ケアシステムとは，地域の実情に応じて，高齢者が可能な限り，住み慣れた地域でその有する能力に応じ自立した日常生活を営むことができるよう，医療，介護，介護予防，住まいおよび自立した日常生活の支援が包括的に確保される体制である。これは，「地域おける医療および介護の総合的な確保の促進に関する法律（医療介護総合確保促進法）」第2条において規定されている[11]。

地域包括ケアシステムでは，医療，介護，介護予防，住まい，生活支援は，30分程度でサービスが届けられる日常生活圏域に存在し，保健・医療・福祉の分野の多職種連携によるネットワークで提供されることを想定している。団塊の世代が75歳以上になり後期高齢者人口が増加する2025年までに，各市町村は地域の特性にあわせて，地域包括ケアシステムを構築することが求められている[12]。

COLUMN

「できるADL」と「しているADL」

高齢者は機能訓練室では機能訓練によっていろいろな日常生活動作（ADL）ができるが，病棟や自宅では行っていない（していない）ことがある。これを「できるADL」と「しているADL」と呼んでいる[13]。機能訓練室でできている動作を日常生活に活かせることが重要である。高齢者にもそのことを理解してもらいながら回復を促進し，回復した機能を維持できるように支援する。

・医療ソーシャルワーカー

医療ソーシャルワーカー（Medical Social Worker：MSW）は福祉職で，医療施設，福祉施

設におり，高齢者のさまざまな福祉に関する手続きや，経済的な支援について相談に応じる。また，高齢者が医療施設から介護福祉施設に移動する場合の，施設間の調整等を行う。

・介護支援専門員（ケアマネジャー）

介護支援専門員（ケアマネジャー）は在宅療養における要となる職種で，要介護（要支援）者からの相談に応じ，心身の状況に応じて適切なサービスを受けられるようにケアプランを作成し，市町村・サービス事業者・施設などとの連絡調整を行い，要介護（要支援）者が自立した日常生活を営むのに必要な援助が提供されるよう居宅介護支援（ケアマネジメント）を行う[10]。利用者の生活を見聞きし，介護保険でカバーされるサービスの紹介と調整を行う。ケアマネジャーは，居宅介護支援事業所，介護予防支援事業所（地域包括ケアセンター）に配置されている。介護保険の利用者は，ケアマネジャーが作成したケアプランに基づき，1～3割の自己負担を支払うことで居宅サービスを受けられる[10]。

・介護職

介護職とは，介護職員初任者研修の受講修了者（旧ホームヘルパー2級），介護福祉士実務経験者研修（旧介護職員基礎研修）の受講修了者，介護福祉士のことである。

介護職は福祉職で，医療施設，福祉施設に所属する。介護職は，高齢者や障害者の日常生活の自立を支援し，その内容には，生活援助，身体介護，通院介助がある。医療施設や介護保険施設では，日常生活支援を看護職者と協働して支援を行う。また在宅では，単独で高齢者宅を訪問し，主に家事を中心とした生活援助を行う。

介護職者は高齢者の日常生活の様子を把握しており，看護職者は介護者から提供された情報により，高齢者の身体状況や心理・社会状況をより深く的確にアセスメントし，援助につなげることができる。

在宅の場合には，訪問時間を一緒にして高齢者へのケア方法の確認や，高齢者宅に連絡ノートを置き，互いの訪問時の高齢者の情報や依頼事項を共有していることもある。

・事務職員

院内の受付等の事務職員は医療職や福祉職ではないが，普段の高齢者の様子を把握していることも多く，高齢者の変化にいち早く気づく場合もある。例えば，高齢者の様子から，軽度の認知機能の低下を発見することや，看護職者や他の医療職や福祉職と協働して認知機能の低下した高齢者の安全確保や見守りなどに協力をすることもある。

・医療機器メーカー・医薬品メーカー

在宅酸素，腹膜透析，植え込み式ペースメーカーやICD（植め込み型除細動器）を使用している患者の支援では，医療機器メーカーとの調整が必要になる。医療機器メーカーは，酸素や透析液などを自宅や旅行先に届けたり，酸素濃縮器やペースメーカーなどの機器の定期点検を行う。退院時にも病院に来て，患者や家族に使用方法の説明を行う。災害時には自社他社のネットワークを駆使し，患者が滞りなく治療を続けられるように，薬剤や医療器材の調達やその相談にのってくれる。2011年に発生した東日本大震災の際にも，在宅酸素，透析液，インスリン製剤，抗がん剤といったさまざまな薬剤や治療に必要な物質が不足したが，医療機器メーカーや医薬品メーカーがそれらを医療施設や患者宅に届け，治療を継続することができた。

③看護職者と多職種との連携の場の例

・退院調整会議

高齢者が入院したときから，退院を見据えて退院調整看護師が中心となり，退院先や退院にあたり整備することを調整する。最近では，訪問看護師の退院前訪問も保険点数化されたため，訪問看護師による退院前訪問や退院調整会議への出席も増えている。また，専門職者だけでなく，家族や本人を交えて調整会議を行う場合もある。

看護職者は本人と家族の退院先の希望や意思を確認し，希望に沿うように退院先を調整する。また，本人と家族の退院先の希望が異なる

場合もあり，看護職者が両者の橋渡しをして合意形成のための支援が必要となる場合もある。その際にどちらか片方の意見のみが尊重されたり，医療者の意見が尊重されると倫理的な問題が生じるので，留意が必要である。

・**サービス担当者会議**

介護認定を受け，介護保険でサービスを利用している高齢者に対して，ケアマネジャーが中心となり，地域の介護保険サービス関係者が一堂に会し，高齢者と家族の状況について情報交換をし，必要なサービスについて検討する会議である。

直接対面で専門職種同士が対話できるため，情報交換が行いやすく，"顔の見える関係"となり，ネットワークも活発になる利点がある。しかし，小規模施設の専門職では，管理者以外のケア当事者の参加が難しい場合もある。

・**高齢者の住まいでの連携**

訪問看護や訪問介護を利用している高齢者の場合では，訪問看護師がケアマネジャーや介護職と訪問時間をあわせて高齢者宅を訪問することで，高齢者や家族の状況を一緒に確認でき，調整を行うことが容易となる。また「連絡ノート」の使用はよく行われている方法である。

高齢者の支援についてどのように多職種と協働するとよいか，使えるサービスにはどのようなものがあるかがわからない場合には，自施設のソーシャルワーカーに相談する，居宅介護支援事業所や地域包括支援センターに相談をするという方法もある。

☑ 事例：病院事務職員との連携で認知症の診断につながったFさん

G看護師は，普段は穏やかなFさんが「鍵がない」と外来の待合室でバッグをひっくり返して鍵を探している場面に遭遇した。G看護師は「何かおかしい」と感じ，会計の事務職員にFさんが病院を出るまで何気なく様子を見てもらうように依頼した。

Fさんが長年通っている病院であったが，医師の診察後に，病院内の廊下をウロウロしているFさんを事務職員が発見した。事務職員が声をかけると，「次の行き先がわからない」と話し，明らかにいつもと様子が違うと思い，G看護師に連絡をした。G看護師が医師と調整し，もう一度，医師がFさんを診察することとなった。医師は1回目の診察では気づかなかったが，2回目の診察でFさんの認知機能が低下していることに気づき，G看護師を通して家族に連絡をとり，Fさんは物忘れ外来を受診し，軽度の認知症と診断され，認知症の治療薬を処方された。

················· **COLUMN** ·················

訪問看護を受けるには

利用者の保険により，介護保険または医療保険制度が利用できる。訪問看護は自宅訪問だけでなく，利用者の入院中から病院や介護保険施設を訪問し，退院調整やケアが可能である。訪問看護を受けるためには，かかりつけ医の「訪問看護指示書」が必要である。

「訪問看護指示書」の交付を受けた訪問看護ステーションの訪問看護師は，退院当日から利用者宅を訪問し，支援を開始することもある。1回の訪問看護は30分〜1時間30分程度で，週に3回が原則であるが，厚生労働大臣が定める疾病等，特別訪問看護指示期間，特別管理加算の対象者は，週に4日以上，かつ1日3回まで訪問看護を利用できる。利用者の介護認定の程度により，週に1回の訪問看護と訪問介護を組み合わせるような利用の仕方もあり，ケアマネジャーがケアプランを作成する。「特別訪問看護指示書」の交付があると，退院直後から2週間，毎日でも訪問看護が利用できる。精神科訪問看護では，退院後3か月以内は，週5日訪問看護を利用できる[14]。

地域で生活する高齢者をアセスメントする際には，高齢者の生活を総合的に把握し，アセスメントして支援につなげる。その際には，高齢者の疾病だけではなく，高齢者の心理・社会面やセルフケア，家族の身体・心理・社会的状況，高齢者の住んでいる地域で利用できる社会資源，多職種を把握し，高齢者の楽しみやQOLを大切にして支援を行う。

アセスメントの視点は**表1**の通りである。

表1 地域で生活する高齢者のセルフケア支援のためのアセスメントのポイント

対象	大項目	小項目
高齢者	からだ	年齢，疾病・障害の種類，程度，症状，検査データ，栄養状態，日常生活動作の自主度，身体各機能（呼吸機能，循環機能，消化・吸収機能，栄養代謝機能，内部環境調節機能，身体防御機能，運動機能，脳・神経機能，感覚機能）
	こころ	認知機能，過去の人生の受け止め，現在の生活に対する受け止め，将来の見通し，現在の関心事，不安や心配，出生地，生育地，生活史，ライフステージにおける発達課題，健康や疾病・障害に対する受け止め
	かかわり	家族との関係，地域の人や友人との交流，コミュニケーション能力
	暮らし	同居家族の有無，主介護者，子ども，きょうだいの住まい，住居の構造，居室の構造，トイレ・浴室の状態 最寄りの買い物場所（食料品，日用品），移動手段 日課，日中の過ごし方，生活習慣 収入・生計
	生きがい	趣味，楽しみ，仕事の有無と役割，家庭や地域のなかでの役割，QOL，自己実現の度合い
	セルフケア	セルフケアへの意欲・動機，セルフケアを行うために必要な知識，自己管理プロセスの習得状況，セルフケア能力（知識獲得力，ストレス対処力，サポート活用力，身体自己認知力，自己管理の原動力，応用・調整力，モニタリング力，病気とともに自分らしく生きる力），各々の疾病や障害に必要とされるセルフケア，実施しているセルフケアの内容と意図，各々の疾病や障害に必要とされるセルフケアの関連性，セルフケアの実施者，セルフケアの負担感
家族	からだ	年齢，疾病・障害の種類，程度，症状，検査データ，栄養状態，日常生活動作の自主度
	こころ	認知機能，過去の人生の受け止め，現在の生活に対する受け止めや満足度，将来の見通し，不安や心配，出生地，生育地，生活史，ライフステージにおける発達課題，健康や疾病・障害に対する受け止め，高齢者の介護に対する思い
	生きがい	趣味，楽しみ，仕事の有無と役割，家庭や地域のなかでの役割，QOL，自己実現の度合い
地域	社会資源	介護申請の有無，介護認定度，地域で利用できる社会資源，利用している社会資源
	多職種	地域にいる多職種の種類，所属施設，連絡先

（正木治恵，真田弘美編：老年看護学概論 「老いを生きる」を支えることとは，第3版，pp.27-117，南江堂，2020.を参考に作成）

引用文献

1）正木治恵，真田弘美編：老年看護学概論 「老いを生きる」を支えることとは，第3版，pp.66-67，南江堂，2020.
2）田中千賀子，加藤隆一：NEW薬理学，pp.607-608，南江堂，2005.
3）前掲1），pp.26-28.
4）小川純人：高齢者糖尿病におけるサルコペニアとフレイル，Diabtes Frontier，26（5），pp.565-568,2015.
5）サルコペニア診療ガイドライン作成委員会編：サルコペニア診療ガイドライン　2017年版，p.2，ライフサイエンス社，2018.
6）前掲5），pp.14-15.
7）前掲5），p.17.
8）横山美樹，野口美和子，正木治恵：セルフケア行動とQuality of Lifeとの関連性からみた老年糖尿病患者の看護目標，日本看護科学学会誌，12（1），pp.23-32，1992.
9）舟島なをみ，望月美智代：看護のための人間発達学，第5版，pp.259-260，医学書院，2020.
10）石垣和子，上野まり：在宅看護論　自分らしい生活の継続をめざして，第2版，p.88，南江堂，2020.
11）宮﨑徳子監：地域包括ケアシステムのすすめ　これからの保健・医療・福祉，p.9，ミネルヴァ書房，2016.
12）厚生労働省：地域包括ケアシステム

https://www.mhlw.go.jp/stf/seisakunitsuite/bunya/hukushi_kaigo/kaigo_koureisha/chiiki-houkatsu/
13）奥宮暁子，金城利雄，石川ふみよ編：ナーシンググラフィカ成人看護学⑤　リハビリテーション看護，第3版，p.24，メディカ出版，2017.
14）公益財団法人　在宅医療助成　勇美記念財団，在宅医療と訪問看護のあり方検討委員会：在宅医療をはじめる方へ-訪問看護活用ガイド，改訂版，pp.16-18，2016.
15）鳥羽研二：高齢者の生活機能の総合的評価，pp.3-5，新興医学出版社，2010.

··········　**COLUMN**　··········

高齢者総合的機能評価

　高齢者の生活を総合的に把握する指標に，高齢者総合的機能評価（Comprehensive Geriatric Assesment：CGA）がある。CGAは，高齢者が複数の慢性疾患をもち，疾病によりの影響によりQOLが損なわれることが多く，QOLの低下がさらに症状の改善を阻害したり，新たな疾病や障害を生じさせる特徴があるため，全体像を把握し，疾病の治療，QOLの維持・悪化予防を目的に作成された。

　CGAでは，全体像の把握のために，①日常生活動作（ADL），②手段的ADL，③認知機能，④ムード，⑤コミュニケーション，⑥社会的環境（家庭環境，介護者，支援体制など）を把握し，アセスメントし，疾病とQOLの向上に向けて介入を検討する[15]。

01 遠隔モニタリングとは

　昨今，遠隔医療が急速に広まっており，わが国でも医師不足，あるいは医療従事者の負担軽減を図るため，国をあげてICT（Information and Communication Technology：情報通信技術）の利活用が進められ，オンライン診療や遠隔モニタリングが行われている。

　以前は離島やへき地の医療体制の補完とした遠隔診療のイメージが強かったが，昨今になり診療報酬体系も整備され，さらに新型コロナウイルス感染症拡大に対応するための医療体制としての活用もあり，これらの医療体制が身近なものになったのではないだろうか。

　2021年現在，遠隔モニタリングに関連し診療報酬として認められているのは，心臓ペースメーカー使用中の患者，および，在宅酸素療法，在宅持続陽圧呼吸療法中の患者に対し，情報通信機能を備えた機器を用いて患者情報の遠隔モニタリングを行い，その上で療養上必要な指導，管理を行った場合となっている（表1，図1）。

　診療報酬として認められているもの以外で　も，血糖値や血圧，体重，食事や運動などの情報をモニタリングできるシステムや，海外では在宅における認知症や転倒リスクの高い患者をモニタリングすることができるものなど広がりをみせている。対象となる疾患によっても活用方法や目的，指標は異なり，さらに患者によっても使用方法はさまざまである。

　遠隔モニタリングによる臨床効果としては，救急受診や入院リスクを低減させる，あるいはQOLが改善されるなどの有益性が示され，エビデンスが集積されつつある。

　ここで用いる遠隔モニタリングは，情報通信機能を備えた機器を用いて患者情報をモニタリングすることとし，診療報酬として創設されたものに限らず，また患者・家族に対し提供される支援については，オンラインによる対応に限らず，電話やメール，あるいは通常の来院時の支援などさまざまな場面で展開されるものを含め紹介する。

02 モニタリング指標

　モニタリング指標は医学的観点からいえば，病状をアセスメントするためのよりどころの1つであるが，見方を変えれば，セルフケア状況の手がかりや支援につながる情報を得ることもできる。

　通常の外来診察時であれば，血圧，酸素飽和度，血液検査データ，体調など来院時点の状況把握と，前回の診察以降の変化などについて患　者から聞き取ることはできても，把握できる内容には限界がある。例えば，月に一回程度の定期受診の場合，1か月間のデータと症状などの補足情報を見比べて評価するためには，ある程度の時間もマンパワーも必要であり，通常の外来業務のなかでそれらの環境を整えることは難しい。それに比べ，遠隔モニタリングはいつでも閲覧することができることから，時間をかけ

表1 診療報酬における遠隔診療（情報通信機器を用いた診療）への対応

診療形態		診療報酬での対応
医師対医師 （D to D）	情報通信機器を用いて画像等の送受信を行い特定領域の専門的な知識をもっている医師と連携して診療を行うもの	［遠隔画像診断］ ・画像を他医療機関の専門的な知識をもっている医師に送信し，その読影・診断結果を受信した場合 ［遠隔病理診断］ ・術中迅速病理検査において，標本画像等を他医療機関の専門的な知識をもっている医師に送信し，診断結果を受信した場合（その後，顕微鏡による観察を行う） ・（新）生検検体等については，連携先の病理医が標本画像の観察のみによって病理診断を行った場合も病理診断料等を算定可能
医師対患者 （D to P）	情報通信機器を用いた診察 医師が情報通信機器を用いて患者と離れた場所から診療を行うもの	［オンライン診療］ ・（新）オンライン診療料 ・（新）オンライン医学管理料 ・（新）オンライン在宅管理料・精神科オンライン在宅管理料 　対面診療の原則の上で，有効性や安全性等への配慮を含む一定の要件を満たすことを前提に，情報通信機器を用いた診察や，外来・在宅での医学管理を行った場合 ※電話等による再診 （新）患者等から電話等によって治療上の意見を求められて指示をした場合に算定が可能であるとの取扱いがより明確になるよう要件の見直し （定期的な医学管理を前提とした遠隔での診察は，オンライン診療料に整理）
	情報通信機器を用いた遠隔モニタリング 情報通信機能を備えた機器を用いて患者情報の遠隔モニタリングを行うもの	［遠隔モニタリング］ ・心臓ペースメーカー指導管理料（遠隔モニタリング加算） 　体内植込式心臓ペースメーカー等を使用している患者に対して，医師が遠隔モニタリングを用いて療養上必要な指導を行った場合 ・（新）在宅患者酸素療法指導料（遠隔モニタリング加算） ・（新）在宅患者持続陽圧呼吸療法（遠隔モニタリング加算） 　在宅酸素療法，在宅CPAP療法を行っている患者に対して，情報通信機器を備えた機器を活用したモニタリングを行い，療養上必要な指導管理を行った場合

（厚生労働省資料（https://www.mhlw.go.jp/file/06-Seisakujouhou-12400000-Hokenkyoku/0000197981.pdf）より）

て評価できたり，多職種でデータ共有しながら検討することもできる。また，来院予定前に患者と連絡をとる手段が確保されているようなケースでは，予定来院を待たずに必要な情報を得ることも可能であり，よりタイムリーな支援につなぐことができる可能性がある。

臨床現場では患者の病状に関連したモニタリング指標を参考にアセスメントし，看護を展開する際には，数値的なデータだけでなく，症状との関連をみたり，さらにそこからアセスメントを深めて，患者自身で行われる測定や記録を含むセルフケア行動そのものに目を向けることで，患者の意識やセルフケア能力をうかがい知ることもできる。

ここでは，臨床現場における身近な指標について，遠隔モニタリングを利活用することでどのようなアセスメントができるかについて紹介する。

図1 在宅持続陽圧呼吸療法の遠隔モニタリングイメージ

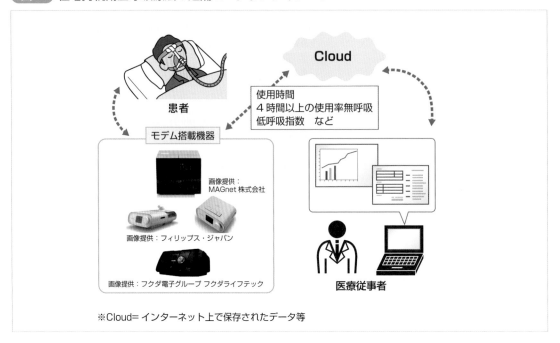

Cloud

患者

使用時間
4時間以上の使用率無呼吸
低呼吸指数　など

モデム搭載機器

画像提供：
MAGnet株式会社

画像提供：フィリップス・ジャパン

画像提供：フクダ電子グループ フクダライフテック

医療従事者

※Cloud＝インターネット上で保存されたデータ等

血圧

血圧測定の記録があっても，測定時間によってはアセスメントが変わってくるが，遠隔モニタリングシステムを利用することで時系列の測定値を容易に把握することができる。モニタリング結果から，患者の血圧上昇が認められる場合には，来院する前に連絡を取り自宅で使用している血圧計を持参してもらうことで，施設の血圧計との比較や，普段の測定方法を確認することもできる。外来診察時の血圧が高い患者でも，家ではこんなに高くないと訴えることもしばしばであり，白衣高血圧であると安易に考えずに，患者の病態，治療内容をもとに，総合的にアセスメントすることが望ましい。これまで筆者が経験した例として，冬場に重ね着をしたまま腕まくりをして測定している，あるいは

上腕用の測定機器を前腕で測定していたことから実際の血圧より高値を示していたことがわかったこともあった。このように，測定方法が要因となり異常値を示しているケースもあることから，適切なセルフケア行動が行えるよう支援することも重要である。

他にも，食事の画像やメニューの記録の情報があれば，汁物や調味料の使用頻度や量，例えば豆腐にかけられている醤油の量，カレーライスにソースがかけられていれば，味つけに関する個々の嗜好のヒントが得られる。

血圧に関していえば，不眠やライフイベントなど患者自身も気づきにくいことが原因となっていることも珍しくないことから，生活状況に変化がないかなどについても情報を得る必要ある。例えば，就寝時や起床時に血圧測定をしている患者であれば，おおよその睡眠時間が把握

白衣高血圧

診察時の血圧が高血圧（140/90 mmHg以上）であっても，それ以外は正常域血圧（135/85 mmHg未満）を示す状態。

でき，加えて就寝の遅い日や睡眠時間が短いときの血圧変動を知ることもできる。血圧は些細なことで変動し，また影響要因も多様であることから，総合的にアセスメントする手段として遠隔モニタリングの利便性は高いといえる。

血糖値

血糖自己測定を行っている患者のモニタリングデータからは，高血糖や低血糖の有無，時間帯が把握できるだけでなく，食事や運動との関係（図2）を知ることもできる。また食事に関する情報からは，摂取量や栄養バランス以外にも，食事時間が遅いことから仕事の忙しさを知ることができた例もあり，モニタリングする際は得られた情報の良し悪しを評価するにとどまらず，患者の生活状況との関連性に目を向けることが重要である。

持続する高血糖・低血糖の場合，身体状況や生活状況に変化が起こっている可能性が高く，受診が必要なケースも経験するため注意が必要である。身体状況の変化としては，皮膚科や耳鼻科，整形外科など他疾患によるステロイド治療が行われていたり，虚血性心疾患や感染症などが誘因となってることもある。患者が他科で処方された薬剤と血糖値の上昇との関連性に気づくことは難しく，また神経障害をともなう患者であれば，痛みを感じにくく病状が重症化しやすいことから，「お薬手帳」や最近の体調の変化など原因が潜んでいないかを患者に聞きつつ，モニタリングデータを効果的に活用できるよう工夫するとよい。

昨今は測定器やスマートフォンを腕にかざすだけで血糖値がわかる連続血糖測定方法があり，かざしたポイントもグラフ化（図3）されモニタリングできることから，夜中に何度も測定されている記録から，頻繁にトイレに行っているという事実を知り，必要に応じて睡眠障害や頻尿への対処を施すことができることも多い。睡眠時間が短ければ日中に寝てしまい昼夜逆転傾向になったり，睡眠不足が精神的ストレスあるいは血糖や血圧の上昇につながることもあり注意が必要である。

図2　血糖管理に関連したモニタリング画面例

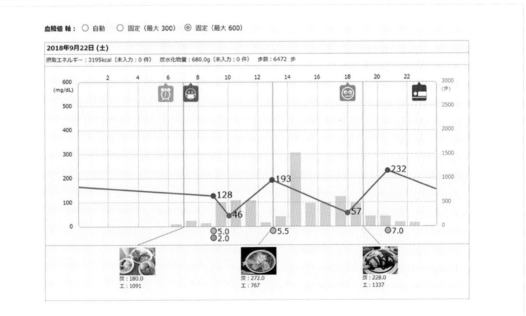

（https://cloud.e-smbg.netより　画像提供：アークレイマーケティング株式会社）

図3 持続血糖測定の遠隔モニタリングイメージ

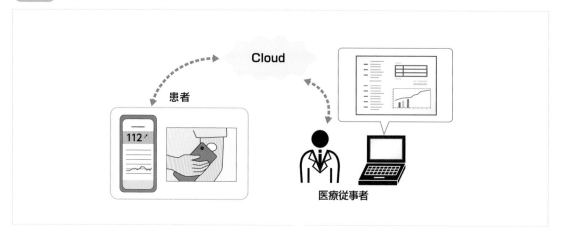

体重

　モニタリングデータから得られる体重に関する情報は「太った」「痩せた」だけではなく，患者が体重を測るというセルフケア行動そのものが，体重を増加させないことに役立つことから，継続して測定されていることを把握することが，ことのほか重要な情報となる。

　また，経時的にデータを追うことができるという特性を活かせば，急激な減量を行っていないか，あるいは食事に関する情報があれば，行き過ぎた食事療法を行っていないかなどついても情報を得ることができる。体重が増えてくると体重計に乗りたくなくなるという患者は多く，数kgの増加であれば調整がしやすいこともあり，継続して測定できるよう対面による支援を待たずにサポートできるというメリットがある。食事記録や食事の画像，あるいは歩数が

情報としてあれば，摂取量と身体活動量との関係をアセスメントでき，さらに情報量が多ければ，それだけ患者が修正できそうな対処方法を見つけやすくなる。さらに，夏季に急激な体重減少がある場合には脱水傾向になっている可能性もあり，飲水量や排尿回数などを把握できるよう関わることで，脱水による体調不良や重症化を未然に防ぐことも可能となる。

　体重増加を認めるケースであれば，その原因が浮腫によるもの，あるいは便秘によるもの，なかには日頃料理をしてくれる妻が入院して外食や中食が続いていたというケースもあるなど，思わぬ変化が起こっていることも経験する。心不全や腎不全をともなう患者であれば，体重増加は病状悪化，塩分摂取などの関連情報にも目を向ける必要があり，体重は患者の疾病によっては受診勧奨の重要な情報となり得ることも知っておく必要がある。

03 遠隔モニタリングを活用したセルフケア支援

　遠隔モニタリングを活用しセルフケア支援を行う場合は，専用通信機器などのツールを通して得られた情報をもとに支援を行うが，支援を提供する場はオンラインに限らず電話やEメールを用いることもあれば，来院時に面談を行うケースもあるなど，さまざまである。さらに，

患者ごとにその利用目的や方法も異なるため，遠隔モニタリングを始める時点から，患者・家族と目的を共有し，日々の生活のなかで個々の患者に見合ったよりよいモニタリングが実施できるよう検討する必要がある。

　遠隔モニタリングは単に機器類を使用して疾

患に関連するデータを医療機関側が把握するだけでなく，それらのデータと患者の病状あるいは生活状況との関係について，患者自身が気づき，対処ができるように関わることが重要である。セルフケア支援を行う上で中心となるのは患者であり，患者自身がモニタリングし，得られた情報と自己の状態を照らし合わせ，セルフケアに活かすために医療者がサポートするのだということを認識しておいてほしい。

　日常のなかで患者は疾病管理のために療養行動を遂行し，時に折り合いをつけ過ごしている。患者が判断に迷ったとき，困ったとき，不安になったときには，モニタリングデータを共有しながらリアルタイムに対応することが可能であり，患者も自身の現状を伝えやすく，また医療者もデータと患者の現状・経過についても把握できることから，より正確な情報をもとにアセスメントできるというメリットがある。

　他にも，遠隔モニタリングには次のような活用方法もある。

　これまでコンスタントに測定や記録を行っていた患者のモニタリングデータが突然届かなくなったときに考えられる原因として何が考えられるだろうか。機器類や通信環境の不具合などの単純な理由の他にも，患者自身が時間的余裕のない状況に置かれていることや，自己血糖

測定についての自己管理行動に対する意欲低下，これまで経験したなかには認知症が発症し，今までできていたことができなくなっていたという例もあった。そのような患者に対しては，測定や記録を実施していないことを指摘するのではなく，「最近忙しいですか？」，あるいは「何か変わったことがありましたか？」と声をかけることで患者が話をしやすい雰囲気になるよう配慮することが望ましい。

　普段から血圧をはじめとしたデータを習慣的に測定している患者であれば，平生との比較や月単位などの中長期的な比較をし，今月は高い日が多かった，夏場はいつもよくなるなど自らの変化を捉えている患者もあり，個々の患者のセルフケア能力をうかがい知る機会となる。そのためには，日頃から患者の「安定した状況」についても，医療者と患者が共通認識をもてるようにしておくとよい。ただし，安定した状況は目に見えるデータだけとは限らないことに留意する必要がある。例えば，血糖値が目標範囲を維持できている患者が，食事や運動療法を頑張りすぎてストレスを抱えている状況は，身体的には安定した状況といえても，精神的に負担感が増大している不安定な状況であり，遠隔モニタリングで知り得る情報の限界とその活用について吟味することが重要である。

04　遠隔モニタリングに関わる患者・家族支援

　遠隔モニタリングを実施する際には，スマートフォンやパソコンをはじめとした機器類を使用することが多く，高齢者や機械類が苦手な患者の場合，患者自身が不安なく使用できるよう，できるだけ簡便に扱えるよう工夫することや，家族の手を借りるなどの手段について検討する必要がある。家族の同行は患者を通じて依頼することもあれば，電話連絡し依頼することもあるが，思いのほか同行してくれる家族は多い。そして，来院した患者・家族からは，支援に活かせるような情報を得られることもあり，

さらに病状や治療について患者本人からは何も聞いていないというケースは珍しくなく，それらについて家族に伝えるよい機会となったことも経験する。家族は患者が考えている以上に患者のことを気にかけており，その後も診察時に同行する家族や，気になることがあると家族から電話を入れてくれるようになるケースもあることから，家族との関係を築くことがよりよい支援につながることを認識しておいてほしい。

　他にも，機器類を苦手としていた患者が機器

を使用できるようになり，できなかったことが
できるようになったと喜んだり，自身で管理し
ているという実感がわき，自信がもてるように
なった例も見受けられ，受動的から能動的な態
度の変化につながることもある。

05 遠隔モニタリングを活用した支援のポイント

　患者によっては，「見張られている感じがす
る」という受け止め方をする場合もあり，遠隔
モニタリングを行う際は，患者の思いを尊重し
つつ実施する必要がある。

　さらに，実施にあたっては，個々の患者の目
標にあわせて，必要とされるモニタリングデー
タをいつ測定するのかについては，効果判定の
しやすさだけでなく，患者が測定や記録をする
ことが可能なタイミングか否かについて，患者
と一緒に検討することで実行可能性が高くな
る。

　前述したように，セルフケアは患者が主体と
なり遂行していくものであり，医療者は患者や
患者家族と目標を共有し，そこに向かう患者を
支える役割を担う。

　とかく医療者は，「自分の身体なのだから真
摯に治療に取り組んであたりまえ」と思いがち
で，緊急性が高い状況であれば患者の意図に反
して医療者としての判断を優先するべきときも
あるかもしれない。しかし，特にセルフケア支
援を行う場面では，医療者の理想ではなく，患
者が描く目標に焦点を当てることが望まれる。

　ここで紹介した遠隔モニタリングは，決して
患者を監視するものではなく，患者自身の疾病
管理に役立てるためのものである。医療者と
患者が同じ指標をもとに，来院時に対面である
いは遠隔でビデオ通話を用いて，患者とともに
振り返りを行う手段の1つであると理解してお
くとよい。そして，データ評価にとどまらず，
日頃から目に見えるデータや，症状に対し患者
がどのように判断し対処しているのかについて
の情報を得られれば，それらを活かした支援を
見出すことができる。

　日々の生活のなかで，患者は測定可能な数値
を見ながら，安定した数値をみて安心したり，
平生と違い高低が見られれば患者なりに原因に
ついて振り返り，きっと○○のせいだ，と見込
みをつけられることもあれば，理由がわからな
いままなぜだろうという思いを抱えたまま過ご
している。この思いは，遠隔によるモニタリン
グが可能な医療者にとっても同じであり，関連
する患者の記録や情報から推測できることもあ
れば，理由がわからないこともある。しかし，
遠隔モニタリングの場合，医療者として介入が
望ましい変化であると判断した場合は，リアル
タイムで患者へのアプローチが可能であり，そ
こがこれらのシステムの長所でもあるといえ
る。

06 まとめ

　機器を通じて得られたデータの数値情報のみ
では十分なアセスメントはできない。そこには，
患者の病態，生活状況やセルフケア状況など，
背後にある複数の情報をキャッチすることが支
援につながるカギとなる。

　さまざまな分野で広がる遠隔モニタリングで
あるが，治療をはじめとした医学的見地からは
ますます技術革新が進むことになるであろう。
しかし，利便性・有効性を活かしつつ，患者が
主体となって利用できるよう支援することが望
まれる。

参考文献

・Hong, Y., Lee S.H.：Effectiveness of tele-monitoring by patient severity and intervention type in chronic obstructive pulmonary disease patients：A systematic review and meta-analysis, Int J Nurs. Stud, 92, pp.1-5, 2019.
・An Effective Model Diabetes Care and Education：The ADCES7 Self-Care Behaviors™, The Science of Diabets Self-Management and Care, 47, pp.30-53, 2021

https://journals.sagepub.com/doi/full/10.1177/0145721720978154?fbclid=IwAR20GrbIg88nMlQLkqHJ0EndACTIMfKZMylPIgVl-4pMoh3_zMRTS56OjPs&
・黒田久美子：糖尿病患者の自己モニタリングの活用の促進を意図した援助に関する研究，千葉看護学会会誌，6（1），pp.1-8, 2000.
・清水安子他：糖尿病患者のセルフケア能力の要素の抽出：看護効果測定ツールの開発に向けて，千葉看護学会会誌，11（2），pp.23-30, 2005.

4-④ 精神科訪問看護で地域の精神疾患をもつ人を支援する

01 精神疾患をもつ人の地域生活支援とリカバリー

　近年，少しずつではあるが精神疾患をもつ人々の地域生活支援の充実に力点が置かれるようになり，入院期間も徐々に短縮化している。それにともない，精神疾患をもちながら地域で生活する人々の数が増加しており，精神科訪問看護などの地域におけるケアの需要と重要性が高まっている。

　かつての精神医療の目標は，精神症状の治癒や寛解，あるいは機能障害の回復といった「病気が治る」ことであったが，現在では「リカバリー」にシフトしている。リカバリーは，たとえ病気が治らなくても，病気になったことによって失ったもの（例えば，生活，夢，自尊心など）を回復し，その人が望む人生を生きることを取り戻すことを意味している。そのため，地域における精神科訪問看護においても，支援の対象である利用者が望む生き方を実現すること，すなわちリカバリーを支援することが目的となる。リカバリーのプロセスを歩んでいく主体は精神疾患をもつその人自身であるため，自分で考え，自分で決定し，自分で行動していくというセルフケアの能力を高めていくことは，リカバリーのプロセスを促進することにつながる。

COLUMN　リカバリーとは

　リカバリーは，脱施設化や当事者運動を背景に，精神疾患をもつ当事者の体験の語りから生まれ，発展してきた概念である。その定義はさまざまである。

　米国のThe President's New Freedom Commission on Mental Health（新しいメンタルヘルスに関する自由委員会）は，「リカバリーとは，人々が生活し，働き，学び，そして地域社会に十分に参加できるようになる過程を意味している。ある人にとっては，障害があっても充実し生産的な生活を送ることができるようになることが回復である。また，ある人にとっては，症状の軽減や寛解を意味する」と定義している[1]。

　最近では，症状の改善や病気の寛解を指す「臨床的リカバリー」と，当事者が希望する人生の到達を目指すプロセスを指す「パーソナル・リカバリー」に大別し，整理されている[2]。

02 「不足」だけでなく「ストレングス」も捉える

　従来の精神科看護においては，医療者の視点から患者の問題点や弱点に焦点を当て，それらを解決したり，補ったりする，いわゆる問題解決型のアプローチによる支援が主流であった。

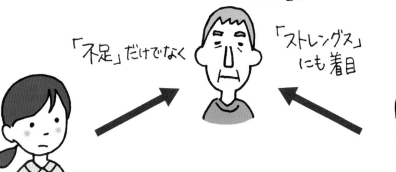

訪問看護の利用者さん

「不足」だけでなく　　　　　「ストレングス」にも着目

しかし，近年は「ストレングス（強み）」に着目し，それを活用して支援するストレングスモデルが注目されるようになってきており，これは精神疾患をもつ人のリカバリーを支援する上で基盤となる考え方の1つである。

セルフケアの「不足」に着目して，「不足」のレベルにあわせて支援するセルフケアモデルは問題解決型といえるが，リカバリー志向の支援においては，セルフケアの支援においてもストレングスに着目することが重要になってくる。

すなわち，セルフケアの「不足」だけでなく利用者が実践しているセルフケア行動を本人のもつ「ストレングス」として捉え，自分でできなくてもサポートしてくれる家族がいること

や，活用できる社会資源があることを環境の「ストレングス」と捉える。それらを利用者が自分の「ストレングス」として認識し，自分の望む生活の実現に向けて活用することができるよう支援する。

「不足」だけでなく「ストレングス」にも着目することは，看護職者側にもメリットがある。不必要で過剰なケアは，本人のもっている力や自尊心を損ねてしまう危険性もあるが，両方の視点からセルフケアをアセスメントすることで，セルフケアを常に本人の立場からも捉え直すことができ，過剰なケアの提供を防ぐことにつながる。

○○○

COLUMN　ストレングスモデルとは

　伝統的な医学モデルでは，医療者側が患者の問題をアセスメントして，その問題を解決するための支援を行うという問題解決型のアプローチが主流であり，看護においても長く同様のアプローチがとられてきた。これに対して，ストレングスモデルは，本人のストレングス（強み）に着目し，そのストレングスに働きかけ，自分に自信がもてるように支援す

る方法であり，リカバリーを支えるための基盤となる考え方の1つである。

　ストレングスモデルの提唱者であるラップ（Charles A. Rapp）らは，個人のストレングスとして「熱望」「能力」「自信」，環境のストレングスとして「資源」「社会関係」「機会」[3]をあげている。

アンダーウッド（Patricia R. Underwood）は，オレム（Dorothea E. Orem）のセルフケアモデルを精神科看護に適応可能な形に修正したことから，精神科看護領域ではオレム–アンダーウッドセルフケアモデルが活用されることが多い。このモデルでは，オレムの普遍的セルフケア要素を，精神科看護領域において特に重要となる6つの要素に再編成している。

ここでは，オレム–アンダーウッドモデルの6要素を参考に，精神科訪問看護の場面において，精神疾患をもちながら地域で生活している人のセルフケアをアセスメントするための項目を解説する。その例を表1に示した。

空気・水・食物の十分な摂取

呼吸および水分・食物の摂取に関連するセルフケアのことである。地域生活のなかでは，利用者が食物を摂取できているかどうかだけでなく，例えば食材の購入，調理，摂取，後片づけなど，食事にまつわる一連のプロセスについて，どのように行っているかという視点が含まれる。向精神薬の有害作用である口渇や食欲亢進などの影響によって飲水量過多になったり，過食になったりすることもある。

排泄物と排泄のプロセスに関するケア

排便や排尿など排泄に関連するセルフケアのことである。向精神薬の有害作用によって便秘を引き起こすことがあるため，緩下剤を使用していることも少なくない。そのため，利用者が，自分で腹部の状態や便の性状を観察して緩下剤の使用や量を調整するなどして，排便コントロールすることも含まれる。

体温と個人衛生の維持

体温の調整や身体の保清に関連するセルフケアのことである。基本的な身体の保清，身だしなみなどの整容，更衣に関することのほか，地域生活のなかでは，例えば，部屋だけでなく，キッチン・トイレ・風呂場など水回りの掃除，ゴミの分別とゴミ出しなど，住まいの環境を清潔に整えていくことも含まれる。

活動と休息のバランスの維持

身体的・精神的な活動と睡眠・休養などの休息のバランスを適切に保つことに関連するセルフケアのことである。訪問看護の利用者のなかには，仕事をしている人，学校に通っている人，デイケアに通っている人，自宅で家事を担っている人などさまざまな人がおり，日中の過ごし方や活動内容は多様である。そのため，1日単位のバランスだけでなく，週単位でバランスを見ることも重要である。また，外出や余暇活動は，気分転換やリラックスできる時間として精神的な休養につながったり，人との交流を促進したり，生活の質を高めるという観点からも重要な項目である。

孤独とつきあいのバランスの維持

他者との相互交流と自分1人の時間の双方を大事にして適切な対人的関係を保つことに関連するセルフケアのことである。地域生活のなかでは，身近な家族のほか，友人，職場の同僚，近隣住民など人づきあいの幅が広がる可能性もあり，他者との交流は重要であるが，一方でストレスにもなり得る。また，日々の暮らしのなかでは自分では解決できない問題もさまざま生じるため，困ったときに誰かに相談できることも重要である。

表1　地域生活におけるセルフケアのアセスメント項目の例

1) 空気・水・食物の十分な摂取	2) 排泄物と排泄のプロセスに関するケア
食事の回数，時間帯 食事の内容，献立，栄養バランス 調理をしている頻度，時間，内容，得意なメニュー 食材の購入，調理済み食材や弁当の利用 食後の後片づけの状況 過食・拒食・飲水量過多・脱水の有無 嗜好品（たばこ，アルコールなど）の有無	排泄習慣 副作用の有無 緩下剤の利用

3) 体温と個人衛生の維持	4) 活動と休息のバランスの維持
洗面，歯磨き，入浴などの回数 髭剃り，散髪・整髪，化粧など整容 更衣，服装の選び方，衣類の購入 自分で洗濯をしている頻度 部屋の掃除，整理整頓 ゴミの分別，ゴミ出し 布団干しや寝具の洗濯	1日の生活リズム，1日の過ごし方，1週間の過ごし方，日常生活行動の状況 活動量，活動内容 睡眠障害の有無，熟眠感の有無 休養の取り方 出かける場所，居場所，インターネットの利用 移動手段（公共交通機関，タクシー，自家用車，自転車，徒歩） アルバイトや仕事の状況 地域保健福祉施設等の活用 余暇活動（趣味，習いごと，好きなこと，気分転換方法）

5) 孤独とつきあいのバランスの維持	6) 安全を保つ，病気とのつきあい，安心を保つ
家族（同居・別居）との関係，つきあい方，家庭内での役割 友人・恋人との関係，つきあい方 職場の人との関係，つきあい方 近隣住民との関係，つきあい方 困ったときの相談相手の有無 訪問看護師やホームヘルパー等支援者への相談 仲間・話し相手の有無，居場所の有無 対人的なトラブルへの対処方法 コミュニケーションの特徴 1人の時間の過ごし方 人淋しさを感じたときの対処方法	精神症状の有無と程度，症状の理解 症状悪化・不調の予防 症状悪化時・不調時の徴候の把握・対処 服薬の自己管理 薬の有害作用の有無と対処 受診，医療者への相談 ストレスコーピング 身体疾患の有無，自己管理の必要性（食事療法，運動療法，薬物療法など） 健康管理（定期的な健康診断，体力低下の予防，適度な運動，生活習慣病予防，感染症予防など） 金銭管理，生活費のやりくり，将来への備え 公共機関の利用・諸手続き（役所，銀行など） 印鑑，通帳，重要書類，鍵など大切な物の管理 防犯・防災対策，緊急時の対応 火気の取り扱い，交通安全 利用可能な社会資源の情報収集，適切な社会資源の活用

安全を保つ，病気とのつきあい，安心を保つ

オレム-アンダーウッドモデルでは，自殺企図や自傷・他害など自分や周囲の人々の安全を保つことに関連したセルフケアとして安全を保つ能力を位置づけている。安全を保つセルフケアには精神症状が大きく影響するため，地域生活においては服薬管理や症状への対処など病気とのつきあいに関連するセルフケアもこの要素に含めてアセスメントする。そのほか，地域のなかで安心して暮らすために大切になる金銭管理や防犯・防災，感染予防対策や生活習慣病の予防などの一般的な健康管理もこの要素に含めてアセスメントするとよい。

04 自己決定を支え，本人と一緒にアセスメントする

表1に示したアセスメント項目は一例であり，地域で暮らす上で絶対に必要になるものではない。本人がどのような生活を望んでいるか，どのような生き方を取り戻したいと考えているかによって必要なセルフケアは異なる。そのため，まず，本人が望む生活や生き方を確認し，その上で利用者と一緒に現在のセルフケアの状況がその希望や目標にどのように影響しているのかについて，アセスメントすることが大切である。

オレム–アンダーウッドのセルフケアモデルでは，セルフケア能力を高めるためには自己決定能力を高めることを重要視している。特に，統合失調症では自他の境界が曖昧となり，思考や行動における能動感が希薄となる自我機能の脆弱性があるために，自己決定が困難となったり，自己肯定感が低下したりすることがある。そのため，本人の考えや希望を尊重し，自己決定をサポートしながらセルフケアを促進していくことは，その人の自我機能を強化していく一助にもなる。

しかし，実際には，自分が望む生活や生き方について言語化して他者に説明することは容易ではない。自己肯定感の低下によって自信が

もてず自分の考えや思いをうまく表出できないかもしれないし，長期にわたる療養生活によって希望をもちづらい状況にある可能性もある。そのため，まずは，何を話しても批判や否定されることなく「大丈夫なのだ」と安心して話せる環境を整える。その上で，病前に取り組んでいたこと，得意だったこと，好きなこと，現在関心をもっていること，やってみたいこと，行ってみたいところ，などについて問いかけてみると，本人の希望につながるヒントが見つかるかもしれない。それでも本人からの表出が難しい場合は，家族からや他の支援者から話を聞いてみると参考になる情報が得られることもある。

本人の希望（望む生活や目標など）がみえてきたら，表1の項目を参考にしながら，その希望に関連するセルフケアについて，困っていることや不足と感じていること，あるいは，セルフケアできていることについて問いかけ，利用者に自分の言葉で表現してもらいながら一緒に確認していけるとよい。その際は，自己効力感の低下にも配慮して，家族や訪問看護師が客観的に見て，セルフケアできていることなども伝えていけるとよい。

05 セルフケアレベルにとらわれすぎない

オレム–アンダーウッドのセルフケアモデルでは，セルフケアの6要素について，セルフケアの「不足」が生じている場合，看護職者がどのレベルのケアを提供するのかを次の4段階で査定する。「レベル1：全介助，保護的な支援」「レベル2：部分介助・声かけによる支援」「レベル3：支持・教育的支援」「レベル4：自立」である。

セルフケアレベルを査定することによって，「利用者のセルフケアを損なうことなく必要な

看護ケアを見極めて過不足なく提供するのに役立つ」「セルフケアの状況がレベルとして可視化されるので利用者が自分で目標を設定しやすくなる」「目標設定や評価について利用者と訪問看護師とで共有しやすくなる」などのメリットがある。

しかし，1つの要素に含まれるセルフケア行動は多様であるため，レベルを査定することは難しい。例えば，調理は得意ではないので家族にやってもらうが（レベル1：全介助），食材の

購入と後片づけは本人が担当している（レベル4：自立）というような場合、どのようにレベルを判断すればよいか迷うこともある。このように、4段階でクリアにレベル分けできないこともあるし、レベルをつけることによって、その人のセルフケアの具体が見えにくくなってしまうというデメリットもある。

また、地域生活のなかでは自分でできることをできるだけ増やしたほうがよいというような価値観を看護職者がもっていると、セルフケアレベルの数値に着目して「レベル4：自立」を目指すことが目的化してしまう危険性もある。

しかし、地域生活における支援の目的は、利用者の希望や価値観などが反映された自分なりの生き方のリカバリーであり、セルフケア能力を高めることはリカバリー達成を促進する手段である。必要となるセルフケアも、セルフケアレベルも、その人が望む生活によって異なってくるはずである。また、病気の有無にかかわらず、人は得意なこともあれば不得意なこともあり、すべてのことを自分自身でできなくても、サービスなどをうまく活用するなどして補えば地域で暮らしていくことは可能である。

本人が望む生活の実現に向けて、どのようなセルフケアがどのようにできるとよいのか、そのために看護職者は何をするとよいのか、利用者と一緒に具体的に考えていくことが重要である。

06 セルフケア行動の影響因子をアセスメントする

精神疾患をもちながら地域で生活している人々の状況は十人十色である。セルフケアをしながら地域生活を長く継続している人もいれば、病状が不安定でセルフケアに支障があり日常生活にさまざまな困難を抱えている人もいるかもしれない。セルフケアは自己決定が前提であるから、本人の意思に左右されると思うかもしれないが、精神症状、向精神薬の有害作用、経験や知識、家族やサポートの状況、経済状況や環境などセルフケア行動に影響を与える因子はさまざまある。セルフケア行動の影響因子を探索し、阻害要因についてはそれを解消したり低減できるよう支援し、反対に、セルフケア行動の促進要因については、それを増大したり強化するようアプローチしていく。

精神症状による影響

精神症状によってセルフケア能力が低下し、日常生活にさまざまな影響が出ることがある。しかし、精神症状は目に見えにくいために、本人も自覚しにくく、周囲の人からは「なまけている」「何を考えているかわからない」「関わり

にくい」などと誤解されてしまうこともある。

表2に、精神症状によるセルフケア行動への影響の例を示した。例えば、内服を継続することは、地域生活においても重要なセルフケア行動の1つであるが、内服を中断すると、周りからは「薬の必要性を理解していない」と言われがちである。しかし、「その薬には毒が入っている」といった被毒妄想によって、内服できないのかもしれない。また、以前はできていた家事をやらないでいると、家族からは「なまけていないでやりなさい」と注意されてしまうが、実は精神症状による疲労感や、注意力や集中力の低下によってできなくなっている可能性もある。体験している精神症状も、セルフケア行動への影響の程度も1人ひとり異なり、その人が感じている実際の生活上の困りごとやつらさもさまざまであるということを理解する必要がある。

向精神薬の有害作用による影響

本人のリカバリーの実現のためには、多少の波はありつつも安定した地域生活を継続できる

表2 精神症状によるセルフケアセルフケア行動への影響の例

幻聴		妄想	
現実にはいない人の声で「薬を飲むな」と命令されて，薬を飲むのをやめてしまった		物事に誤った意味づけをして解釈することで，周りから嫌がらせをされると感じ，仕事に行けなくなる	
感情の平板化・感情鈍麻		**思考の混乱**	
楽しい，嬉しいと感じられなくて，余暇を楽しむことができない		会話が止まったり，筋道だったまとまりのある会話を続けることができず，困っていることを上手に伝えられない	
注意力・集中力の低下		**意欲低下**	
疲れやすく，根気が続かなくて，以前はできていた家事ができなくなってしまった		何もやる気がしなくなってしまい，外にも出たくなくなり，自室に閉じこもりがちになってしまった	

ことが望ましく，そのために多くの場合は薬物療法の継続が欠かせない。しかし，向精神薬の有害作用（副作用）によって，眠気や疲労感を感じたり，記銘力障害が生じたり，意欲の低下や注意力の低下を引き起こしたりすることがあり，日常生活上のセルフケア行動に影響を及ぼす。また，有害作用による苦痛，不快，不安が，内服を継続するというセルフケアをためらう誘因となることもある。

経験や知識による影響

　統合失調症など比較的若い年代で発症することが多い精神疾患もあることから，例えば調理，掃除，洗濯といった家事を自分で行った経験が少ないために，セルフケアのための基本的なスキルを身につけていない場合もある。特に病気とのつきあいに関するセルフケアは，知識が不足しているために適切なセルフケア行動がとれないこともあるかもしれない。

　一方で，就労経験や1人暮らしの経験などは，セルフケア行動を促進する要因になり得る。また，入院生活が長期にわたることで，自己決定の機会が損なわれ，セルフケアに影響することもある。

家族やサポートの影響

　精神疾患をもちながら地域で生活する人のなかには，独居生活をしている人もいれば，家族と同居している人もおり，家族のサポートの状況もセルフケア行動に影響する。例えば，独居生活をしている人は，日常生活上のさまざまなことをある程度自分で管理できることが求められるが，同居家族がいる場合は家族が代行することであえて本人がセルフケア行動をとらなくてもよい状況が生じていることがある。一方で，家族が見守ってくれたり，家族で助け合うことで，本人のセルフケア行動が促進されることもある。また，家族との関係性は，良くも悪くも本人の精神状態に影響を与えることから，間接的にセルフケアの影響因子となり得る。

　病気の回復状況やセルフケアレベルは人によってさまざまであり，かつ変化し得るものである。そのため，必要に応じて訪問看護やデイケアなどの専門家によるケアや生活支援事業や相談事業などの福祉サービスを利用できることが望ましい。しかしながら，家族以外の人との関わりを拒む人や，専門家による支援を望まない人もおり，そのためにセルフケアが停滞することもある。

経済上の問題や環境による影響

本人がセルフケアをしようと思っても，経済的な問題で実施が困難であったり，環境が整っていなくて実施できなかったりする場合もある。趣味や習い事を楽しむなどの余暇活動は，活動と休息のバランスの維持において重要なセルフケアであるが，例えば読書をしたいと思っても，読みたい本を買うお金がない，公共交通機関を使って行ける範囲に図書館がないなどの理由から，やりたくてもやれない状況にあることもある。また，社会的な偏見の影響によって行動が制限されることもある。

07 ベースラインのセルフケアと比較する

精神疾患は慢性的な経過をたどるものも多く，セルフケアをしながら地域生活を長く維持している人であっても精神状態が変化することもある。日々の暮らしのなかには，あたりまえのことではあるが，さまざまな出来事やストレッサーがあり，小さな課題に不安や葛藤を感じて心理的に揺れることもある。そうした変化や揺れは，セルフケアにも影響することから，セルフケアは常に一定ではない。そのため，本人の心身の状態が安定しているときのセルフケアをベースラインとして，アセスメントは定期的に実施することが望ましい。

ベースラインと比較して，セルフケアの変化を確認したときには，前項のセルフケアの影響因子を踏まえて，調子を崩しているのか，薬の有害作用が出ているのか，家族との関係が悪化しているのかなどについて本人と一緒に確認できるとよい。

なお，ベースライン（心身の状態が安定しているとき）のセルフケアをアセスメントする際は，リカバリー志向の健康管理のプログラムWRAP（Wellness Recovery Action Plan，ラップ）が参考になる。WRAPは，普段の生活のなかで良い感じの自分，元気な自分でいるために自分で具体的なプランを立てるものである。「良い感じのときの自分」や「普段の自分」をイメージして言語化してもらい，そのときの自分はどんなセルフケアを行っているか，表1を活用しながら本人と一緒にアセスメントしてみるとよい。

○○○

COLUMN **WRAP（Wellness Recovery Action Plan）とは**

精神疾患をもつ当事者主導で実施できる健康管理のためのプログラムであり，当事者であるコープランド（Mary E. Copeland）によって考案された。WRAPでは，リカバリーに大切な概念として「希望」「責任（自分が主体となること）」「学ぶこと」「権利擁護（自分の権利を守ること）」「サポート」の5つを位置づけている。普段の生活のなかで，良い感じの自分，元気な自分でいるために，「日常生活管理プラン」「引き金（に対応する行動プラン）」「注意サイン（に対応するプラン）」「調子が悪くなってきているときのサイン（に対応するプラン）」「クライシスプラン」「クライシス後のプラン」の6つについて，安全に，安心して実行できる具体的なプランを自分で立て，それを実践することで，再入院を防ぐ[4]。

08) 本人の希望と家族の期待のギャップにも働きかける

利用者のなかには家族と同居している人もおり，訪問看護師として家族からの話を聞く機会も多いだろう。家族なりに本人のこの先の人生を案じて，例えば「もっと自分のことを自分でできるようになってほしい」「仕事ができるようになってほしい」とセルフケアに対して期待をもっている場合もある。

先に述べたように，セルフケアは利用者のリカバリーの実現のためのものであり，利用者の希望や考えを中心に据えることが肝要であるし，セルフケアは本人の自己決定が前提であるため，家族の期待が支援の目標にすり替わってしまうことのないように気をつけなければならない。本人の望む生活と家族の期待にギャップがある場合は，本人が望む生活や生き方について家族と共有し，理解してもらうよう家族にも働きかける必要がある。

しかし，家族の期待の背後には，家族のこれまでの苦労や親である自分が亡くなった後はどうなるのだろうかといった不安が隠れていることもある。そのため，家族の声にも耳を傾け，家族が抱えている苦労や不安を解消していくためのサポートも必要となる。

引用文献

1) President's New Freedom Commission on Mental Health：Achieving the promise:transforming mental health care in America-Executive summary of final report（Rep. No. DMS-03-3831）. Department of Health and Human Services, Rockville, 2003.
2) 山口創生，松長麻美，堀尾奈都記：重度精神疾患におけるパーソナル・リカバリーに関連する長期アウトカムとは何か？，精神保健研究, 62, pp.15-20, 2016.
3) Rapp, C.A., Goscha, R.J., 田中英樹監訳：ストレングスモデル－リカバリー志向の精神保健福祉サービス，第3版，pp.51-66, 金剛出版, 2014.
4) Copeland, M.E., 久野恵理訳：元気回復行動プランWRAP, pp.14-59, 道具箱, 2009.

参考文献

・南裕子，稲岡文昭監，粕田孝行編：セルフケア概念と看護実践　Dr. P. R. Underwoodの視点から，へるす出版, 1987.

4-⑤ がん治療中の人を支援する

01 どのように患者を捉えるのか

がん看護においてセルフケア支援はとても重要である。がんに対する主な治療は，手術療法，放射線療法，化学療法，免疫療法があり，手術療法などの予定入院では入院期間が短縮化されてきた。さらに，化学療法，放射線療法，免疫療法の中心は外来となっている。入院・外来ともに医療者と患者・家族が関わることのできる短い時間のなかで，看護職者は患者を的確に捉えセルフケア支援をする技術が求められている。

ここでは，がん患者の特性(表1)を踏まえて，看護職者の行うセルフケア支援について述べる。

まず，がんに罹患する年代はさまざまである。がん患者に限ったことではないが，それぞれの年代・発達段階の特徴や役割など患者の背景は異なる。発達段階における役割とは，学童期であれば通学，成人期の家庭内では父親役割や母親役割，社会では仕事の役職などである。多くのがん治療が通院で行われるようになり，社会生活のなかで役割を果たしながら生活するがん患者が増えている。看護職者は患者の発達段階を理解し，社会生活のなかの役割を考慮したうえで，セルフケア支援を検討していく必要がある。

2つ目に，がん患者は，治療や診療のため数年にわたって病院と関わることが多い。手術療法後も数年外来で経過を診ていくことになる。がんも慢性疾患と同様に長期間の治療となることや，人工肛門造設などの手術療法で一生の身体の変化をもたらす治療もある。がん治療は，根治が望めず延命を目的とした治療もあり，死を迎えるときまで，がんと，そしてがん治療と共存していかなくてはならない場合もある。つまり看護職者は，がん患者へ一時的に取り組むためのセルフケアではなく，患者の今後の療養を長期的に見越してセルフケアの支援を検討していく必要があるといえる。

3つ目は，がん患者は，病状や治療内容によってさまざまな症状を経験し，セルフケアの立て直しを何度も求められることである。ここでは主に化学療法について述べるが，化学療法を受ける患者のなかには，5次治療や6次治療を行っている人もいる。それは，化学療法の内容が5回，または6回変更になった経験をもつ人がいることを意味する。化学療法は，使用する抗がん剤によって副作用が重なる部分もあるが，異なる部分も多くある。抗がん剤が変わるごとにその薬剤の副作用にあわせたセルフケアに変更していかなくてはならない。また，がん

表1 がん患者の特性

1. 幼児期から老年期までさまざまであり，発達段階や背景も異なる
2. がん治療・診療は長期間に及ぶ
3. 病状や治療内容によるさまざまな症状を経験する
4. バッドニュース後に治療が開始されることが多い
5. 体調不良時にもセルフケアを開始しなければならないことがある

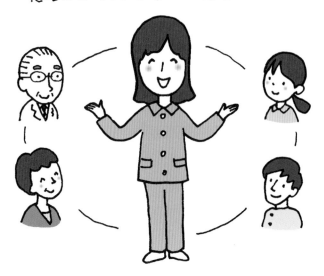

患者のセルフケアを多くの医療者が支える

の化学療法においては，使用する薬剤の副作用の出現頻度は他の疾患の薬物療法と比較して多い。なかには，副作用の症状が出現したほうが治療効果が高いといわれている薬剤もある。副作用をコントロールしながら治療を継続してくことが大切になる。例えば，ある薬剤では流涙症状が出現する可能性があったため毎日点眼薬を使用し，眼の症状に注意していかなくてはならなかったが，薬剤が変更されると，今度は末梢神経症状の出現に注意した生活が求められるようになる。そして，さらに治療が変更となり，例えば消化器症状の副作用に注意する生活などが求められることを，がん治療において多く経験する。

つまり，看護職者は患者の治療内容やその副作用をしっかり理解し，出現した症状を把握しながら，今まで行ってきたセルフケアと，これから必要とされるセルフケアへの変換を患者とともに考える必要がある。

4つ目は，がん患者はセルフケアを開始するときはバッドニュース後であることが多い。現在の医療現場では，がん告知は当然のように行われ，患者はがんという告知を受けた後にがん治療を開始する。しかし，患者やその家族ががん告知によって受ける衝撃は大きなものであ

る。患者は，治療にともなうセルフケアを開始するとき，がんという病気に罹患してしまったこと，なぜ自分ががんになってしまったのか，今後のことや自分の死などを考えて頭が真っ白になり何も覚えていないということも少なくない。バッドニュースを受けて精神状態が危機的状況にある患者にセルフケアについて説明してもまったく覚えていないということになる。患者やその家族も含めてバッドニュース後の精神状態がどのような状況にあるかを把握することは，がん看護においては重要なポイントとなる。

5つ目は，病気を抱える人は健康な人と比較して体調がすぐれないことが多いが，つらい自覚症状があるなかで治療を始める患者も少なくない。体調不良のときはセルフケア能力が低下する傾向がある。また，がん患者はがんの進行とともに全身の状態が悪化していく。4つ目に述べた精神的な状態だけでなく，当然ながら身体的な状態もアセスメントして，必要であれば医療者による症状緩和を先行することもある。そして，患者の今後の状態を予測しながら，患者の状態が変わるごとにセルフケア能力をアセスメントし，ケア方法を検討する必要がある。

> **COLUMN** がん患者と看護職者の関わり方の多様化と看護職者間の協働

　がんを取り巻く医療のなかで，患者と看護職者の関わり方は多様化している。診察・検査・処置に関わる看護職者，化学療法・手術療法・放射線療法に関わる看護職者，緩和病棟で看取りをする看護職者，ゲノム医療に関わる看護職者など，それぞれの場でそれぞれの役割をもって看護支援を提供している。

　がん患者が1人の看護職者にだけに看護支援を受けることは稀である。患者は，気持ちが落ち着いたときに，慣れた看護職者に，話を聞いてくれそうな看護職者に，とにかく話をしたいときに，自分の思いを語ってくれる

ことがある。1人の看護職者が得た患者の思いは，他の部署で意思決定支援やセルフケア支援する上では重要な情報となることもある。看護職者の関わり方が多様化するなかで，適切なタイミングに的確な看護支援を提供するために，看護職者同士が情報共有し協働することがより一層求められている。

　「チーム医療」という言葉が使われるようになって久しいが，患者をチームで支えるためには多職種との協働だけではなく，看護職者間の情報共有も含めた協働も大切である。

02 セルフケア支援のための気づきとアセスメントのポイント

長期的なセルフケアを見据えた患者の日々の行動を捉える

☑ 事例：Aさん，50歳代，男性，独身

　職業：医療者。疾患名：大腸がん。治療：FOLFIRI＋BV療法。

　BV（ベバシズマブ）を投与して数回目の治療から，病院での血圧値が150前後となった。Aさんは医療者であり，使用する抗がん剤によって血圧上昇が起きることや降圧剤の内服が必要な状況であることはわかっていると話す。しかし，降圧剤を内服するという行動に移すことができず，何度説明しても，飲み忘れたと報告される日が続いた。Aさんは今までの生活行動を変えられず，降圧剤を飲むタイミングをつくることができていなかった。そこで，Aさんの生活パターンについて詳しく情報取集をした。

　Aさんは，「朝ごはんは食べたり食べなかっ

たりだから，食後にあわせてはタイミングがあわない」「朝は忙しくて忘れてしまう」「職場に来て飲み忘れたことに気づいても，家に取りに帰ることはできず，仕事後は夜遅くなるし，仕事が終わる時間はまちまちだ」「昼休みも仕事の都合で決まっていない。昼休みもとれないときがある」「薬は持ち歩かない」と話す。

　Aさんからの情報をもとに，職場に来たタイミングで内服するように職場に降圧剤を置いてもらうよう提案し，受け入れてもらえた。結果として，Aさんは勤務日に降圧剤を内服し，高血圧の副作用で抗がん剤の投与が中止になることや高血圧の影響で出血などの随伴症状が出現することなく治療が遂行できた。

【気づきとアセスメントのポイント】

　BVは，血液中のVEGF（血管内皮増殖因子）と特異的に結合し，血管新生を抑制することで抗腫瘍効果を示すが，一方で，高血圧，蛋白尿，

✒ **FOLFIRI＋BV**　フルオロウラシル，イリノテカン，レボホリナート，ベバシズマブ

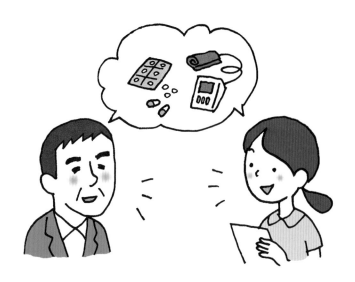

消化管穿孔，血栓塞栓症などの特異的な副作用がみられる。そのなかで高血圧は，降圧剤によりコントロールが可能であるが，患者に血圧値の定期的なモニタリングと降圧剤の内服がセルフケアとして求められる。BVを投与している限り，このセルフケアは求められるのである。

長期的なセルフケアを患者へ求めるということは，日々の習慣にセルフケアを取り込み，患者自身に続けてもらうことが大切になる。患者がセルフケアを日々の習慣に取り組むことで，ケアを忘れないメリットがある。セルフケアを習慣にするという行動変容は，もとの生活にフィットすることが大事である。看護職者は，患者の生活習慣の情報収集し，セルフケアをどこまで許容できるか，どのタイミングでどのような方法であればもとの生活と新たなセルフケア行動はフィットするのかを患者と一緒に考え，それは医学的に正しい知識のもと行われているのか，判断することが求められる。

セルフケア行動について，患者へ必要性を説明しただけで必ずしも行動に移せることができるとは限らない。知識だけを患者に与える支援だけではなく，自宅で行動変容できるように考えることもセルフケア支援においては必要である。

また，生活パターンの情報収集をしても看護職者の考えを一方的に押しつけるのではなく，患者の生活の一部にセルフケアを新たに組み込むことができるか，患者と一緒に考えることが取り組んでもらえるためには大事である。こちらから提案することがあっても最終的には患者に選択してもらう。患者が自分自身のために，そして自分自身で行うことができる方法を選択してもらうことは，医療者の直接的なサポートが得られない自宅でのセルフケアや長期的なセルフケア支援においては大切である。

患者が自分の症状をどのように捉えているか理解する

☑ 事例：Bさん，60歳代，男性

妻，息子と3人暮し。職業：自営業。疾患名：大腸がん。治療：FOLFIRI+Cmab療法。

看護師がBさんに初めて会ったとき，FOLFIRI+Cmabの治療開始から半年以上が経過しており，Bさんの顔面にはざ瘡様皮疹が著明に出現していた。鼻周囲のざ瘡様皮疹から軽度の出血もあった。Bさんが毎週来院するたびに，保湿のためのクリームの塗布とざ瘡様皮疹の治療のためのステロイド軟膏を塗布するように説明したが，その後もざ瘡様皮疹の症状は改善し

✎ FOLFIRI+Cmab　フルオロウラシル，イリノテカン，レボホリナート，セツキシマブ

なかった。そこで，Bさんが症状についてどのように捉えているのか情報収集をした。

Bさんに顔の皮疹について看護師が聞くと，「そんなの，女の人じゃないんだから見た目なんて気にしないよ」。鼻の周りの出血や爪囲炎も「そんなにひどい？　痛くないから何ともないよ」と，まったく気にしている様子はなかった。このままでは，ざ瘡様皮疹や爪囲炎から感染を引き起こし，治療が継続できないリスクがあることを説明し，軟膏の使用を促した。するとBさんは「軟膏がたくさんあって，どれを使ったらよいかわからない」と訴えた。治療が開始されて半年以上が経っており，治療開始するときに薬剤師や看護師から軟膏の使用方法について説明を受けていたはずだが，皮膚症状に対するセルフケアがまったく身についていなかったことに気がついた。

看護師は，症状があっても苦痛でなければBさんは特に訴えることがないことに気がつき，ざ瘡様皮疹が他の部位に出現していないか，全身を確認すると，靴下に隠れた部分にざ瘡様皮疹が著明にあること，足の爪囲炎も歩くことがつらくなりそうなほど炎症があったが，Bさんは「痛くないから大丈夫だよ」とだけ話した。

Bさんは，自身に出現している症状に苦痛や興味がないため，セルフケアの行動に移すことができていなかった。まず，治療に関するパンフレットでざ瘡様皮疹や爪囲炎の写真を見てもらいながら症状をどのようにコントロールしていくか説明し，数種類処方されていた軟膏の使用用途を説明し直した。Bさんが混乱しないように，写真と軟膏の名前，使用用途，使用部位を一覧表にして渡した。看護師はBさんが来院するたびに軟膏が塗布できているか確認しながら，Bさんの皮疹や爪囲炎の症状を写真に撮った。そして，来院のたびにBさんとともに過去の写真と現在の症状を比較しながら症状の変化を一緒に評価した。Bさんが軟膏の塗布を正しく行うようになってから，少しずつ出血をともなう皮疹が減り，皮膚の乾燥が改善されていった。それをBさんにフィードバックし，Bさんか

らも皮疹に対して「そうだね，この辺りは良くなってきたよね。最初はひどかったね」という言葉も聞かれるようになった。その後もBさんが来院するたびに軟膏の使用ができているかと症状を一緒に確認することを行った。Bさんは，皮疹や爪囲炎の症状のために化学療法を中止することはなく，治療を継続することができた。

【気づきとアセスメントのポイント】

EGFR（ヒト上皮増殖因子受容体）の分子標的薬はその作用機序から，皮膚症状（ざ瘡様皮疹，皮膚乾燥および皮膚亀裂）や爪囲炎症状が出現するといわれる。そのため，EGFRの分子標的薬を使用する患者は，治療開始時から皮膚の保清に努め，皮膚症状の観察するセルフケアが求められる。

Bさんは症状に苦痛を感じておらず，セルフケアのために行動変容する必要性を感じていなかった。セルフケアの方法を説明しても取り組んでもらえないのはなぜか。まずは，患者が治療や病状，症状についてどのように感じているのか，どのように考えているのかを捉えることが大切である。Bさんのように症状があっても痛みなどの苦痛がなければ，医療者に訴えない可能性やケアを行わない可能性がある。EGFRを使用中の患者は苦痛がなくても軟膏の塗布を行う必要性，痛みがなくても症状が出現してきたら対応を変える必要があるため，医療者に伝えるセルフケアを身につけることが求められる。セルフケアを行うことで症状が変化することを患者と一緒に評価すること，患者のセルフケアを医療者が認めることも，患者が自宅でセルフケアを継続するモチベーションや自身の体調や副作用に感心を高めることにつなげる支援になると考える。

また，患者にセルフケアを行ってもらうことは大事だが，来院したときは看護職者の視点で症状を確認する貴重なチャンスであるため，患者からの訴えだけではなく，看護職者が見て症状をアセスメントする必要性を改めて感じた事例であった。

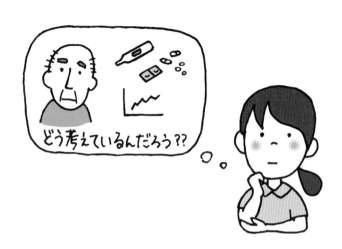

セルフケア支援のタイミングと優先順位を考える

☑ 事例：Cさん，40歳代，女性

　夫，娘と3人暮し。職業：教員。疾患名：乳がん。治療：FEC療法。

　Cさんは手術前のFEC療法目的で外来化学療法センターに来た。Cさんは，仮面様顔貌で俯きながらではあったが，治療が始まるとぽつりぽつり話し始めた。「検診を受けていたのに，がんになるなんて……」「他にがんである家族はいないのに……」「髪の毛が抜けたら仕事では何を言われるかわからないから，できるだけ隠したい」と訴えた。

　Cさんはがんと診断された衝撃を受けてから精神状態が回復しておらず，表情からも普段通りではないと判断した。Cさんの状況は，自宅では母親や妻の役割があり，職場では管理職の立場であった。Cさんは，がんとわかってつらい精神状態のなかでも，職場で周りにがんとわからないように脱毛を隠したいという強い思いがあった。

　Cさんが脱毛を気にしていたことから，看護師はまず，脱毛の時期や脱毛時の対応，ウィッグの準備，ウィッグの種類などについて説明した。Cさんのとにかく脱毛を隠したいという思いに対応する説明をしてから，体調不良時の連絡方法を説明した。そして，FEC療法の副作用

で頻度の高い，食欲不振，骨髄抑制，着色尿については簡潔に説明した。

　Cさんは，1回目の治療時より，2回目の治療時のほうがしっかりと顔を上げて治療を受けられるようになったが，依然として表情には硬い様子がみられた。3回目の治療時にはウィッグをつけて来院した。治療中にCさんから「結構蒸れて，ウィッグも大変なのよね。職場で全然気づかれていないですよ。頭皮の痒みのような痛みも慣れました」と表情が穏やかになり，脱毛の状況について話してくれた。Cさんは「脱毛のショックはありますが，仕事が続けられていること，思っていた以上周りに気づかれずに過ごせてよかったです」と話し，その後も予定通りの術前化学療法をすべて受け，手術に向かった。

【気づきとアセスメントのポイント】

　がん患者において，抗がん剤治療を行うときは，がん告知の後，がん再発の後など，バッドニュース後であることが多い。患者は衝撃的な説明を受けた後，頭は真っ白で，何をしてよいかわからない状況で，とにかく治療が開始されることが少なくない。また，患者はがんの病状，今後の治療方針，治療の副作用の症状など多くの情報が医療者から与えられる。

　そして患者はがん治療を始めるとき，症状に対するセルフケアを身につけなくてはならない。そのようなときは，何をすべきか看護職者

🔶 FEC　フルオロウラシル，エピルビシン，シクロホスファミド

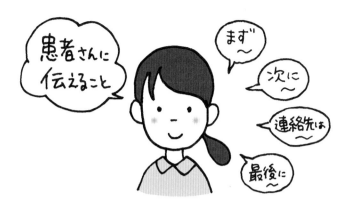

として優先順位を考え，簡潔に伝えること，次に来院したときは正しく伝わっていたか確認することが大切である。がん告知の落ち込みから説明がまったく聞いてもらえそうにない人には，自宅に帰って落ち着いてから確認できるように，病院の連絡すべき体調や連絡先について記載されている部分に印をつけて渡すなどの工夫も必要である。

Cさんの場合は，がんに対する多くの情報を聞いた後，一番に脱毛のことが気がかりとなっていた。まずはその気がかりについて丁寧に説明することでCさんの気持ちを少しでも軽くするように努め，他の必要な情報も聴いてもらえる余裕をつくるようにした。

がん化学療法に対する患者のイメージはさまざまである。テレビのなかのがん患者や身近でがん治療を受けた人の様子からイメージする人も多い。がんの種類が違ったり使用する抗がん剤が違ったり，医療の進歩によっても，患者が抱いていたがん治療のイメージとは異なることもある。その抱くイメージから不安が強くなっている場合もあるため，がん治療についてどのように捉えているのか聞き，追加説明することも患者の不安の軽減につながることが多い。

そのなかでも，がん化学療法は悪心・嘔吐のイメージが強く，関心が高い患者は多い。催吐性の強い化学療法初回の患者への指導として，「食べ物の嗜好が変わったり，食欲が落ちたりします。どのようなものが食べたいものか，食べられるものかは人それぞれですので，最初の治療のときにいろいろ試してみてください。そ

れが今後，治療を継続していくときにも食べやすいもの，食べられるものであることが多いです」と説明し，次の来院日は必ず，どのような食事を摂取できたのか確認する。ほとんど人がどのような食事が食べやすかったのかを教えてくれる。何をすべきか，まずは明確に提示すること，そのメリットも明確に伝えることで，患者はセルケア行動がとりやすくなる。

ショックを受けた直後などは簡潔に伝え，次に患者と会うときに説明が伝わっていたのか確認しながら，患者が取り組んだ行動やその成果を評価する。良かった点は続けてもらい，改善が必要なところは指導する。それを繰り返していくことで，患者が対応できるセルフケア行動になっていくのである。

········· **COLUMN** ·········

がん医療に関わる私たちの「あたりまえ」は，患者やその家族の「あたりまえ」ではない

　毎日，がんの疑いのある患者が来院し，診察室でがんと告げられ，なかには治療をしても治らないことが告げられる人もいる。最初にがんと診断されたときだけではなく，再発や転移，がんが増大していることも患者やその家族に告げられていく。これは医療者である私たちの日常であるが，患者や家族はそれらが伝えられたことにより，非日常感を味わうことになる。医療者は，医学的な知識と何人も患者を看て

きた経験から，治療経過や病態についてわかるが，患者やその家族はイメージがつかめないことは当然である。患者や家族は大きな衝撃を受けた状態にある。

　私たち看護職者は，まずは患者や家族の思いを傾聴し，その思いを受け止めることが大切である。看護職者からの説明が必要なときには，患者と家族がわかるように，丁寧に，そして医学的な用語はわかりやすい言葉で伝えるように努める。これはセルフケアを支援するときにも，とても大事な要素になる。

症状を医療者へ報告できるというセルフケア

☑ 事例：Dさん，70歳代，男性

　妻，息子と2人暮し。既往なし。疾患名：腎がん。治療：Nivolumab+Ipilimumab療法。

　Dさんは治療開始時に，副作用の説明を医師，薬剤師，看護師からそれぞれ説明を受けていた。4コース目まで，自覚症状はまったく出現することなく治療を行った。Dさんは，4コース目day9に「昨日から喉が乾いて，水をたくさん飲んでいる。使っている薬の副作用の症状で喉が渇くようなことがあったら病院に連絡するように言われました」と病院に連絡してきた。この連絡を受けた看護師は，Dさんの使用している薬剤からirAE（immune related Adverse Events：免疫関連有害事象）の1型糖尿病を疑い，問診をして医師へ報告し，受診の運びとなった。

【気づきとアセスメントのポイント】
　がん医療も外来治療が中心となり，患者はがん治療を受けていても自宅で過ごす時間が大半である。何か症状が出現し，患者自身のセルフケアで対応できることもあるが，患者自身ではどうすることもできず，医療処置が必要なこともある。

　がん免疫療法において，ICI（Immune Checkpoint Inhibitors：免疫チェックポイント阻害薬）を使用した場合，irAEが発症する可能性がある。irAEは，細胞障害性抗がん剤のようにおおよそ決まった時期に出現するわけではなく，発生頻度は稀であるが，発症から急激に悪化し，生命に関わる有害事象もある。ICIの投与から数か月後にirAEが発症する場合や発生頻度自体が低いことから，irAEに対する意識が薄れがちだが，症状が出現したときに，患者からICIを使用していること，または使用していたこと，そのなかでのどのような症状が出現しているのか医療者に伝えられることが大切である。そして医療者は，患者からの訴えをもとに問診を行い，対応について検討する。

　患者が有害事象に対して自宅で自己対処できることだけがセルフケアではない。病院に連絡すること，自分の行っている治療薬について医療者に報告できること，病院へ受診できることもセルフケアの1つである。どのような症状が出現したら病院に連絡すべきか，受診すべきか，自分がどのような治療を受けているのか言えるように患者教育していくことが大切である。

　一方で，副作用の症状が強く出た場合に化学療法や免疫療法を休薬または投与量を減量するため，「がんに対する治療効果が劣ってしまう」と考える患者は，症状が出現しても医療者に伝えずに我慢してしまう人もいる。特に末梢神経障害のような症状は他者がみてもわからないため，患者からの訴えが症状をマネジメントするためには重要となる。また，自宅での様子は患者からの報告なしでは把握することは難しい。患者は，来院日に自宅での様子を伝えられること，副作用の症状も含めて何か症状が出現したときは医療者に伝えることを正しく理解してもらう必要がある。

🖊 Nivolumab+Ipilimumab　ニボルマブ，イピリムマブ

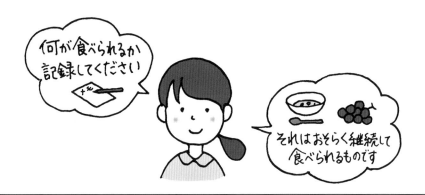

○●○○

COLUMN がんの啓発活動と検診の推奨

2人に1人が生涯でがんになるといわれる。しかしながら，がんについて学ぶ機会は意外と少なく，がん検診の受診率は50％以下のものがほとんどで，これは欧米諸国と比較して低い割合にある（図1）。多くの人は，身近な人ががんに罹患して初めてがんについて調べるのではないだろうか。そのときになって，がんについて数多くの情報を得て，処理できずに困ってしまうことが少なくない。

病院で勤務していると，すでにがんになった患者に会う。病院で働く医療者は，がん患者のリアルな声やがん治療の現状についてたくさんの知識や経験をもっている。それを病院のなかだけでとどめておくことなく，地域と協力して，一般の人へがんに対する知識を広げていかなくてはならない。また，がん検診の推奨を含めた啓発活動は，がん医療に関わる医療者の使命であると考える。

図1 がん検診の国際比較

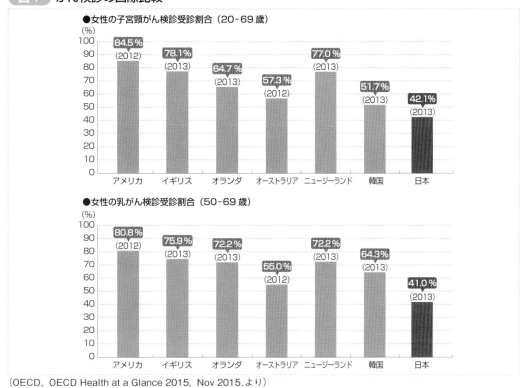

●女性の子宮頸がん検診受診割合（20-69歳）

●女性の乳がん検診受診割合（50-69歳）

（OECD，OECD Health at a Glance 2015, Nov 2015.より）

参考文献
・国立がん研究センター内科レジデント編：がん診療レジデントマニュアル，第8版，医学書院，2019.
・南博信編：抗悪性腫瘍学コンサルトブック―薬理学的特性に基づく治療，南江堂，2011.
・Dennis, C.M., 小野寺杜紀監訳：オレム看護論入門―セルフケア不足看護理論へのアプローチ，医学書院，1999.
・日本臨床腫瘍学会編：がん免疫療法ガイドライン，第2版，金原出版，2019.

多様な支援の場や方法で支援する

認知症をもつ人のもてる力を活かして支援する

01 認知症をもつ人の理解を深める

　セルフケア支援を考える前に，認知症をもつ人の理解を深めよう。まず，認知症についての知識を確認していこう。

認知症とは

　認知症とは，一度正常に達した認知機能が，後天的な脳の障害によって持続的に低下し，日常生活や社会生活に支障を来たすようになった状態[1]をいう。また，症状としては，認知機能障害とBPSD（Behavioral and Psychological Symptoms of Dementia：行動・心理症状）がある[2]（図1）。

　認知機能障害は，脳の器質的な障害によって出現する。そして，すべての認知症をもつ人にいずれかの症状が出現し，治すことは困難である。

　一方で，BPSDは認知症による症状にともなう不安や混乱が根底にあり，そこに環境要因の影響を受けて出現する症状である。環境を整えることで，症状を改善し，その人らしく穏やかに過ごすことは可能である。

認知症の記憶障害の特徴

①苦手になる記憶と得意な記憶

　記憶障害を時間軸で分類すると，短期（即時）記憶障害と長期（近時・遠隔）記憶障害に分けられるが，アルツハイマー型認知症に代表する記憶障害では，即時記憶（数十秒〜1分程度の記憶），近時記憶（数分〜数日の間の記憶）が損なわれやすく，遠隔記憶（数週〜数十年の記憶）は保たれやすい。また，手続き記憶（運動やスキ

図1 認知機能障害とBPSDの関係

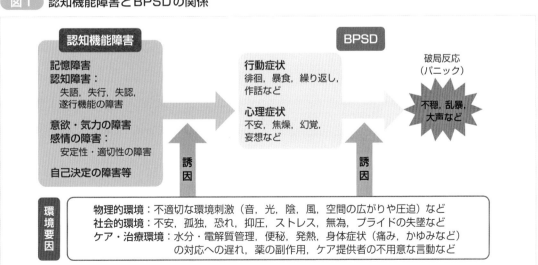

（永田久美子：痴呆高齢者の看護，柿川房子，金井和子編，新時代に求められる老年看護，pp.269-281，日総研出版，2000.を一部改変）

記憶の構成からみる，認知症によるもの忘れと加齢にともなう もの忘れの違い（図2）

アルツハイマー型認知症では，海馬が障害されるため，新たな出来事を記銘する（覚える）ことが困難になる。そのため，昔のこと＝海馬が障害される前に保持された（蓄えられた）出来事は覚えているのに，少し前の出来事は覚えられないということになる。

記憶の仕組みを理解し，認知症をもつ人にとって，少し前の出来事を忘れ，指摘されても思い出せない体験は，大きな不安につながるということを理解することは，認知症ケアに必要不可欠である。

図2 認知症によるもの忘れと加齢にともなうもの忘れの違い

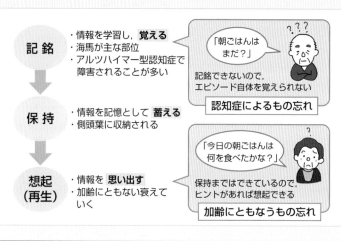

ルの記憶：例えば自転車や水泳など）は障害されにくい。

遠隔記憶や手続き記憶は障害されにくい，という特徴を理解することで，認知症をもつ人の強みやもてる力を活かしたケアにつなげるヒントになる。

②感情は忘れない

認知症をもつ人はエピソードそのものを覚えることは苦手になるが，そのときに抱いた感情は残りやすいことも特徴である。ケアを行う上でも，この特徴は大切なポイントである。つまり，いかに快の感情（うれしい・楽しい・安心する・自信がもてるなど）を残すかが大切になる。

例えば，入院中の患者は体調不良に加え，治療や処置など苦痛をともなうことが多い。つまりは，不快な感情（苦しい・怖い・痛い・寂し

い・悲しい・情けないなど）をともなう場面が多い。全身状態を整えるためには必要な治療ではあるが，その意味を理解することが困難な認知症をもつ人にとっては苦痛も大きい。つらい処置をした後こそ，快の感情を残せるような関わりが大切である（図3）。

認知症とともに生きるってどういうこと？

知識として認知症の疾患を理解することと，実際に認知症とともに生きることはどういうことか理解することとでは，認知症をもつ人への理解度が大きく異なる。実際にケアに活かすためには，認知症をもつその人がどのような体験をし，どのような思いを抱いているのか，想像し，理解していく必要がある。

図3 快の感情を残す関わりのポイント

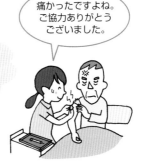

> 苦しいですよね。
> 良い咳です!!
> たくさん痰取れてますよ。
> 楽になりますからね，
> 頑張りましょう。

苦痛への共感を示す
効果を伝える
労う感謝を伝える

> 痛かったですよね。
> ご協力ありがとう
> ございました。

記憶障害について考えてみよう（「認知症の記憶障害の特徴」を参照）。過去の記憶はあるのに，最近の記憶がない，とはどういう体験だろうか。私たちは，常に過去と未来のつながりのなかで生活している。過去と現在がつながっているからこそ，どうしてここにいるのかわかり，未来と現在がつながっているからこそ，いつまでここにいるのか，これから何をするのかを予測し，今という瞬間を安心して過ごすことができる。

一方，認知症をもつ人は，過去・現在・未来という連続性のなかで自分や物事を捉えることができなくなり，過去の記憶をたどることも未来を予測することもできなくなっていく。認知症をもつ人にとっては，その瞬間その瞬間が今しかない「点の状態」である。どこから来て，何の目的でここにいるのか，この後はどうなるのか，わからない。そのような状態を考えると，認知症をもつ人が抱いている「不安」や「恐怖」がどれほどのものか想像できるだろうか。

記憶障害以外に，見当識障害や実行機能障害，失認・失行が重なると，さらに不安や混乱は増すであろう。

さらに，今まであたりまえにできていたことができなくなることへの恐怖・混乱・不甲斐な

さ・恥ずかしさ・くやしさ・苛立ちなど，複雑な思いを抱いている。それを思うように他者に伝えられず，うまく対処できないことで不安や混乱は増す。

このように，認知症の症状によってどのような体験をし，どのような思いを抱いているのか，寄り添い理解することが，認知症をもつ人を理解することの第一歩である。

認知症をもつ人が見ている世界を知る

周囲の人からの視点では，認知症をもつ人の言動は一見不可解にみえることがある。そして，その言動の背景にある思いに気づかずに行ったケアは，認知症をもつ人のニーズとズレが生じ，余計な不安や恐怖心を与えてしまうことも多い。認知症をもつ人の言動には必ず意味がある。そこには認知症をもつ人の見ている世界がある。認知症をもつ人を無理やり現実の世界に連れ戻すのではなく，認知症をもつ人が見ている世界に関心をもち，「覗いてみること＝認知症をもつ人の目線で言動を捉える」ことで，初めてその人の思いや気がかりを知ることができる。そこには，その人が大切にしているもの

🖋 見当識障害　時間や場所・人物がわからなくなる
🖋 実行機能障害　計画的に物事を行うことができなくなる。例：料理や買い物など
🖋 失認　視聴覚に異常がないのに，目の前のものや聞いたことがわからなくなる
🖋 失行　麻痺や運動障害がないのに，目的に沿って運動ができない。例：着替えや食事など

や価値観，心のよりどころ，生活背景が影響していることが多い。

認知症をもつ人の見ている世界を理解するには，認知症の理解に加え，認知症をもつ人自身との対話を諦めず，言動を注意深く観察し，寄り添い，想像力を働かせることが大切である。

認知症になっても変わらないもの

認知症になり，言語的なコミュニケーションが難しくなっていくと，認知症をもつ人を理解するすべがなくなっていくように感じることも

ある。しかし，価値観や信念，生活習慣など長年，その人が築いてきたものは，認知症になっても変わらない。たとえその人自身が語ることができなくても，家族や身近な人から情報を得ることで，認知症をもつ人が大事にしていること，習慣，気がかりなどを把握し，認知症をもつ人の見ている世界を理解するヒントになることがある。最も大切なのは，相手を理解して関わろうとする姿勢である。自分に関心をもち，丁寧に関わろうとする姿勢は必ず認知症をもつ人に伝わり，安心感をもたらすはずである。

02 認知症をもつ人のもてる力を捉える

もてる力を捉える力

「認知症をもつ人のもてる力」と聞いて，何を思い浮かべるだろうか。少しずつできなくなっていく，わからなくなっていく過程で，つい周囲の人はその人のもてる力よりも，「できないこと」「わからないこと」「危ないこと」に着目しがちである。ケアする人がその人のもてる力に目を向けられていない・見つけられていないにもかかわらず，「その人自身にもてる力がない」と思い込んでしまう。その結果，認知症をもつ人は自信や意欲を失い，実際にできることも減ってしまう，ということを現場で経験したことがある。

「もてる力を捉える」とは，ケアする側のアンテナの問題であり，認知症をもつ人の言動1つひとつをどう捉えるか次第で，もてる力にも，「問題点」「リスク」にもとれてしまう。

例えば，図4のような場面を考えてみる。認知症をもつ人の言動をどう捉えるかによって，声かけ1つからケアの方針も変わってくる。「動ける」ことを「危ない」というリスクと捉えることで，対策として制限する傾向が強くなってしまう。そして，どうして動いたのか，という本人の思いやニーズは注目されない。しかし，「動

ける」ことを「もてる力」と捉えることで，その力を活かし本人のニーズを満たすためのケアや安全に配慮した環境につなげることができる。必要なのは，誰にでもあるもてる力を「もてる力」として的確に捉え，ケアへ活かしていく看護職者の力である。

もてる力とは？

では，具体的に「もてる力」とは何だろうか？

看護職者が捉える患者のもてる力とは，機能面での能力だけでなく，意欲や自信，意思表示する力や社会力，役割といわれている[3]。筆者が現場で捉えた，認知症をもつ人のもてる力を具体的に示す（表1）。

認知症をもつ人が今できることを続けることで，維持していこうとする力や，目の前の苦悩や苦痛に対してどうにかして乗り越えようとする力，認知症とともに生きていこうとする力などが見えてくる。認知症になると，本人も周りもできなくなっていくことに目を向けがちだからこそ，ケアする人がポジティブにもてる力に目を向け，引き出し，最大限にその人がもてる力を発揮できるような関わりが必要である。

図4 患者を捉える視点の違い

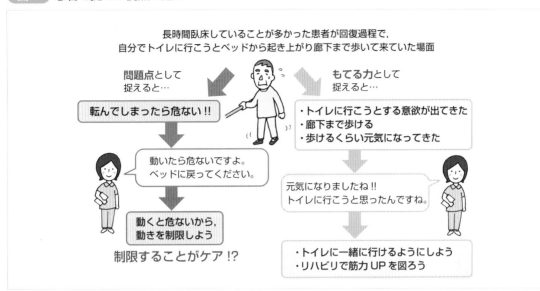

長時間臥床していることが多かった患者が回復過程で，
自分でトイレに行こうとベッドから起き上がり廊下まで歩いて来ていた場面

問題点として
捉えると…

転んでしまったら危ない!!

動いたら危ないですよ。
ベッドに戻ってください。

動くと危ないから，
動きを制限しよう

制限することがケア!?

もてる力として
捉えると…

・トイレに行こうとする意欲が出てきた
・廊下まで歩ける
・歩けるくらい元気になってきた

元気になりましたね!!
トイレに行こうと思ったんですね。

・トイレに一緒に行けるようにしよう
・リハビリで筋力UPを図ろう

表1 認知症をもつ人のもてる力の具体例

	認知症をもつ人のもてる力の具体例
機能	・歩くことができる ・トイレに行くことができる ・尿意を訴えることができる ・長くは覚えていられないが，その場その場では理解することができる　＜できることを続けることで維持していく力＞
意欲	・楽しみにしていることがある ・趣味や特技がある ・自信をもってできることや誇れることがある ・家族のためによくなりたいと，治療に臨むことができる ・「わからなくなっちゃって」と苦しみながらも，認知症とともに生きようとする　＜今の苦悩や苦痛を乗り越えようとする力＞＜認知症とともに生きる力＞
意思表示	・「やりたい」「行きたくない」など意思表示をすることができる ・不安や怒りを表出することができる ・言語的なコミュニケーションは難しいが，笑う，会釈をする，あるいは，大声をあげる，手をあげようとする，顔をゆがめる・背けるなどして，快・不快を表現することができる
社会力	・他者への気遣いがある ・他者とコミュニケーションをとろうとする ・自ら積極的に参加することができなくても，その場にいて笑ったり穏やかに過ごすことができる ・支えてくれる家族がいる
役割	・家族のなかで家事をする役割がある ・家族の精神的な支えとなる役割がある

事例から「もてる力」を考える

✓ 事例1：Aさん

　肺炎で急性期治療が必要な男性患者Aさん。Aさんは面会に来た妻が帰ろうとすると，いつ

も一緒に行こうとするため，看護師は「一緒に帰ろうとしている」「不穏になったらこの後が大変だ」と，「まだ入院が必要ですからね」とAさんを制止していた。

　ある日，いつものように妻と一緒に行こうとするAさんに「どうしましたか？」と尋ねると，

「妻を見送ってくる」と答えた。「では一緒に行きましょう」と，看護師と一緒にエレベーターまで妻を見送りに行った。Aさんはとても優しい表情で「気をつけてな」と妻に手を振り，安心した表情で病室へと戻った。今まで『認知症だから』という看護師目線で「入院の必要性を理解していないに違いない」「家族と一緒に帰ろうとしているに違いない」と勝手に患者を捉えていたのである。

Aさんの思いを尋ねることで，Aさんは自分の意思を表出し，妻を心配する気持ち，入院や治療への理解を知ることができた。言動の背景にある思いから言動の意味を理解し，Aさんのもてる力に気がつくことができた。そして，Aさんの思いに寄り添い安心して治療に向かえるような支援につなげることができた。看護師がAさんの思いやもてる力に目を向けずに一方的に決めつけて，Aさんの思いや行動を制限していたことに気がつくことができたエピソードだった。

03 認知症をもつ人のセルフケア支援

セルフケア支援の考え方

認知症をもつ人のセルフケア支援の考え方と支援の例を示した（図5）。

認知症になると徐々に自分でニーズを満たすことが難しくなる。できない部分だけを補い，最大限のもてる力を発揮しながら生活できるようなセルフケア支援につなげていくことが必要である。それが，認知症者の自信やQOL（Quality of Life：生活の質）の向上につながる。

本人に寄り添う姿勢

つい，本人以外の家族や身近な人と治療方針や支援の内容について決めてしまっていることはないだろうか。

まずは，本人がどう受け止めているのか，どう感じているのか，を把握する必要がある。認知症をもつ人は，話しても忘れてしまうかもしれない。聞くたびに答えが違うかもしれない。しかし，「あなたのことを一緒に考えたい」という寄り添う姿勢は，認知症をもつ人の安心感や意欲になる。

また，認知症をもつ人の場合，支援の必要性について周囲と本人の認識にズレがあることも多い。本人は「何か今までと違う」「どうしよう」と思っていても，素直に助けを求められないという場合もある。まずは，認知症をもつ人の思いに耳を傾け，可能な限り一緒に工夫や改善点について考える必要がある。

事例からセルフケア支援を考える

☑ 事例2：もてる力を生かした内服管理の支援と環境への工夫

【事例概要】

Bさん。80歳代女性。既往症に糖尿病，軽度のアルツハイマー型認知症がある。夫・娘家族と自宅で暮らしている。日常生活動作は自立。

Bさんは血糖コントロール目的で急性期病棟へ入院した。短期記憶障害のため，数分前の出来事も忘れてしまう。場所の見当識障害もあり，今自分がどこにいるのか，わからなくなってしまう。

【入院してからの様子】

糖尿病のコントロールとして，内服を開始した。毎回内服の度に看護師がBさんへ1回分の内服を渡し，確実に内服ができるようにした。内服への抵抗はみられなかったが，自発的に内服を行おうとすることもなかった。

自分の病室やトイレの場所が覚えられず，病棟内を迷ったり，他の病室へ入ったりと，混乱

図5 認知症をもつ人のセルフケア支援の考え方と支援の例

例1.食事への支援

もてる力を捉える	・口に物が入れば，食べ物と認識することができる ・嚥下機能は維持できている
現在の力を見極める （できること・できないこと）	・配膳されても食事と認識することが難しくなっている ・周囲の刺激にすぐに集中力が切れてしまう ・口腔期以降の嚥下機能は保たれている
できない部分を補う	・食事に集中できる環境を整える（テレビやラジオは消す。テーブルの上には食膳以外のものを置かない。大人数で食卓を囲まない，など） ・食具を持ってもらう ・初めの一口を介助する
最大限もてる力を発揮した セルフケア支援へ	・食事に集中できる環境を整え，食事に関する一連の動作の"認知"の部分を補い，食べ始めたら見守る

例2.トイレへの支援

もてる力を捉える	・尿意を感じて，トイレに行こうとすることができる ・部屋からトイレまでの5mを歩くことができる
現在の力を見極める （できること・できないこと）	・トイレの場所を覚えることができない ・排泄の動作は自立している ・トイレの場所が分かれば，自分で行くことができる
できない部分を補う	・部屋からトイレへの動線に案内を提示する
最大限もてる力を発揮した セルフケア支援へ	・案内に目が行くように，誘導しながらトイレへの場所を自ら見つけられるように援助する

例3.治療への支援

もてる力を捉える	・その場では他者の言っていることを理解することができる ・文字を理解する能力がある ・将棋が好き
現在の力を見極める （できること・できないこと）	・記憶障害があり，物事を覚えられない ・その都度説明すれば，その場での理解は得られる
できない部分を補う	・その都度，やることや状況について丁寧に説明する ・「入院中です」「点滴をやっています」と目につくところに提示し，自ら確認できるようにする
最大限もてる力を発揮した セルフケア支援へ	・ケアや処置をするときには，その都度説明する ・治療への協力を労う ・治療と並行して，趣味の将棋をやることで，苦痛を軽減できるようにする

2

疾病・障害とともに生きる人を支援する

COLUMN 認知機能にあわせて環境やケアを工夫してもてる力を奪わない（図6）

「鍛える」のではなく，「代償する」ことで支援していく姿勢も大切である。「鍛える」アプローチでは，どうしてもできないことが増えていく認知症では挫折体験が増えてしまう。そのときの能力を見極め，それを代償する環境・関わりを提供することで，そのときできることを維持していくことができる。

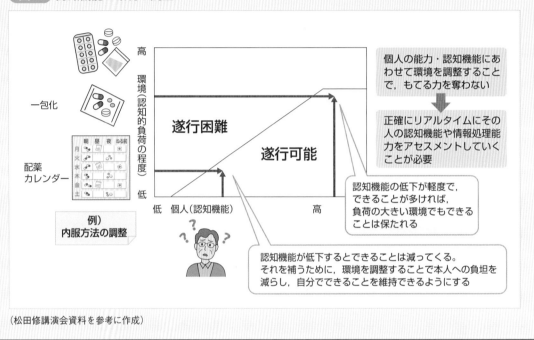

図6 認知機能と環境の調整

個人の能力・認知機能にあわせて環境を調整することで，もてる力を奪わない

正確にリアルタイムにその人の認知機能や情報処理能力をアセスメントしていくことが必要

認知機能の低下が軽度で，できることが多ければ，負荷の大きい環境でもできることは保たれる

認知機能が低下するとできることは減ってくる。それを補うために，環境を調整することで本人への負担を減らし，自分でできることを維持できるようにする

遂行困難　遂行可能

高　環境（認知的負荷の程度）　低

低　個人（認知機能）　高

一包化
配薬カレンダー

例）内服方法の調整

（松田修講演会資料を参考に作成）

してしまうこともたびたびみられた。看護師は，その都度トイレや病室の場所を案内していた。トイレの『ナースコールで呼んでください』の張り紙を見て，「呼んでくださいって書いてあるから呼びました」と，ナースコールを押してくれることもあった。「どうしたらいいですか？」「こんなお母さんになって，家族がかわいそう」と不安気に困った様子で看護師に訴え，自分の頭をポカポカたたきながら「もう自分がバカになっちゃったから」と感情を表出することもあった。

【アセスメント】

Bさんは，軽度のアルツハイマー型認知症に

よって，短期記憶障害や場所の見当識障害がある。また，認知症では空間の把握が苦手になってくる。そのため，病棟内で迷ってしまい，余計混乱が増している。一方で，Bさんのもてる力として，文字を認識し内容を理解する能力や言語的コミュニケーション能力は保たれている。その都度説明をすることで，一時的であっても内容を理解する力はある。加えて視覚的情報を使えば，退院後の内服管理やBさんが自分でトイレと病室の行き来ができるよう支援できると考えた。

また，さまざまな不安を抱え，自信をなくし，混乱しているBさんの心理的状況を理解し，少しでもBさんが安心して入院生活を送れるよう

に支援していく必要がある。

【ケアの実際】

①内服管理について

主治医と相談し，できるだけ内服を簡素化できるように調整してもらい，朝食後の内服のみとなり，内服を一包化にした。朝食時に「食事が終わったら，飲んでください」と記した札と一緒に内服をお膳に置くようにした。時々，内服を忘れてしまうこともあったが，徐々に自発的に内服することも増えていった。

退院時には，家族にもケア方法を共有し，内服を忘れているときに声かけをしてもらうよう依頼した。

②環境調整について

Bさんがトイレに迷うと，毎回看護師が案内していた。しかし，それにより「迷惑をかけてしまう」「こんなことも覚えられない」とBさんは自信を失い，不安や混乱が増す原因にもなっていた。そこで，Bさんの識字能力は保たれているというもてる力に着目し，場所に迷うという点を補えるようにトイレから病室までの経路がわかるように壁に案内を貼ることを提案した。Bさんは「これなら迷わないわね」とうれしそうにしていた。Bさんのベッドのところには表札風に名前を提示した。また，貼り紙の見やすさや貼る位置の確認をBさんと一緒に行った。

Bさんは貼り紙をたどりながら，自分の部屋へ戻れることが多くなった。看護師が付き添っているときにも，できるだけ先走って誘導はせず，Bさんが1つひとつ確認しながら部屋へ戻れるように見守った。

【ケアのポイント】

①本人のもてる力に着目

Bさんは認知症によって物事や場所を覚えることが苦手になっている。しかし，歩くことができる，トイレの動作は自立しているなど，環境を整えれば発揮できるもてる力はまだまだ多い。札による内服の促しや貼り紙による部屋の案内は，認知機能障害を補うために，Bさんの識字能力を活かしたケアの実践である。忘れてしまうのなら，その都度，Bさん自身がタイムリーに情報を得られるようにする工夫である。

本人のもてる力を把握し，苦手になっていること，つまずいていることを見極め，どのような支援や工夫をすれば補うことができるのか検討し，実践することが，本人のもてる力を活かしたケアにつながる。

②自信・安心感を積み重ねる

ケアや環境の工夫によって，内服管理の継続やトイレと病室を行き来できるようになったという成功体験は自信にもつながる。認知症になることで，これまであたりまえにできていたことが少しずつできなくなるという失敗体験を積み重ねていくことになる。そのなかで，いかに自信を感じてもらうかは大切なケアのポイントになる。

また，貼り紙をBさんと一緒に貼ることで，「自分も参加した」「自分で決めた」という自信にもなる。認知症になると，つい周囲の人が意思決定をしてしまう場面が多くみられる。「自分に意見を聞いてくれた」ということで認知症者は自身の存在を他者が認め，「ともにいる」ことを実感し，自分の居場所を感じるようになる。その自信や安心感をこまめに積み重ねていくことで，Bさんの混乱や不安の軽減につながっていく。

③"覚えてもらう"ことが目的ではない

認知症による記憶障害では，物事を覚えることが苦手になってくる。その都度看護師が説明や案内をしても，なかなかBさんは覚えることができない。しかし，覚えることはできないが，Bさんはその場での理解は得られ，適切な行動もとることができる。一時的ではあるが，ニーズが満たされ「困ったけど，誰かが助けてくれた。何とかなった」と安心感を抱くことにつながっている。この説明や案内を「覚えてもらうため」に行うと，看護師は「さっきも言ったのに。なんで覚えてくれないの」という感情を抱いてしまう。その感情は必ず認知症をもつ人に伝わり，不安や混乱をあおりかねない。「覚え

てもらう」ことが目的ではなく，そのときその
ときの安心感のために声をかけている，という
認識に切り替えるだけで，認知症をもつ人もサ
ポートする側も負担が減ってくる。

☑ 事例3：もてる力を活かして，入院環境で の苦痛や不安を軽減する支援

【事例概要】

　Cさん。80歳代男性。アルツハイマー型認知
症。妻と2人暮らし。自転車で畑に行くこと，
犬の散歩を行うことが日課だったが，最近は筋
力が衰えて，家にいることが多くなった。釣り
が趣味だった。

【入院してからの様子】

　肺炎で入院。一時は酸素投与を必要として
いたが，呼吸状態が安定し，徐々に体力も回復
してきた。

　Cさんは「畑行ってくるよ」「今日は犬の散歩
に行ったっけ？」と落ち着かず，末梢静脈カ
テーテルを抜いてしまうこともあった。夕方
になると「もう帰るよ」「自転車どこにあるだろ
う」と，そわそわと落ち着かない様子だった。

【アセスメント】

　Cさんは入院や治療の必要性を理解できず，
末梢静脈カテーテルを自己抜去してしまった。

入院や治療の必要性を理解し，治療に臨むとい
うセルフケアは難しいが，Cさんのもてる力を
活かしてCさんなりにその場に適応しようとす
る力を支援することで，少しでも本人への苦痛
も少なく，安全に治療へ向かえるように援助で
きると考えた。

【ケアの実際】

　Cさんが少しでも安全にそして，安心して必
要な治療を受けられる方法として，入院中にで
きるCさんの好きなことや夢中になれることを
点滴の最中に実践してみることにした。Cさん
には畑や犬の散歩の趣味があったが，入院中に
取り入れることは難しかった。そこで，磁石で
釣りあげる釣りセットをつくり，実践した。

　Cさんは魚釣りに夢中になり，点滴を気にせ
ず過ごすことができた。また，Cさんと畑仕事
や犬の話をすることで，畑でつくっている作物
のこと，畑仕事で大変なことなどを一生懸命話
してくれることもあった。

　Cさんは夕方になるとそわそわ落ち着かなく
なることが多かったので，なるべく夕方にはス
タッフが一緒に過ごすようにした。誰かがそ
ばにいるときや，自分の好きなことを話してい
るときには，不安げな表情がやわらぎ穏やかに
過ごせることも増えた。「今日はここに泊まっ
ていくか」と，自宅でないことは理解しつつも，
病院での生活に少しずつ慣れていくことができ

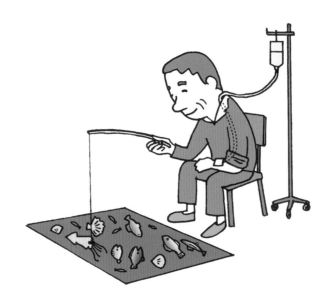

た。

【ケアのポイント】

①好きなことや習慣を取り入れる

病棟では，入院や治療への理解が得られないことも多く，安全に治療を継続することが優先されすぎた結果，過剰な抑制につながってしまうこともある。しかし，抑制をすることで，認知症をもつ人の不安や混乱を助長し，余計に治療の継続が困難になったり，褥瘡や筋力・意欲低下など二次障害も招きかねない。認知症をもつ人のもてる力を活かし，ケアの方法を工夫することで，認知症をもつ人が少しでも安心して，負担も少なく治療を継続できるように援助していくことが，看護の力を発揮するところである。Cさんの好きなことや生活習慣を把握し，もてる力として入院中に取り入れることで，Cさんにとっての心地よい時間につながるだけでなく，苦痛や制限をともなう治療への負担を軽減することにもつなげることができる。

②不安や恐怖心を上回る安心感を

認知症をもつ人にとって，入院という環境は，普段住み慣れた場所とはかけ離れ，安心できる家族の存在もなじみの物もない，ストレスフルな環境である。それに加え，体調不良や疼痛による苦痛もともない，心身ともに負担の大きい環境といえる。当然，不安や混乱は増し，そのなかで苦痛や制限をともなう治療を受けるというのは，どれだけの不安や恐怖心が生じるものか理解しようとする姿勢が必要になる。その不安や恐怖心をゼロにすることは難しいが，いかにそれを上回る安心や心地よさを感じてもらうかが，ケアのポイントになる。

最後に，認知症をもつ人のセルフケア支援を考える際のポイントとアセスメントのポイントについてまとめたので，確認してほしい（表2）。

表2 認知症をもつ人のセルフケア支援を考える際のポイントとアセスメントのポイント

アセスメントのポイント	セルフケア支援を考える際のポイント
認知症の特徴（強み）を理解する	・遠隔記憶（昔の記憶）や手続き記憶（身体で覚えたこと）は障害されにくい ・感情は忘れない
その人自身を理解する	・その人の価値観や信念，生活習慣 ➡ 染みついたものは認知症になっても変わらない
ポジティブに!! もてる力を捉える	・残された力，得意なこと，好きなこと，できることに着目!! ・"問題点"として捉えていることも，見方を変えればその人の"もてる力"が見えてくる ・誰にでもあるもてる力を捉える力をつける
現在の力を見極める（できること・できないこと）	・一つの活動（例：食べる・排泄する・着替える・入浴するなど）は一連の動作の連続によって成り立っている。そのどの部分につまづいているのか，を見極める ・環境による影響を受けていないかもアセスメント
できない部分を補う	・できる部分は奪わない ・環境を調整することで補う ・得意なことを活かすことで，苦手なことを補う （例：好きなことに夢中になっている間に点滴や経管栄養を実施する）　**本人の思いにも寄り添いながら!!**

認知症看護の楽しみを味わう

認知症をもつ人の看護と聞くと，どうしても「大変」「難しい」といった印象が強い。筆者は新人看護師の頃，治療の必要性は理解してくれないし，危ないし，どう接したらいいのかわからない，と苦手意識をもっていた。しかし次第に，どうやら関わり方によって反応がずいぶん違うようだと気づき，「どうしたら安心してもらえるのだろう」「笑顔を見られるのだろう」と関心をもつようになった。認知症をもつ人の反応は私たちの関わり方の鏡であることも少なくない。

認知症をもつ人が見ている世界に関心を寄せ，そっとそばに寄り添い，安心感を抱いてくれたとき，認知症をもつ人は思わぬ力を発揮したりとびっきりの笑顔やユーモアを見せてくれたりする。

1人でも多くの看護職者が，認知症をもつ人のもてる力に目を向け，関わりを楽しみながら日々の看護が実践できたらよいと思う。

引用文献：
1）日本精神神経学会監：認知症疾患治療ガイドライン2010，p.1，2010.
2）公益社団法人日本看護協会編：認知症ケアガイドブック，p.71，照林社，2016.
3）平野貴和子，西谷美幸：看護師が捉える患者の「持てる力」に関する文献レビュー，富山大学看護学会誌，18（1），pp.47-58，2019.

参考文献：
・山口晴保編著：認知症の正しい理解と包括的医療・ケアのポイント，第2版，協同医書出版社，2010.
・中島紀惠子監・編：認知症の人びとの看護，第3版，医歯薬出版，2017.

第**3**部

時期により変化する
セルフケアを補う

周手術期にある人の セルフケアを支援する

手術療法は侵襲をともなう治療であり，身体面だけでなく心理社会面に与える影響も大きい。周手術期には手術前・手術中・手術後の段階があり，各段階において身体的・心理社会的状態は大きく変化するため，患者のセルフケアも変化していく。

01 周手術期にある患者の特徴

術前の患者の特徴

多くの患者は，外来診察の場で検査結果および病名を告げられ，治療法の選択について説明を受ける。入院期間が短縮されている昨今，手術療法を選択した患者は，その日のうちにX線や心電図，呼吸機能検査などの術前検査を受けることが多い（図1）。

患者は慣れない検査室を回りながら，手術という未知の体験を想像して不安や恐怖を抱くだろう。がん患者の場合は，その場でがんの診断を知らされることがある。ある患者は告知の衝撃で頭が真っ白になり，外来検査室までどこを歩いてどのような検査を受けたのか記憶に残っていないと語った。

図2は，悪い知らせに対する心理反応を示している。がん診断のような悪い知らせを受けた患者は誰しも強い抑うつ状態となり日常生活への適応が低下するが，通常はおおよそ2週間で回復し，活動を再開する[1)2)]。しかし，数週間経過しても抑うつの回復が認められずうつ病に該当する場合や，日常生活への支障が持続して適応障害に該当する場合がある[1)2)]。がん患者のみならず，手術を選択した患者は，「手術の痛みに耐えられるだろうか」「手術後はこれまでのような生活に戻れるのだろうか」といった心配事が心理的ストレスとなり得るため，術前からセルフケア不足の状態になる恐れがある。

手術を選択した後は，手術に向けたさまざまな準備を行うことになる。仕事を整理して引継ぐことや，子どもの世話や介護の依頼など，患者・家族が社会生活を維持させる準備が必要である。手術は費用がかかるため，「高額療養費制度」など活用できる助成制度や，加入している生命保険や医療保険の給付金手続きなどを調べる必要性が出てくる。また，手術に向けて指示された禁煙や齲歯の治療，呼吸訓練に取り組まなければならない。このように，手術後，順調に回復するためのセルフケアは手術を選択したときから始まるといえる。

手術療法が適応となる患者は器質的な病態を抱えており，術前から身体的にベストコンディションではない。例えば，消化器がんの患者では消化管出血による貧血や消化機能低下による栄養障害を有している。心疾患の患者では術前から活動耐性が低下していることがある。患者には，術前のコンディションを悪化させないためのセルフケアが必要となる。

入院当日，患者は主治医や病棟看護師，麻酔科医師，手術室看護師など多くの医療スタッフから手術に関する説明を受ける。看護職者からは術後の状態についてクリニカルパスを用いた術後経過の説明や，術後合併症予防のための呼吸訓練，創痛への対処法などの説明を受ける。つまり患者は術前から，術後合併症予防のセルフケアを行うことになる。

図1 術前の流れ

医療者

| 診断のための検査
病名と病状についての説明
治療の選択肢についての説明
手術の方法や合併症の説明
入院についての説明
麻酔科や他科との調整（必要時） | 手術前オリエンテーション（看護職者）
手術の方法と合併症の説明（主治医）
麻酔の説明（麻酔科医）
手術室の説明（手術室看護師） |

外　来　▶　自　宅　▶　入院〜手術まで　▶

患者・家族

| 診断のための検査
病名と病状，治療の選択肢について受けた説明の理解
手術の方法や合併症の理解と治療法の吟味，手術療法の選択
麻酔科や他科の受診（必要時）
手術前検査 | 手術に必要な物品の準備
ストレスマネジメント
社会生活を維持するための準備
費用面の情報収集と準備
体調を整えるための生活調整
合併症予防の準備や訓練 | 手術や合併症，術後経過の理解
合併症予防の訓練
身体の清潔保持
医療スタッフとの関係性構築 |

図2 悪い知らせに対する心理反応

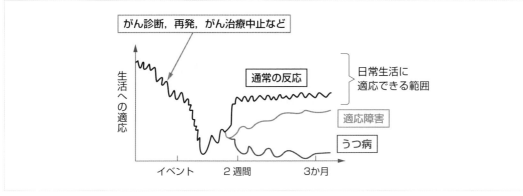

(Massie, M., Holland, J.：Overview of Normal reactions and prevalence of psychiatric disorders, In Handbook of Psychooncology, Holland, J., Rowland, J. eds., pp.273-282, New York: Oxford University Press, 1989. を参考に作成)

術後の患者の特徴

　手術を受けた患者は，侵襲による生体反応や合併症，疼痛，形態の変化や機能障害によりセルフケア不足の状態となる。

①侵襲による生体反応

　手術は疾患を治療するための方法であるが，生体にとっては過大な侵襲でもある。手術によって侵襲を受けた生体は，恒常性を維持・回復させるために神経・内分泌系，免疫系，代謝系，循環器系のさまざまな反応を引き起こす。

　手術侵襲による生体反応は，神経・内分泌系が最も早く，視床下部－交感神経－副腎髄質系では副腎髄質からのカテコールアミン（アドレナリン，ノルアドレナリン）の分泌を亢進させて末梢血管の収縮を促進し，心収縮力や心拍数を増加させて循環血液量を維持しようとする。視床下部－下垂体－副腎皮質系では副腎皮質刺激ホルモン（ACTH）が副腎皮質を刺激して糖質コルチコイドや電解質コルチコイド（アルドステロン）の分泌を亢進させる。糖質コルチコイドは糖新生やタンパク質分解を亢進させ，アルドステロンはナトリウムと水の再吸収によって

3　時期により変化するセルフケアを補う

体液量を増加させ，それにともないカリウムの排泄を促進させる。下垂体からは成長ホルモンが分泌されて糖やタンパク質，脂肪などの代謝を促進し，循環血液量が減少したときに抗利尿ホルモンが分泌されて尿量が減少し濃縮尿となる。

　また，侵襲による生体反応として損傷した組織へのエネルギー供給を目的とする血糖上昇がある。これは前述の糖新生によるが，術後数時間はインスリンの分泌が抑制されることもあり一過性に外科的糖尿病状態になる。さらに，手術による絶食時には生命維持を目的として脂肪が燃焼され，タンパク質も分解（異化作用）される。

　ムーア（Fraucis D. Moore）は術後の生体反応を4つの時期に分類している（表1）。ムーアの分類によると，術後回復には数週間かかるが，高齢者や心疾患・呼吸器疾患などの既往がある場合は，さらに術後の回復が遅延する恐れがある。

②術後合併症

　手術では，手術操作や麻酔，および術後管理に関連して術後合併症が発生することがある。主な術後合併症には術後出血，循環器合併症（不整脈・うっ血性心不全・虚血性心疾患・深部静脈血栓症および肺塞栓症），呼吸器合併症（無気肺，肺炎），術後イレウス，外科的糖尿病，急性腎不全，縫合不全，術後感染症，術後せん妄がある。術後合併症は，高齢や術後疼痛，併存疾患，使用薬剤などの影響を大きく受ける。術後合併症は術後のセルフケア不足を助長させるため，術前から合併症のリスクアセスメントを行う（表2）。

③術後疼痛

　手術後の痛みの主たるものは創痛であり，外科的侵襲に対する生体反応の1つである。術後24時間以内に最も強くなり，術後3～4日目に消失に向かうが，持続する痛みは術後感染を疑う。また，開胸術や四肢切断術の後に術後疼痛が遷延する場合がある。

　術後疼痛は身体にさまざまな影響を及ぼす。創痛により呼吸運動が制限されると痰の喀出が不十分となり無気肺などの呼吸器合併症を引き起こす。痛みにより交感神経が緊張して末梢血管が収縮すると，血圧上昇だけでなく，局所の酸素欠乏による発痛物質の生成が促進されてさらに痛みを強く感じる（図3）。交感神経の緊張は消化管の蠕動運動低下や消化液分泌低下も引き起こす。また，痛みは術後せん妄の要因の1つである。そのため，術後疼痛は積極的に緩和するべきであり，痛みが増強する前から鎮痛を行う先制鎮痛法（p.8参照）が行われる。

表1　ムーアの分類

相	期	術後時期	生体反応
第1相	傷害期（異化期）	手術後から数日間（2～4日間）	・頻脈，発熱，尿量減少，腸管運動の減弱 ・神経・内分泌系の反応が中心 　心拍数・心収縮力の増加，血管収縮 　高血糖
第2相	転換期	手術後3日目前後から1～2日間持続	・解熱，疼痛の軽減，腸蠕動活発化 ・神経・内分泌系反応の鎮静化 ・尿量増加（サードスペースに貯留していた水分が体循環系へ戻る）
第3相	同化期（筋力回復期）	術後1週間前後から2～5週間持続	・筋タンパク質量の回復 ・内分泌バランス，食欲，排便の正常化 ・創傷治癒機転の促進
第4相	脂肪蓄積期	術後数カ月持続	・筋タンパク質の合成，脂肪の蓄積

（矢永勝彦他：系統看護学講座別巻臨床外科看護総論，第11版，pp.15-16，医学書院，2018. を参考に作成）

表2 術後合併症の出現時期とリスク因子

合併症	出現時期	リスク因子
術後出血	術直後〜48時間	・術前からの出血傾向 血液凝固機能を低下させる薬剤の使用 術前からの低栄養状態や低酸素状態
縫合不全	術後4〜10日	術前からの低栄養状態 糖尿病などの高血糖 免疫抑制薬や副腎皮質ステロイド薬の長期使用 ・肥満
術後感染	手術部位感染(SSI): 術後30日以内	術前からの生体防御力(免疫力)の低下 糖尿病, 肝硬変, 膠原病・高齢 術前からの低栄養状態 免疫抑制薬や副腎皮質ステロイド薬の長期使用
呼吸器合併症	無気肺:術後3日以内 肺炎:術後3〜7日	高齢・肥満・喫煙歴 肺機能低下;％肺活量80％以下, 1秒率70％以下 肝疾患, 腎疾患, 糖尿病
術後イレウス	術後3〜7日	開腹手術の既往
深部静脈血栓症	術直後〜術後7日	高齢 長期臥床 四肢麻痺 悪性疾患(がん) 肥満 下肢静脈瘤 エストロゲン療養中
術後せん妄	術直後〜術後7日	高齢 脳神経疾患の既往 認知症 長期臥床, 絶食を強いられる術式 失声, 構音障害となる術式 術後, 集中治療室への入室予定

図3 痛みの悪循環

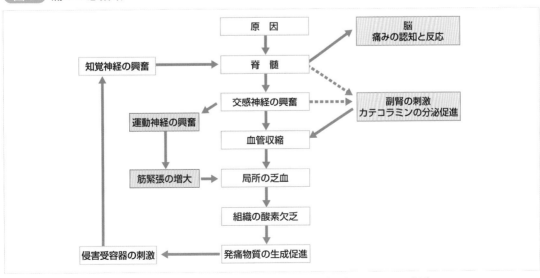

(近藤まゆみ他編:ナースが向き合うがんの痛みと看護の悩み, p.64, エルゼビアジャパン, 2000.より)

④形態の変化と機能障害

手術による病変の切除は，ときに身体の形態の変化や機能障害をもたらす。変化した形態や機能への対応を自身の生活様式に取り入れていくことが課題となる。形態の変化や身体の一部の喪失によってボディイメージが変容すると，自尊感情が低下してセルフケアへの意欲が減退する恐れがある。看護師は術後に起こり得る形態の変化と機能障害を念頭に入れて術前から支援する必要がある。形態の変化と機能障害をもたらす主な手術を表3に示す。

表3 形態の変化と機能障害が起こる主な手術

手術	形態の変化と機能障害
肺葉切除術	・呼吸容積の縮小による換気障害とそれにともなう活動耐性の低下 ・患側上肢の挙上障害
乳房切除術	・乳房切除による乳房の大きさや形の変化 ・患側上肢の肩関節可動域制限やリンパ浮腫による運動障害
胃切除術	・胃切除によるダンピング症候群
人工肛門造設術・尿路変向術	・ストーマ造設による排泄様式の変化
喉頭全摘術	・発声障害による意思伝達の変化
四肢切断術	・四肢の喪失による外形の変化と運動機能障害
子宮全摘術	・子宮の喪失による生殖機能障害

○○○

COLUMN 看護問題「ボディイメージの混乱」は患者の実像にあっているか？

乳房切除術を受けた後，抗がん剤治療中の女性Aさん（30歳代）は，患者会に参加した際，「乳房切除を受けた患者にはボディイメージの混乱がある」と看護職者がアセスメントしていると聞き，憤りを感じた。

Aさんは，乳房切除後もこれまでどおり友人と温泉旅行に出かけ，抗がん剤治療による脱毛に対し三つ編みした人工毛を帽子に縫い付けておしゃれを楽しんでいた。「手術や化学療法によるボディイメージの変化があっても，自分らしさは変わらない」と肯定的な自己イメージをもち，生活を再構築しているAさんにとって，「ボディイメージの混乱」という看護の用語は尊厳を傷つけるものであったと想像する。

看護問題に「ボディイメージの混乱」を特定する場合は，その根拠となるSデータ，Oデータからアセスメントされ，かつ患者の実像に合致していることを慎重に確認する必要がある。

術前からはじまるセルフケア支援

①意思決定の支援

疾病の診断に必要な検査を終え，医師から病名・病状・治療方針の説明を受けた患者とその家族は，診断の衝撃や不安が高まるなか，提示された治療選択肢のなかから治療法を決め，どこで治療を受けるのか，セカンドオピニオンを受けるのか，治療をいつ受けるのかといった意思決定をすることになる。看護職者はインフォームドコンセントの場に同席して疑問や気がかりを発言できているかを注視し，患者・家族の心理的衝撃の程度や説明内容の理解度，補足説明や情報提供の必要性をアセスメントする。そして，患者の伴走者という立場で，患者が自身の価値観や信念に基づいて治療法を意思決定できるよう支援する。具体的には，「患者と家族に発話を促して疑問や気がかりを具体的にする」「術後の状態や時間的経過をわかりやすく説明する」「生き方に対する考えや今後どうなりたいのかといった希望や意向を傾聴する」などを行う。このような支援により，自分でも情報を集め，医師に質問するといったセルフケア行動が促されて意思決定が可能となる。こうして，自身の意思決定に従い手術を克服しようとする気持ちが高まれば，セルフケア行動の実行意欲も高まっていく。

☑ 事例：ストーマセルフケアの習得に1年かかった緊急手術の患者

70歳代のBさんは潰瘍性大腸炎と糖尿病を罹患していた。突然の腹痛と発熱でC病院に救急搬送され，壊死性大腸炎の診断のもと緊急手術により大腸全摘出術，イレオストミー造設術を受けた。術前にストーマ造設の可能性があるという説明を受けていたが，身体的にも心理的にも医師の説明を十分理解できる状況ではな

かった。術後はストーマに触れることができずストーマセルフケアを開始できなかった。

術後の回復遅延により入院が長引き，退院後にも再入院を繰り返すうち，術後1年もの間ストーマセルフケアを習得できずにいた。そこで，ストーマセルフケアを確立するためC病院のストーマ外来に紹介された。

術前から体重が約20kg減少したことで腹部に深い皺ができ，ストーマ近接部の便もれによる皮膚障害があり疼痛を訴えていた。「自分でしないといけないらしいです。でも怖いなあ。大丈夫かなあ」と話すBさんに，否定や責めるような言葉を避け，「皮膚障害は必ず良くなりますよ」と励ましてセルフケアへの意欲が喪失しないよう配慮した。皮膚障害が治癒するまでは毎日装具交換することになったが，実行し皮膚障害が改善した日は「祝杯をあげます」と大変喜んだ。

この事例から，治療方針の意思決定は術後のセルフケアに大きな影響をもたらすことがわかる。

②術後セルフケア不足のリスクアセスメント

術式にもよるが，手術による形態の変化と機能障害は術後のセルフケアに影響をもたらす。例えば，開胸術では患側上肢の運動機能障害により家事動作のセルフケア不足が，大腸の手術ではストーマ造設や排尿障害による排泄のセルフケア不足が，咽頭・喉頭の手術では嚥下障害による食事のセルフケア不足が生じる。このようなセルフケア不足に対し，新たなセルフケア行動を獲得することが患者の課題となる。

術前から，術後に起こり得る形態の変化や機能障害を予測した上で，年齢，既往症や併存疾患，運動機能障害，巧緻障害，知覚障害，認知機能低下がないか，それらの程度，これまでの健康管理行動や生活習慣，心理状態，家屋の構

造，家族など身近な他者の存在，経済的状況の情報を収集し，術後のセルフケア行動を妨げるリスク要因をアセスメントしておくことが重要である。

また，このようなセルフケアの変化は患者のストレッサーになりやすく，さらにセルフケア行動を妨げるリスク要因となる。術後のセルフケア支援を患者の個別性にあわせて効果的に行うためには，術前から患者のコーピングパターンやストレス耐性についてもアセスメントしておく必要がある。

術後合併症の予防につながる セルフケア支援

術後合併症を予防し早期に発見するためには，医療者による術後管理だけでなく，患者が取り組むセルフケア行動も重要である。医療技術の進歩によって，75歳以上の高齢者であっても安全に手術を受けることができるようになっている。しかし，高齢者は成人より術後合併症を発生しやすく，合併症を併発すると離床が遅れて筋力低下や認知機能低下，せん妄の発症を引き起こす。高齢者も含め，術後合併症予防は患者にとってのセルフケアといえる。

①呼吸器合併症予防のセルフケア支援

手術後は麻酔薬による呼吸運動の抑制や気管挿管による気道内分泌物の貯留によって末梢気管支が閉塞され，肺胞内に空気が入らなくなり無気肺が起こることがある。貯留した分泌物に細菌が繁殖すると肺炎を引き起こす。そこで，術前から深呼吸や自己排痰，臥床状態での含嗽の訓練を行う（表4）。

②疼痛コントロールのためのセルフケア支援

痛みの程度は，手術創の大きさや内臓器官などに与える侵襲の程度，手術時間の長さ，術中体位の影響を受ける。術後疼痛は術後の経過に悪影響を与えるため，先制鎮痛法により疼痛コントロールがなされる。

「痛みは，実際の組織損傷もしくは組織損傷が起こりうる状態に付随する，あるいはそれに似た，感覚かつ情動の不快な体験」（国際疼痛学会，2020；日本疼痛学会訳）と定義されるように，痛みは組織損傷による身体的感覚として存在するだけでなく，ネガティブな情動の影響を受けるため，術前の不安は疼痛閾値を下げる要因となる。

また，術後の創痛は恐怖心や心細さをつのらせてさらに痛みを強く感じさせる。したがって，術前から，術後の鎮痛法や看護職者に痛みを伝える必要性をわかりやすく説明し，痛み増強時にはPCA法（patient-controlled analgesia，自己調節鎮痛法）（図4・5）を効果的に使用できるよう支援する。創部を保護しながら体位変換する方法も練習しておく。術後，これらの鎮痛法を実行して疼痛の増強を避けることができれば，その経験が成功体験となってセルフケアを促し，疼痛コントロールにつながっていく。

③早期離床を促進するためのセルフケア支援

術式により異なるが，術後1日目に離床することが一般的である。術翌日に歩行練習を始めると説明された患者は，本当に歩けるのか，痛みは増強しないのかと心配になる。また，術後は疼痛やタンパク質の異化による倦怠感が強く，早期離床の必要性がわかっていても意欲が起こらないことがあり，早期離床には患者の理

表4 呼吸器合併症の予防

・深呼吸：無気肺の予防だけでなく，呼吸機能を最大限に保つ効果や肺の再膨張を促進する効果が期待される。胸部の手術では腹式呼吸による深呼吸を説明する
・自己排痰法：気道内分泌物を排出させて気道を清浄化する効果が期待される
・含嗽：乾燥した口腔内を潤し痰の排出をしやすくする。口腔内の爽快感も得られる

解が不可欠である。手術の翌日から歩くことに驚く患者は少なくないが，術前から，表5のような早期離床の効果をわかりやすく説明し，主体的に早期離床に取り組めるよう支援する。

☑ 事例：早期離床が遅れていた患者

50歳代のDさんは，子宮頸がんのため準広汎子宮全摘出術を受けた。この病院では，単純子宮全摘手術と準広汎性子宮全摘出術は同じクリニカルパスを使用している。看護チームでは，Dさんが「しんどい」と訴え，離床が遅れていることが問題にあがっていた。

看護師は訪室時，曇った表情でクリニカルパスを見ているDさんの様子から，問題の原因はクリニカルパスにあるのではと直感し，「Dさんより小さい手術の方も同じクリニカルパスなのですよ。Dさんは切除範囲が広いので，この経過通りに進まないこともありますよ」と声をかけてみた。すると，Dさんの表情がパッと明るくなり，「同じ日に手術した方と比べて自分は経過が悪いのだと思い落ち込んでいたの」と安心した様子であった。

離床の遅れは患者のやる気がないからだとアセスメントして早期離床を促すばかりでは，患者を責めるようなものである。術後の回復経過は個々に異なるため，患者の真の姿を捉えるアセスメントを行いたい。

図4 硬膜外カテーテル挿入部（背部）

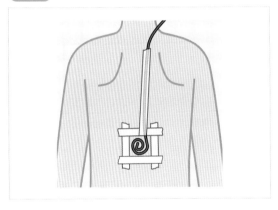

図5 PCA法で用いる器具

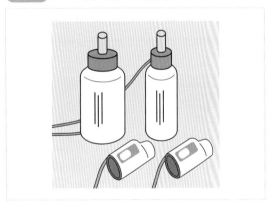

表5 早期離床の効果

合併症など	効果
呼吸器合併症	・呼吸運動を促進し気道内分泌物の排出が促される ・座位，立位になると横隔膜が下がるため，呼吸面積が広がり肺胞でのガス交換が促される
循環器合併症	・静脈のうっ滞による深部静脈血栓症や肺塞栓症を予防する ・全身の血液循環が促進され，創傷治癒が進む ・褥瘡を予防する
消化管合併症	・腸蠕動を促し術後イレウスを予防する
筋骨格系	・体重による負荷や運動によって筋力低下を予防する
セルフケア	・日常生活行動が拡大し，自身でできることが増える ・セルフケアへの意欲が高まる
精神活動	・運動と休息のバランスがとれ生活リズムが戻る ・術後せん妄を予防する

新たなセルフケア獲得への支援

術後の患者は,術前の生活習慣を変容させることや新たなセルフケア行動を日常生活に取り入れることが求められる。次に,新たなセルフケアを獲得するための支援を述べる。

①胃切除術後の食事セルフケア支援

胃切除術により幽門部の機能が失われるとダンピング症候群が出現する。早期ダンピング症候群は食後30分以内に起こる。摂取した食物が急速に小腸に移送されると,小腸内が高浸透圧となって組織外液が腸管内に移行して血管内脱水となる。これにより,倦怠感や冷汗,動悸,めまい,しびれ感などが出現する。後期ダンピング症候群は食後2～3時間後に起こる。摂取した糖分が急速に小腸に達して血糖値が急激に上昇すると,高血糖に反応してインスリンが過剰に分泌されて低血糖が生じる。ダンピング症候群を予防するためには「1回の食事量を制限して分食にする」「噛む回数を増やす」「1回の食事時間に30分かける」といった食事方法の説明や,飴などの糖分を携帯して低血糖に対処する方法を説明する。

手術を終え退院した患者は社会に戻る人である。望ましい食事について理解が十分であっても家庭や職場で分食を実行することは容易ではない。患者が新たな食行動を継続的に実行できるようなセルフケア支援が求められる。そのためにはエンパワメントを高める方略[3]が活用できる。エンパワメント(empowerment)とは,個人や集団が対話を通して自身の問題意識を高め,何をすればよいかを自分で決定し,行動するプロセスである[4]。

表6にエンパワメントを高める方略と胃切除術後患者への食事セルフケア支援の内容を示す。

表6 エンパワメントを高める方略と胃切除術後患者への食事セルフケア支援の内容

エンパワメントを高める方略	胃切除術後患者への食事支援の内容
1.環境を調整する	意見や質問を看護職者に話しやすい雰囲気をつくる
2.患者が現実的な目標を設定できるよう援助する	手術前の食行動(食事回数,摂取量,食事内容,咀嚼回数),食事を用意する人,退院後の家庭や職場での食事環境に関する内容を聞き取り対話するなかで,患者自身が行動変容すべき点に気づき,達成可能な目標を設定できるよう支援する
3.患者の知識を増やす	ダンピング症候群の発生機序や症状,対処法についての知識や情報を提供する
4.患者の負わされた無力感に対する医療スタッフ全員の感受性を高める	退院後,医療者のいない自宅でセルフケアすることへの不安や無力感,胃がんの罹患を悲観的に思う気持ちを考慮して接する
5.患者が感情を言葉にできるよう援助する	意欲的に取り組むことを求めすぎると,新たな食生活を維持することへの不安や自信のなさを言葉にできなくなる。患者が現状をどう感じているかを言葉で表現できるよう促し,ネガティブな感情であっても否定しない

②生殖器がん術後のリンパ浮腫へのセルフケア支援

乳がんや婦人科がん，前立腺がんなどでリンパ節郭清術をともなった手術では，術後にリンパ浮腫を発症することがある。リンパ浮腫は日常生活動作やボディイメージの変化，対人関係の変化，心理的苦痛によって生活の質を低下させるため，発症の徴候をセルフモニタリングすることや，発症予防および発症後のセルフケアが重要である。

リンパ浮腫の予防として，リンパ浮腫の特徴とどこに出現するかを説明し，浮腫の徴候を自身で観察するセルフモニタリングによって早期発見できるよう支援する。例えば，右腋窩リンパ節郭清後は，右上肢と右上半身にリンパ浮腫が出現する可能性があり，「外見上の浮腫」だけでなく，「患部の重だるさや関節の動かしにくさ」「皮膚の皺がなくなる」「皮膚がつまみにくい」「指輪や着衣がきつく感じる」といった徴候を見逃さないよう説明する。

また，肥満はリンパ浮腫の発症リスクになるため，体重のコントロールを指導する。蜂窩織炎（皮下組織に広がる可能性の炎症）を起こすとリンパ浮腫が重症化しやすいため，虫刺されや日焼け，火傷，擦り傷といった外傷を避けるよう説明し，患部の熱感や発赤が出現したら冷却し，すみやかに受診するよう説明する。

発症したリンパ浮腫の治療の第一選択は複合的治療である。複合的治療は医師の指示のもとで行い，用手的リンパドレナージや圧迫療法（弾性着衣や多層包帯による圧迫）はリンパ浮腫療法士が行う。患者が行うセルフケアにはスキンケアや運動療法，生活の改善がある。スキンケアでは皮膚の清潔を保ち，保湿・保護を行う。運動療法は圧迫療法を行った上で関節運動やウォーキングを行う。日常生活では体重コントロール，しめつけない衣類の選択，同一姿勢を長く続けない，高温刺激を避けるよう注意する。

リンパ浮腫は，手術から数年経過して出現することがある。手術直後にリンパ浮腫セルフ

······· **COLUMN** ·······

セルフモニタリング

セルフモニタリングとは，自分の身体や自分の行動を自身で観察・計測し記録することにより，自己の状態について客観的な気づきを得る方法であり，自己効力感を高める効果が期待される。周手術期患者では，「開心術後に活動量と血圧，脈拍数を記録する」「リンパ節郭清後に患肢の周囲径測定と体重を記録する」といった方法がある。記録したデータから今どのような状態にあるのかを患者自身が判断できるよう介入する。

ケアの意欲が高くても，数年にわたりセルフケアを続けることは困難である。外来受診の際に看護職者から声をかけてセルフケアの継続をねぎらい，励ますことが重要である。

③ストーマ造設後のセルフケア支援

ストーマ造設は，手術による形態の変化と機能障害が同時に起こる術式であり，ストーマ造設を告げられたとき，そして腹部のストーマにはじめて直面したときの患者の衝撃は大きい。手術という短期間のうちに排泄の自律性を喪失した患者は，肛門や尿道から自律的に排泄してきた理想自己と，自律性なく排泄されるストーマをもつ現実自己との間にギャップが生じ，ボディイメージの変化や自尊感情の低下が起こることがある。自尊感情の低下はセルフケア行動への意欲を減退させるため，患者がストーマをもった自己を受容し，肯定的な自己イメージを獲得できるよう術前から情緒的サポートを行う。

術前は，ストーマを造設した後に社会復帰している人の生活を伝える代理的経験（モデリング）によって，自分もできそうだという意識をもてるよう支援する。術後は，ストーマを無理やり見せることはせず，ストーマがどのように

造られ，今どのような状態かを口頭で説明しながら手際よく装具交換を行う。ここで重要なのは，看護職者が手際よく装具交換を行い，なおかつ，次回の装具交換までに便もれを起こさないことである。こうすることによって，ストーマは大変なことではないという印象を与えることができる。

　患者が行うストーマセルフケアにとって重要なことは，装具の定期交換ができるようになることである。術後，ストーマセルフケアの開始は，創感染や離開などの創トラブルがなく，創痛コントロールが良好で，トイレ歩行がスムーズに行え，30分程度の坐位が保持でき，ストーマケアに関心を示す発言があることを基準に行う[5]。ストーマセルフケアには多様な知識や技術が含まれるため（表7），ステップ・バイ・ステップ法を用いて，説明や練習を段階的に進めていく。説明や練習を始めるときは，「今日は装具を剥がして皮膚を洗浄するところまでやってみましょう」のように実現可能で具体的な目標を設定することにより，成功体験を積み重ねていくことができる。図6に，患者の自己効力に影響する4つの情報を用いたストーマセルフケアに対する自己効力感を高める支援を示す。

表7　ストーマセルフケアの主な指導項目

ストーマ装具交換	日常生活
①トイレでのガス抜きや排泄物の破棄 ②ストーマケアの必要物品の準備 ③ストーマ装具を愛護的に剥がす ④ストーマ周囲の皮膚を洗浄する ⑤ストーマに合わせて面板を貼る ⑥ケア用品の種類や使い方を知る	①消化の良い食事の摂取 ②自宅での入浴方法 ③公衆浴場でのマナー ④服装：ストーマへの強い圧迫を避ける ⑤腹圧が過度にかかる運動を避ける 　（傍ストーマヘルニアの予防） ⑥仕事（通勤途中や職場でのトイレの確認）
トラブルへの対処法	**社会保障などの活用**
①スキントラブル ②排泄物の漏れ ③排泄物の匂い ④排ガスの音	①「ぼうこう又は直腸機能障害」の身体障害者手帳の 　申請 ②ストーマ外来の勧め ③患者会の紹介

（山田陽子：社会復帰へ向けてのケア，セルフケア訓練，ストーマリハビリテーション講習会実行委員会編：ストーマリハビリテーション基礎と実際，第3版，pp.162-164，金原出版，2020.を参考に作成）

図6　ストーマセルフケアにおける自己効力感を高める支援

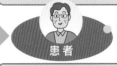

代理的経験
「ストーマがあっても電車通勤している人がいますよ」
「先日退院した人は旅行に行ってきたそうですよ」

成功体験
うまく便捨てができた
自分で装具の交換ができた
次の交換日まで便もれしなかった

看護職者　→　患者

装具交換，続けられそうだ
ストーマがあっても自分らしく生きていけそうだ

言語的説得
「前回の装具交換でうまく貼れたので，ストーマ周囲の皮膚がきれいですね」

生理的・情動的な状態
ストーマに触れてみたけど痛くなかった
「良い位置にストーマがありますね」と言われて安心した

ステップ・バイ・ステップ法

　ステップ・バイ・ステップ法は，一度に高い目標を設定して行動を起こすのではなく，階段を上がるように，ゆっくりと確実に，少しずつ上がっていくことでステップアップをはかり，無理なく行動を持続することを目指す方法である[6]。必ずしも次の目標を高くする必要はなく，目標を下げたり上げたりしながら成功体験を積み重ね，自己効力感を高めていくことが大切である。

03 セルフケア支援のための気づきとアセスメントのポイント

手術による形態の変化や機能障害を予測したセルフケアアセスメントを術前から行う

　術後に起こり得る形態の変化や機能障害に対しては，四肢の運動障害や手指の巧緻障害といった機能障害の程度，自宅での生活様式，家屋の構造，ソーシャルサポートに関する情報から，術後のセルフケアに影響しそうな要因を術前にアセスメントしておく。例えば，開心術を受ける患者の自宅が坂道の途中にあることに気づいていれば，術後の心臓リハビリテーションの目標設定が変わってくるであろう。術前から跛行があることに気づいていれば，術後の離床援助の際に安全策を講じることができる。また，必要な社会的資源に気づけば入院早期から準備しておける。

　このように，術前からセルフケアアセスメントしておくと，個別性に応じた術後のセルフケア支援が可能となる。

術後合併症を予防するためのセルフケアを術前術後通して実行できるよう支援する

　手術という未知の経験を前に，患者は緊張のあまり不安を表出できていないことがある。手術に際して「まな板の鯉です」と表現する患者は多く，医療者に身をゆだねるしかないというコントロール感のなさが，術前に抱く不安ともいえる。そのような状況において，術後合併症予防の方法を説明し実行を支援することは，患者自身にとって取り組むべきセルフケアがわかり安心感が得られる。また，合併症予防のセルフケアを実行する姿から，患者の健康管理に対する考え方や取り組み方，そのときの心情をアセスメントしておくことで，個々に応じた術後セルフケア支援の見通しを立てることができる。

術後の生活を再構築するための新たなセルフケア獲得を支援する

　慢性疾患患者のセルフケア支援では生活習慣

の行動変容を促すという要素が大きい。一方，周手術期患者のセルフケア支援では，新たなセルフケア獲得により生活の再構築を促すことが特徴である。ストーマケアなどの新たなセルフケアはもちろんのこと，手術によって低下した体力や栄養状態を向上させるセルフケア支援も必要となる。

　大腸がん術後の高齢患者は，退院が許可されたものの体力の減退を強く自覚していた。「どうやったら滋養がつくのか誰も教えてくれない」とつぶやいた一言から患者のニードに気づいた看護職者は，運動療法と栄養指導を調整した。患者は自身の身体の声を聞きながら，その時々に必要なセルフケアを探しているのである。そのような患者の主体性を見逃さず，新たなセルフケアの獲得と生活の再構築を支援することが重要である。

引用文献

1）Massie, M., Holland, J.：Overview of Normal reactions and prevalence of psychiatric disorders, In Handbook of Psychooncology, Holland, J., Rowland, J. eds., pp.273-282, New York：Oxford University Press，1989.
2）竹内麻理：不安・抑うつ，日本緩和医療学会編：専門家をめざす人のための緩和医療学，第2版，pp.224-225，南江堂，2019.
3）安酸史子：わかる！使える！やる気を高める！糖尿病患者のセルフマネジメント教育　エンパワメントと自己効力，第2版，p.80，メディカ出版，2010.
4）前掲2），p.77.
5）山田陽子：社会復帰へ向けてのケア，セルフケア訓練，ストーマリハビリテーション講習会実行委員会編：ストーマリハビリテーション基礎と実際，第3版，pp.162-164，金原出版，2020.
6）石田貞代，岡美智代：ステップ・バイ・ステップ（step by step）法，岡美智代編：行動変容を促す看護　患者の生きがいを支援するEASEプログラム，p.105，医学書院，2018.

参考文献

・竹内登美子編：講義から実習へ　高齢者と成人の周手術期看護1　外来/病棟における術前看護，第3版，医歯薬出版，2019.
・竹内登美子編：講義から実習へ　高齢者と成人の周手術期看護2　術中/術後の生体反応と急性期看護，第3版，医歯薬出版，2019.
・村野諒子，祖父江由紀子：がん治療のサポーティブケア　リンパ浮腫，YORi-SOUがんナーシング，10（3），pp.77-90，2020.

回復期にある人のセルフケアを支援する

回復期というと，2000年に制度化された回復期リハビリテーション病棟での看護実践をイメージするかもしれないが，ここでは，健康レベルで捉える疾病の経過の回復期[1]とする。

つまり，生命の危機的な状況である急性期を脱した患者は再発予防や合併症予防のために，疾患の治療法のために必要な知識の習得や，疾病による身体機能や認知機能の低下により医学的リハビリテーションが必要であり，日常生活再構築の必要がある。回復期にある患者が，自分らしい生活を送ることを目指したセルフケアの支援に焦点を当てる。

01 回復期にある患者の特徴

身体機能の障害，機能の低下

脳血管障害，四肢の骨折や切断などの疾患による身体機能の障害のため，これまであたりまえのように行ってきた日常生活動作を大きく変更する必要がある場合も少なくない。このことは患者のQOLに大きく影響を及ぼす。

認知機能の低下

脳血管障害や認知症により認知機能の低下が生じる。障害される場所により症状はさまざまで，病状が急速に進行する場合も緩やかな場合もある。また，せん妄状態は認知症と間違えられることも少なくないため，その鑑別が重要である。

疾患や身体機能の程度にもよるが，再発予防や合併症を予防するために新たな知識を獲得する必要があるが，認知機能の低下により困難な状況が生じる可能性がある。

精神状態が不安定，抑うつ状態

疾患にともなう身体障害は日常生活や社会生活への影響が大きくなり，精神状態が不安定で，抑うつ状態になることも少なくない。ただし，抑うつ傾向が強い場合には，他に疾患が隠れていないか，薬物の影響はないか，せん妄状態でないかなどを確認するために専門家（精神科医や精神専門看護師など）の意見を求めることが大切である。

社会的な地位

急な病気の発症や悪化にともない，仕事や家族の介護などを休まなければならなくなり，疾患の状態や身体機能の障害の状態によっては，休職や退職を余儀なくされ，経済的にも困窮した状態になったり，子育てや介護ができなくなったりするなど，社会的な役割に影響を及ぼす可能性がある。

家族との関係

疾患の発症や急性増悪による社会的な役割の変化から，経済的な負担や介護負担など問題が生じることが少なくない。独居，高齢者世帯が多い近年の社会的な背景からも，その負担は大きいと考えられる。患者だけでなく，家族も含めて生活の編み直しが必要である。

02 回復期の看護の視点

疾患の発症後，急性期あるいは急性増悪期を経て回復に向かう過程において，疾患による身体機能の障害と向き合い，患者自分自身が日常生活を再構築することを支援する必要がある（表1）。

そのためには，患者がこれまでどのような生活を送ってきたか，患者の生活スタイルや大切にしていることなどを十分理解する必要がある。同時に，疾患にともなう身体機能の障害に

より患者の生活にはどのような影響が生じているのかを把握する必要がある。

また，現在の患者の精神的な状態を把握し回復過程において不安定になりやすいことを理解することも重要なことである。医療者が回復を急ぐあまりに叱咤激励する状況に陥らないよう，患者の声に耳を傾け，言動だけではなく，患者の感情を把握するために表情や動作なども細やかに見ていくことが大切である。

03 セルフケア支援の実際

事例からみるセルフケア支援の実際

☑ 事例1：Aさん，70歳代，男性

疾患名：脳梗塞（アテローム血栓性脳梗塞）
現病歴：3週間前に脳梗塞を発症した。起床時に，右半身の麻痺に気づき救急車にて搬送。MRIの結果，脳梗塞と診断され，緊急入院となった。入院後，血栓溶解療法，抗凝固薬治療が行われた。病状が安定したため，今後，転院もしくは在宅へ退院となる予定で，回復期リハビリテーション病棟へ移動となった。
既往歴：高血圧，糖尿病
身体機能の状態：右下肢は軽度不全麻痺が残る。右下肢補助具を装着しなくても杖歩行が可能。起き上がり動作は，左手で柵につかまり可能。右上肢は完全麻痺に状態。
日常生活動作：食事は補助具を使用し左手で，

自力で摂取可能。着替え，排泄は一部介助が必要な状態であった。

糖尿病歴約20年，経口血糖降下剤にて治療を継続していたが，内服薬（経口血糖降下剤や降圧剤）は飲み忘れることも多く，血糖コントロールも良くなったり悪くなったりを繰り返していた。
家族：現在は妻と2人暮らし。子どもは2人。長男は自宅から1時間程度離れたところに妻と子どもと住んでいる。孫は高校生と大学生，大きくなってからは時々顔を合わせる程度。長女夫婦は遠方のため，年に数回会う程度。入院後は妻が1日おきに面会している。
仕事：自営業（機械の設計会社）。会社には出勤するが，2年前から長男に経営を任せている。

【看護の実際】

Aさんは入院してから数日後より，「なんで

表1 回復期の看護の視点

①患者はこれまでどのような生活を送ってきたか
②患者の生活スタイルや大切にしていることなどを十分理解する
③疾患にともなう身体機能の障害により患者の生活にどのような影響が生じているか
④現在の患者の精神的な状態の把握
⑤患者の感情を把握するために表情や動作などをみていく

こんな身体になったのか」「みんなに迷惑をかける」と涙ぐみ落ち込む様子であった。Aさんは「早く家に帰りたい」と話すが，自分からはあまり積極的に会話をする様子がない。意欲が低下しているとの情報であった。

　回復期リハビリテーション病棟に移動後，医師，看護師，理学療法士，作業療法士，ソーシャルワーカーとカンファレンスを行い，Aさんの情報を共有した。患者および家族は自宅への退院を希望しているため，リハビリテーションをどのように進めていくのか，今後の目標について話し合った。同時に，現在のAさんの身体的状態，心理的状態について共有した。

　Aさんは，毎日のリハビリテーションとして歩行訓練，ADLおよびIADL訓練を継続して実施することになった。看護の方針は，毎日のバイタルサインの確認と身体症状の観察から再発の早期発見，再発予防のための自己管理指導を継続して行うこととなった。また，Aさんの精神的な状態は不安定な可能性もあるため，チームで情報を共有していくこととなった。

　Aさんは退院に向けて，脳梗塞の再発予防のために，内服管理（降圧剤および抗凝固剤，経口血糖降下剤）およびインスリン自己注射の方法を習得する必要があった。主治医からは，Aさんはあまり積極的な様子がないため，インスリン自己注射が難しい場合には家族（妻）に指導をするよう指示があった。

　毎日リハビリテーションを行い，歩行訓練や着替え，排泄，入浴など身の回りの動作が安全にできるようになることを優先し経過をみた。

　ある日，Aさんに，入院する前までの生活について尋ねると，「息子に仕事を任せているけど，会社に行くのが日課になっていた。家で何もしないでいるとボケるから……」と笑いながら話す。会社に訪ねてくる人と話をしたり，町会の会合に出かけるのが気分転換でいいと話した。妻に，Aさんの様子をうかがうと，「仕事のこととなるとすぐに怒るんですよ，大変なんですよ」と笑いながら答える。特にAさんは，家族が面会に来ているときには，穏やかに話を

している様子であった。

　Aさんは，リハビリテーションと食事の合間には，テレビよりも新聞や雑誌を読んでいることが多かった（A①）。これまでの習慣だからと，新聞や雑誌は妻が面会の際に持ってきてくれていた。看護師は，Aさんが精神的に落ち着いている様子や新聞や雑誌を読んでいる様子から，インスリン自己注射を始めてもよいかもしれないと考えた。

　Aさんに，インスリン自己注射の必要性について説明し，やってみませんかと声をかけると，「そうですね，やってみましょうか」と返事があった。Aさんは，右上肢の麻痺があるため，片手で動作をする必要があり，どのように工夫したらよいかを，Aさんと一緒に考えながら練習を進めていくことにした。

　まず，針の取り付けを片手でできる方法はないか，Aさんと一緒に作業療法士に相談をした。作業療法士から，右手（患側）も活用するとよいとアドバイスをもらいAさんと工夫を考えた（A②）。

　Aさんはタオルの上にインスリン注入器（デバイス）を置き，注入器がずれないように右手で押さえて固定し，左手で針を取り付け，インスリン液が針先から出るか確認し，注射を行うという方法を行うこととした。

　一連の動作ができるようになると，Aさんはとてもうれしそうに，「今日も練習をしましょう」と，時間になると看護師が声をかける前に自分からベッドサイドに腰かけ，インスリン自己注射の準備をするようになった。

　Aさんに「Aさんの仕事になりましたね」と声をかけると，「そうですね」と笑いながら答えた。

　次に，Aさんと自宅でのインスリン自己注射を想定し，どこで注射をするのか，テーブルの位置や椅子の位置，どこにタオルを置いたらよいかなど話し合った（図1）。タオルの大きさはバスタオルがよいか，普通のタオルでよいか尋ねると，Aさんは「普通のタオルのほうがよい」と，4つ折りにする高さで「ちょうどよい」と自

図1 Aさんのインスリン自己注射の工夫

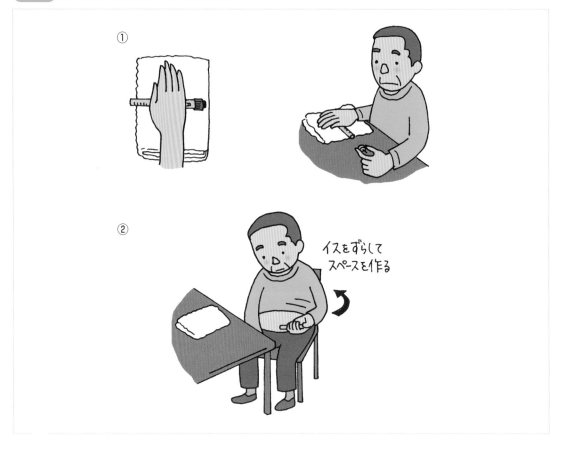

①

②

イスをずらして
スペースを作る

分で調整をしていた。Aさんと一緒に繰り返し
工夫をしながら自己注射の練習を行い，インス
リン自己注射の手技を習得することができた。

　内服薬の管理について，Aさんは一包化され
た薬袋（ワンドーズパック）やPTP包装シート
（錠剤などをプラスチックとアルミではさんだ
シート）から薬を片手で操作し取り出すことが
難しかった。そこで，Aさんとどのようにすれ
ば飲みやすいか，病棟薬剤師とも情報交換しな
がら工夫した。シートは形状により，片手で取
り出せるものと取り出しにくいものがあった。
いろいろ試した結果，ワンドーズパックの上に
少し切り込みを入れて開封しやすいようにする
ことで，インスリン自己注射と同じように，右
手（麻痺側）で袋を押さえながら左手（健側）で開
封することができた（A③）。看護師が朝，1日
分の内服薬をケースにセットする際に，ワン
ドーズパックの上を少し切り込みを入れておく

ことにした。

　Aさんは，歩行訓練も動作訓練も積極的に行
うようになり，杖歩行で安定して歩行できるよ
うになった。着替えの動作もほとんど介助の
必要がなく，入浴やトイレなども見守りにて自
分で，下着の着脱の動作が行えるようになっ
た。

　リハビリテーションが終了した後に体重計測
を促した。看護師が体重を60kgと伝えると「ず
いぶん痩せたね……。前は70kg超えていたか
らね……。多いときは80kgもあったんだよ！
本当はこれぐらいがちょうどいいんでしょ？」
と看護師に尋ねてきた（A④）。看護師は，A さ
んの身長からBMIを計算すると，目標体重は約
60kgとなること，また，前の体重でBMIを計
算すると，25を超えて肥満であることを伝え
た。肥満は血圧や血糖コントロールにもよく
ないことを説明すると，Aさんは「そうだね」と

うなずきながら話を聞いていた。

　また，リハビリテーションの前に血圧の測定をし，看護師が値を138／70㎜Hgと伝えると，「血圧もよくなったでしょ？　以前は180とか160とか，高かった。どれくらいだったらいいの？」と看護師に尋ねてきた（A⑤）。看護師は血圧のコントロール目標値を伝えた。

　このように，血圧や体重，血糖値と計測をするたびに関心を示す様子がみられた。同時に，Aさんは，「今まで糖尿病のことは全然気にしてなかった……。だから脳梗塞になったんだね……。後悔しても仕方がないんだけどね。家内がお酒を飲み過ぎないで，食べ過ぎないでとか注意をしてくれてたけど言うことを聞かなかったんだよ。インスリン注射もちゃんと打って，薬もちゃんと飲まないとだめだね」「今まで散歩もあまりしなかったけど，散歩もしなきゃね」と話していた。

【セルフケア支援の気づきとアセスメントのポイント】

　当初Aさんは，精神的に不安定な様子があるとの情報であった。精神的に不安定な状態の場合には，気持ちが安定することを第一に優先する必要がある。幸いにもAさんは，歩行訓練などを拒否することはなく継続できたため，インスリン自己注射開始のタイミングについて様子をはかった。

　インスリン自己注射指導のタイミングと実施可能かどうかは，Aさんが家族の面会の際に穏やかに話をしている様子やリハビリテーションの様子がみられたことから，精神的に安定してきていると考え，判断した。

　A①の場面では，自分から新聞を読むという行動をとっていること，難しいパンフレットは疲れてしまうが，簡単に手順だけ記載したものや看護師の繰り返しの声かけならば覚えられるかもしれないと考え，Aさんに声をかけた。

　A②の場面では，看護師が一方的に提案した方法ではなく，作業療法士というAさんのことをよく知る専門家にアドバイスを求めたことがポイントである。また，その内容を，Aさんと一緒に高さや置く場所等丁寧に話し合ったことは，インスリン自己注射を自分自身のこととの考えにつながったと考える。「麻痺側の手でペンを固定する」という方法は，実際にAさんとどれくらいの高さがあればよいか，タオルがよいか，バスタオルがよいかなど試してもらいながら何がよいかをAさんと検討をした。その結果，タオルを4つに折るのがよい，お腹に注射しやすいようにテーブルに対して少し斜めに椅子をずらして座るなど，Aさんと一緒に工夫しながら考えた。身近なもので工夫することで，自宅に帰った後も継続しやすくなる。手に入りにくいものを利用すると，壊れたりなくなったりした際に継続することができなくなるため，患者と身近なもので工夫することは大切である（装具など，その患者専用に作成されたものはこの限りではない）。また，自宅のどこで使用するかなど，患者，家族に生活の場を聞きながら調整をすることが大切である。

　A③の場面では，自宅では内服を忘れないように薬のケースへのセットの工夫の必要があるが，まずは自分で内服するためにはどのように工夫したらよいかをAさんと一緒に考えることが大切である。

　A④の場面では，Aさん自身が自分の身体にとても関心が高まっていると考えた。さらに，A⑤のように尋ねてきた。脳梗塞後の再発を予防するためにも，血圧および血糖コントロールは重要なことである。自分の検査データや体の状態や症状に関心をもち，それらのデータにはどのような意味があるのだろうかと自分自身で考え，その結果をどのように判断するのか，セルフモニタリングができるようになることが重要である。Aさんは自分の身体状況に関心を示していることから，体重だけではなく血圧や血糖値のことなど値を気にする言動があった。一方的に目標値を示すのではなく，Aさんの言動をきっかけに，血圧の目標値や血圧のコントロールの意味や血糖コントロールの意味を伝えていくことが重要である。

3

時期により変化するセルフケアを補う

☑ 事例2：Bさん，60歳代，女性

疾患名：糖尿病性足壊疽，糖尿病，高血圧

現病歴：糖尿病歴20年，近所のクリニックにて2～3か月ごと通院を続けていた。経口血糖降下剤と食事療法にて血糖コントロールはよくなったり，悪くなったりを繰り返し，5年前よりインスリン自己注射と血糖自己測定も開始となった。右第1中足骨部にタコがあり，自分で皮膚が硬くなると皮膚をカミソリで削ったり，むしったりしていた。時々出血をすることがあり消毒し絆創膏をはり手当をしていた。創部の痛みはないが，1か月前に創部からの滲出液が多くなり，足のむくみもあり，近所の皮膚科を受診し治療を開始したが，数日後には発熱，緊急で入院となった。糖尿病性足壊疽によるガス壊疽，敗血症と診断され，抗生物質の投与等の治療が行われたが，効果なく右足下腿切断となった。全身状態が安定し，義足の作成，歩行訓練後自宅を目指し，リハビリテーションのため回復期リハビリテーション病棟のある病院へ転院となった。

家族：夫と息子の3人暮らし，近所に80歳代の姑が住んでいる。姑は1人暮らしのため，週2～3回，掃除や洗濯，買い物や食事の支度など身の回りの世話をしている（介護ヘルパーを依頼しようとしたが，姑が嫌がり断ってしまった）。

仕事：パート勤務（弁当屋）週2～3回。

【看護の実際】

Bさんは入院時からとても多弁で，テレビの話題から家族のことまで気さくに，看護師や理学療法士などとおしゃべりをしていた。

しかしBさんは，足のことになると嫌な表情をすることが多かった（B①）。

下肢断端部は弾性包帯で巻かれ，自分で巻くように促すと看護師が伝えるようには巻いていた。しかし，自分から積極的に巻いている様子などみられなかった（B②）。

切断断端部より軽度滲出液が出ているため，

毎日ガーゼ交換を行った。いつもは看護師がガーゼを交換すると黙って見ている様子で，看護師が状態を説明するとうなずくのみであった。数日後，「傷はどうですか？ よくなっていますか？」とBさんが自分から聞いてきた（B③）。Bさんに「自分で見えますか」と声をかけると，「目もあまりよくないので……」と話した。

看護師はカンファレンスでBさんの言動について話し合った。理学療法士からは，「仮義足をつけてのリハビリテーションは拒否をするわけではないが，自分からどんどん歩行の訓練をしたいという感じもない」という話が出た。カンファレンスでは，これまでの計画通りリハビリテーションを続け，歩行が安定した段階で退院の予定という方向性について話し合われた。

看護師は，包帯交換時や入浴時のBさんの反応を伝えた。Bさんは下肢の切断によりボディイメージの変化や切断したことを受け止め切れていない状況なのではないか。ショックの段階（フィンクの危機モデル）から考えると，まだ，防衛的退行の段階ではないと考えられる。しかし，完全に拒否をしているではなく，滲出液の状態を聞いてきているということは，自分自身の足への関心があるサインではないかなどの意見が出た。カンファレンスでは，Bさんへ気持ちを聞いてみたらよいのではないかという話に至った。

そこで看護師は，ガーゼの交換の際に，Bさんにガーゼを見ますか？ と声をかけると，Bさんはうなずき，「昨日と変わりませんか？」と，傷を見てみたいとゆっくりとのぞき込む様子があった（B④）。「穴は開いてないですね……。どこからこれ（滲出液）は出ているのですか？」と尋ねてくるため，縫合部の脇から少し出ていること，発赤は広がっていないため今は心配しなくてよいことを伝えると，ホッとした表情をした（B⑤）。Bさんは「でも，完全によくならないと，またそこからばい菌が入って，また切るようなことになるといけないですよね？」と話した。看護師はうなずきながら話を

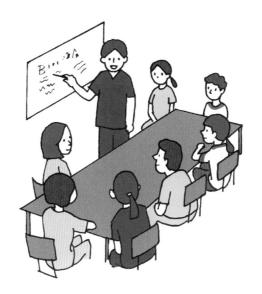

聞いた（Ｂ⑥）。

　Ｂさんは「こんな足を切るようなことになるとは全然思ってなかったんですよ……。自分では消毒もして傷薬（市販薬）も塗っていたから大丈夫かと思っていました。義母のお世話や仕事があるから，足のことは気になったけど，ずるずると病院に行くのも遅くなって，皮膚科の先生から立ちっぱなしはよくないといわれてたけど，仕事も休めないし立ち仕事だからね」と語った。看護師は，仕事や介護がありながら病院にかかることは大変であったことをねぎらった（Ｂ⑦）。「血糖が高かったのがいけなかったんですね。薬を飲んでいたけど，外食したり間食が多くて……。よくなかったですね」とＢさんは自分の状態について，咳を切ったように話した。看護師はうなずきながら話を聞いた（Ｂ⑧）。

　その後，Ｂさんは自分から足の状態や血糖値の状態が良いのか悪いのかを看護師に尋ねるようになった。そのタイミングを見て，看護師はＢさんにフットケアの大切さを説明した。シャワー浴時には，Ｂさんに，足の見方や触り方（足の観察），足の洗い方，クリームの塗り方，靴下・靴の選び方，履き方について説明を繰り返し行った。Ｂさんは「こんなに丁寧に見たり，足を洗ったりしたことなかったですね，いつもガ

サガサして，乾燥肌だと思っていました」「手入れをするとつるつるになりますね」とうれしそうな笑顔になった。

　看護師は，左足（健側）を守ること，右足断端部も義足により創ができないよう，創ができた場合の病院を受診するタイミングについて指導を行った。Ｂさんは，真剣な表情で「足を大切にしないと。気をつけます」と話した。

　入院から２か月後，断端部の創部は治癒し，義足の調整および健足の靴もＢさんの足の形にあわせてオーダーし完成したため退院となった。月に１回，糖尿病内科と義足の調整のため整形外科（リハビリテーション科）に通院予定となった。

【セルフケア支援の気づきとアセスメントのポイント】

　Ｂさんは足の切断後，仮義足の作成とあわせてリハビリテーションを開始，仮義足が完成したら歩行訓練を実施，日常生活への障害の程度により，自宅の調整などを行う必要があった。Ｂさんは下腿切断であり，創部の感染等なく義足の調整も比較的スムーズで経過した。義足を装着し杖歩行訓練を行った。糖尿病足壊疽による下肢切断をした既往の患者は，足病変を再度起こすリスクが高いため，断端部および健足のフットケアを継続して実施する必要があ

る。

しかし，介入当初，B①②の様子から，Bさんは足を切断したことに向き合えていない，切断した足をきちんと見ることができないと考えた。Bさんにフットケアを実施してもらえるように働きかけるには，まずはBさん自身が自分の身体の状態を受け止める必要があり，決して医療者が焦って，無理やり切断部を見せようとするのではなく，まずはBさんの気持ちをしっかりと受け止め，見守ることが大切である。

その後，それまでは，看護師がガーゼの交換をする様子を黙ってじっと見て，看護師が声かけをすることに対してうなずくのみであったBさんが，B③のように自ら自分の状態について看護師に尋ねている。つまり，自分の足に関心を向け始めているということである。

さらに数日後，看護師のガーゼを見てみませんかという声かけに対して，B④の様子があった。さらに，Bさんがのぞき込むという動作から，自分の足の状態に関心を示しているサインと考えた（B⑤⑥）。

その後，Bさんが自分の切断に至るまでの様子や気持ちについて話す様子に対し看護師は，うなずいたり，ねぎらいの言葉をかけたり，Bさんが気持ちを話しやすいような態度や言葉かけをした（B⑦⑧）。Bさんは自分の気持ちや状態を看護師に伝えることで，自分の気持ちを整理したり，状況を整理することができ，看護師がこれからどのように気をつけたらよいのか，具体的なフットケアの方法にも耳を傾けることができたのだと考える。

☑ 事例3：Cさん，60歳代，男性

疾患名：心筋梗塞，糖尿病，高血圧
現病歴：数か月前から時々，胸の重い感じがしたが，すぐに治まっていた。1週間前より，入浴時や歩行時に少し息切れを感じることがあった。3日前より胸から心窩部のむかつきと体動時の息切れが続いているため会社の近くのクリニックを受診し，急性心筋梗塞の疑いにて救急

搬送され入院となった。

入院後冠動脈カテーテル治療（ステント挿入）を受け，全身状態が落ち着いたため，心臓リハビリテーションを開始，自宅への退院を目標に，再発予防，合併症予防を目標にCさんへの指導が開始された。
家族：妻と2人暮らし。娘が1人いるが結婚し遠方に住んでいる。
仕事：会社員営業職（食品会社）。2年後に定年予定。仕事は忙しい。

【看護の実際】

リハビリテーション開始後経過は順調であった。ベッドサイドから徐々に病棟内，リハビリ室でのストレッチ，筋力，歩行訓練と徐々に運動量がアップされた。退院に向けて，これまでの生活の振り返りを行った。Cさんは，「自分は本当に健康だと思っていました。これまで，血糖値がちょっと高めだとは言われていたんですが，仕事が忙しくてなかなか病院にも行けなくて。落ち着いたらとは思っていたんですよ……」と話す。看護師は仕事が大変だったことをねぎらった。そして，退院後の通院の継続やCさんが自分の身体の状態を把握し，早期に受診するタイミングを理解する必要があると考えた。まずは，入院する前の身体の状態について「入院する前の身体の状態はどうでしたか？ 苦しいのを我慢していたのではないですか？」と尋ねた。Cさんは，「先生にも『我慢していたんじゃないか』と言われたんですけど。時々，胸の重い感じがあったのが前兆だったらしいんですね。自分では，仕事も忙しかったし，すぐに治まっていたので，疲れているせいかと思っていました」と話した。看護師はうなずきながら話を聞いた。

Cさんは，「入院する前は長く入浴したり動くと息切れがしたり，やっぱり調子がよくないのかな……」話した。看護師は「大変でしたね。今はどうですか？」と尋ねた。Cさんは，「すっかり，症状はよくなりました。少しずつだったし，仕事ばっかりに気を取られて，まさかって

感じですね」と話した。

看護師は、「体調が良くなってよかったですね。自分の体調を知っておくということはとても大切なことです。入院前に足のむくみや、体重が増えたとか、何か気づいたことはありましたか？」と尋ねた。

Cさんは、「そういえば、入院前は靴がきつかったですね。体重が増えたのは、少し太ったのかなと思っていました。体重も大事ですね。会社の健診で体重と血糖値のことはずっと言われていたんですよ。いやー、自分の身体のことを考えないといけないですね……」と自分の身体を大事にしたいと繰り返した。

看護師は、Cさんに自分の脈拍の取り方、足のむくみの見方、体重や血糖値の管理も重要であることを伝え、毎日の体重、血糖値を記録してみるように自己管理ノートを渡した。Cさんは、さっそく書いてみようと値を記入した。看護師に、体重や血糖値が良くなっていることをうれしそうに話した。

数日後には「リハビリ前と後で自分でも脈を測ってみたよ……。あまり変わらなかったな……。運動をすると血糖値が下がるよ。運動をすると血糖値が下がるというのは本当だね」と話した。看護師は、「自分の身体のことをよく見ていますね。すごいですね」と伝えると、Cさんはとてもうれしそうに笑った。看護師は退院後のことについて、仕事との調整が難しいのではないかと尋ねた。Cさんは「体調も良く

なったし、こうやって体重が減ったり、血糖値が下がるのをみると何とか続けなきゃなって思う。あと残り2年だけどもう少し頑張りたいからね。でも身体が悪くなるとだめでしょ。無理がきかないことがよくわかったよ」と話した。

2週間後、Cさんは、治療後のカテーテル検査結果は良好で、内服にて血圧、血糖ともにコントロールされに退院となった。

【セルフケア支援の気づきとアセスメントのポイント】

Cさんは、糖尿病が未治療で、冠動脈疾患を発症している。自分自身の健康に自信があり、受診行動がなかなかとれなかった。再梗塞予防や今後受診を継続してもらうためには、Cさんが自分自身で身体の調子をわかり、体調に気をつけたり、早めに受診につなげたりできるよう、セルフモニタリングができる必要がある。

入院前の身体の症状を丁寧に尋ね、また、体重やむくみが、心筋梗塞の症状であったことや糖尿病と関連していることを伝えている。さらに、血糖値や血圧、自分の身体の症状と関係が、退院後の自己管理につながるよう、値を記録したり、脈拍の測定をしてもらったりと具体的な方法を説明した。一方的に説明だけをしたり、記録だけをノートにつけるように伝えたりするだけでは継続にはつながらない。自分の身体の状態を理解しつつ、具体的にどうしたらよいかとつなげていく必要がある。

04 セルフケア支援のための気づきとアセスメントのポイント

セルフケアの支援において大切なことは、まず、患者の気持ちが安定した状態であることである。そして、患者のこれまでの生活、趣味、価値観、大切にしていることを大切にしつつ、現在障害されている状態や患者の状況から患者ができること、可能なことを患者とともに一緒に考えることである。そのためには、患者の身体機能の状態、どのように訓練をすれば回復す

るか、また、残された機能を活かす工夫があるかを把握する必要があり、理学療法士や作業療法士、視能訓練士、言語訓練士などの意見が重要である。回復期リハビリテーション病棟以外でも、必要な職種に声をかけ、患者にとって必要な人々とともに患者に良いケアが提供できるように、看護職者は調整役になる必要がある（表2）。

表2 セルフケア支援のために必要なこと

①患者の心理的状態を把握する
②日常生活の再構築のために工夫できることを患者とともに考える
③患者自身が自分の身体に関心をもてる力を引き出す

患者の心理的状態を把握する

　セルフケアの支援を行う上で重要なのは，患者自身の気持ちが，今どのような状態にあるのかを把握することである。

　リハビリに取り組んでいるから安定していると判断するのではなく，患者と接する機会が多い看護職者だからこそ，日常生活の様子から丁寧に判断することが重要である。Aさんのように，自分の気持ちを医療者に伝えてくる場合もあるが，Bさんのように，医療者が提供することを拒否するわけでもない，気持ちがわかりにくいことも少なくない。看護職者1人だけでは十分に把握しきれないため，チームで，それも看護職者，医師，理学療法士，作業療法士だけではなく，患者に関わるすべての人同士が患者の情報を丁寧に共有することが大切である。

　そして，心理的状態がどのような状態にあるのかを，患者の言動や態度などからチームで共有し，気持ちが伝えられる機会を逃さないようタイミングをみながら関わる必要がある。

日常生活の再構築のために工夫できることを患者とともに考える

　日常生活を再構築するために必要なことは何か。患者にとって必要なことはないか。特に，身体的な機能障害がある場合には，残された機能を活かしつつ，どのように工夫をしたらよいか，患者とともに考えること，患者とともに話し合しあい，工夫することが大切である。

　Aさんのように，インスリン自己注射ができるようになるためには，作業療法士からの提案も欠かせない。「麻痺側の手でペンを固定する」という方法も，実際にAさんとどれくらいの高さがあればよいか，タオルがよいか，バスタオルがよいかなど工夫をしている。結局，タオルを4つに折るのがよい，お腹に注射しやすいようにテーブルに対して少し斜めに椅子をずらして座るなどは，Aさんと一緒に工夫しながら考えた方法である。身近なもので工夫することで自宅に帰った後も継続しやすくなる。なかなか手に入りにくいものを利用した場合には壊れたりなくなったりした際に継続することができなくなるので，患者と身近なもので工夫することも大切である（装具など，その患者専用に作成されたものとは異なる）。また，自宅のどこで使用するかなど，患者，家族に生活の場を聞きながら調整をすることが大切である。

　握力低下がみられる場合，インスリン自己注射時にグリップが滑ってしまうことがある。スプーンやフォークなどの補助具に巻いたり，輪ゴムを巻いたり，患者にとって一番良い方法はどれかを工夫して試してみることが必要である。

　一方的に，麻痺があるからこれがよいではなく，患者にとって使いやすい工夫ができることが大切である。

患者自身が自分の身体に関心をもてる力を引き出す

　患者が自分の身体に関心がもて，セルフモニタリングできるように関わる。AさんもBさんもCさんも，これまでの生活，自分の身体に関心を示し，病気に向き合うようになった。

　Aさんは，脳梗塞の再発を防止するためには，血圧および血糖コントロールが必要であり，今後も内服およびインスリン自己注射の管理が継続して必要となる。自分の血圧や血糖値を看

護師に尋ね，自分の状態を把握していた。Bさんも，今後も継続してフットケアを自分自身で実施していく必要がある。Bさんは創の状態を看護師に尋ねたりすることで自分の状態を把握しようとしていた。Cさんは，急性心筋梗塞後の再発防止，合併症予防のためには，自分自身の症状，脈拍，血圧や血糖値などの値から自分自身の体調をわかり対応できるようになることが必要であり，それが今後につながる。

引用文献

1）安酸史子他編：ナーシンググラフィカ成人看護学①成人看護学概論, pp.73-74, メディカ出版, 2020.

参考文献

・田村綾子他編：脳神経ナース必携　新版　脳卒中マニュアル-脳卒中リハビリテーション看護認定看護師2015年マニュアル新カリキュラム準拠, メディカ出版, 2015.
・酒井郁子他編：回復期リハビリテーション病棟における看護実践　看護の質を高めるEBPの実装, 医歯薬出版, 2019.
・角田亘編：回復期リハビリテーション病棟マニュアル, 医学書院, 2020.
・奥宮暁子編：ナーシンググラフィカ成人看護学⑤リハビリテーション看護, メディカ出版, 2018.

3
時期により変化するセルフケアを補う

3 慢性期にある人の セルフケアを支援する

01 慢性期にある患者の特徴

慢性期と慢性病の特性

慢性期(chronic stage)とは，病状は比較的安定しているが，治癒が困難で病気の進行は穏やかな状態が続いている時期のことである。合併症などの発症・進行予防，身体機能の維持・改善を目指しながら長期的な治療や療養を行っていく必要がある。

一方で，慢性病は，その診断時や急性増悪期，寛解期，ターミナル期など，疾患の特性や必要となるセルフケア内容によって，たどる経過に違いがみられる。ここで重要となるのは，どの経過をたどっても"慢性期の時期をもつ"ということである。それゆえに，慢性病のタイプや病期によって慢性期の意味合いが異なることを看護師として理解し，「慢性期」のセルフケア支援を行うことが重要である。

表1に病みの軌跡(第3部4参照)の特徴とセルフケア課題の相違から5つに分類された慢性病について記す[1]。

看護職者は，疾患の特性や病期とのつながりを考慮して慢性期のセルフケア支援を提供することが必要となる。そして，病期の経過を患者はどのように経験してきたのか等，過去から現在までの患者の体験や考え，価値観，セルフケア方法を知り，少し先の病状の変化を予測しながら，今後，必要となるセルフケアの確立に向けた支援を，患者や周囲の人たちとともに調整していくことが大切である。

慢性病をもつ患者の特性

慢性病は長い経過をたどり，多様である。また，「慢性期」における疾患管理は，患者のセルフケアが中心となる。そのため，長い経過のなかで患者の日常生活やライフスタイル，生活環境に多くの影響を及ぼし，それが慢性病をもつ患者の特性を形づくる。

ここでは，慢性病をもち，日常生活を送る患者の特性について述べていく。

① 発症から診断までの経過がさまざまであり，生涯を通して慢性病の治療にともなう自己管理を続ける必要がある

慢性病は緩やかに進行するため，病気の発症から診断，治療までの経過はさまざまである。例えば，自覚症状に乏しい糖尿病などの疾患をもつ患者のなかには，学校や職場の健診で高血糖や尿糖を指摘されることがある。しかし，指摘されたすべての患者が医療機関を即受診するとは限らない。患者が働き盛りであったり子育て世代の場合，仕事や家庭を優先し，自身の身体に関することは後回しになることもしばしばある。さらに，発症してからしばらくは「痛くもないし，困ることもない」と重病感を得られにくいことで放置され，症状が出現したときには病状が進行しており，突然の診断や複雑な治療の受け入れが困難となったり，衝撃を受けた患者が自責の念を抱く姿をみることもよくある。

また，健診などを受けていない人の場合は，他の疾患(整形外科の手術目的等)で受診した際

表1 慢性病の特徴

	代表的な疾患	病状の経過と特性
①経過の緩慢な慢性病	糖尿病 高血圧 高脂質血症 など	合併症が出現するまでは自覚症状に乏しく，病状の経過が緩慢であり，治療や対象者のセルフケアによって病状の悪化を防ぐことも可能である
②増悪・寛解を繰り返す慢性病	膠原病 慢性関節リウマチ 慢性呼吸器疾患 心疾患 など	急に病状が悪化し，呼吸苦や痛みなどの苦痛をともなう急性増悪期と病状が安定し落ち着いた日常生活を送ることのできる緩解期を繰り返しながら進行していきやすい
③進行性の慢性病	慢性腎不全 肝硬変 難病 など	病状が徐々に進行し，重度の生活障害と生命の危機に陥りやすい
④ターミナル期に至る慢性病	がん性疾患 など	治療への依存度が高く，現在のところターミナル期に至る可能性が高い
⑤精神疾患としての慢性病	精神疾患	症状の悪化は生活や環境状況および人間関係に応じて変遷する

（正木治恵：慢性病患者へのケア技術の展開，Quality Nursing，2（12），pp.1020-1025，1996.より作成）

に初めて慢性病と診断され，疾患における治療の優先度が変わり，本来治療すべき疾患以外の治療が開始されることに戸惑いが生じる姿をみることもよくある。患者の病気の受け止めや病状の理解によっては，その後の治療や慢性病の治療にともなう自己管理の取り組みが変わり，セルフケア確立に向けたプロセスに影響を及ぼす。その結果，疾患管理の中心がセルフケアとなる「慢性期」の経過を左右することにつながる。

また診断以降，患者は，多くの場合，生涯を通して慢性病の治療にともなう自己管理を続けることになる。一見，うまく実行しているように思える慢性病の治療にともなう自己管理でも，それは医療者が思うほど容易ではなく，変化するライフスタイルや生活状況に応じて長期的に継続することの難しさがある。看護職者は，同じ疾患であっても診断までの過程や病状の受け止めの経緯とともに一生涯続く慢性病の治療にともなう自己管理の困難さがあるということを知っておくことが必要であり，患者を理解する上での第一歩となる。

②自分なりのセルフケア方法がある

患者は慢性病と診断されてから，さまざまなチャレンジを重ねている。そして，進学や就職，結婚や出産，親の介護等，人生における数々の出来事に応じてうまく病気とつきあえるよう試行錯誤を繰り返している。時には人生上の出来事を優先したり，また，時には身体状況の変化を機に療養行動を優先することもあるだろう。現在では，インターネットやメディア等で多くの情報が得られ，サプリメント等の民間療法もあふれている。患者は病院に通い，医療者から提案された治療や療養行動を行うだけではなく，"身体をよくするため"に民間療法を取り入れたり，生活を調整している。そして，自身の身体の変化を敏感に捉えていることも多い。

また，複数の慢性疾患をもつ場合，患者にとって最も大切と思う疾患に焦点を当ててセルフケアをしていることもある。看護職者が病院やクリニックに所属している場合，診療科別に外来受診や入院をすることがほとんどであり，その診療科の治療やセルフケアを中心に関わることが多いだろう。しかし，複数の診療科にかかり，治療を受けている場合，患者にとって重要視している疾患が異なることがある。

例えば，心不全と慢性腎臓病を併せもつ患者が，循環器科では血圧管理を行い，腎臓内科ではタンパク制限や水分管理を行っていた場合，両疾患に対して同等にセルフケアを行っているとは限らない。循環器科に所属している看護職者は，患者に心不全の仕組みを説明したり，減塩や体重管理，降圧剤内服などのセルフケア方法について支援を行うだろう。一方で，腎臓内科に所属している場合は，腎臓の働きを説明したり，低タンパク食や活動制限などのセルフケア方法について支援するだろう。診療科別であるがゆえに医療者の専門性のある慢性疾患を中心に捉えがちだが，患者がその疾患をどのように捉えているのかを把握し，患者が重要視している慢性疾患との兼ね合いを伝え，複数の慢性疾患が安定するようにセルフケア支援を行うことが必要である。

このように，患者は自分なりのセルフケア方法や重要視している疾患がある。時折，その行動は，医療者から「自己流で不適切な方法」と捉えられてしまうことがあるが，その自分なりの方法のなかには，患者が大事にしていることや思い，意図が隠れており，だからこそ，その人の「強み」も隠れていることに看護職者として気づかされることがある。看護職者は，医療者から見てその行動が正しいかどうかを確認したり，医療者がベストだと考える方法に無理やりあわせようとするのではなく，その行動に隠れている患者の強みを捉え活かす支援こそが，患者のセルフケアが発展することにつながるということを知っておいてほしい。

③身近な人の病気体験が，患者の疾患や治療の捉え方に影響する

疾患や治療に対する印象や捉え方は，患者が見たり聞いたり，経験したことによって影響される。例えば，慢性腎臓病と診断された人の家族が腎不全で透析治療を行っている場合，その家族の病状の経過や予後が，慢性腎臓病の理解や透析治療に対する印象に大きく影響している。透析を頑なに拒否する人にその理由を尋ねると，「母親が透析して，突然亡くなってしまったから怖い」と語る人がいる一方で，「近所の人が透析を受けながら元気に働いていた」と話し，新たな治療を積極的に受け入れる人もいる。家族や友人，職場の人など，身近な人の病気体験を患者がどのように捉え，療養行動にどのように影響しているのか把握することは，対象理解を深める上でとても重要である。

④併存疾患が多いこともあり，治療や療養生活が複雑になりやすい

特に高齢者の場合，1つの疾患だけではなく，合併症なども含めて複数の疾患を併存している患者がいる。複数の診療科で治療を受け，療養生活も複雑になりやすい。

例えば，慢性腎臓病や糖尿病をもつ人が，がんの治療のために化学療法を受ける場合，使用する薬剤によっては腎機能を低下させたり血糖値を悪化させることがある。また，化学療法の副作用から食事摂取が不安定となり，腎機能が保てなかったり，低血糖を起こすことも臨床の場ではよく経験する。そのため患者は，食事摂取が不安定になる際の食事の工夫や経口補水液を活用した水分の確保，経口血糖降下剤やインスリン注射量の調整など，疾患の特性や治療にともなう併存疾患への影響に応じて調整ができるよう，複雑なセルフケアを求められることもある。

また，疾患の状態によっては，相反するセルフケアを求められる場合もある。水分制限を求められる疾患がある一方で，水分確保が必要となる疾患もある。看護師は，主疾患のみを把握するのではなく，既往歴や病状の経過，すべての疾患の治療内容も把握し，薬剤の相互作用や身体への影響，生活の変化等を包括的にアセスメントし，かつ，患者が重要視している慢性疾患との兼ね合いを考慮しながらセルフケア支援を提供する必要がある。

ここでは，臨床の場で経験したセルフケア支援の実際について紹介する。

事例からみるセルフケア支援の実際

☑ 事例1：患者の行動の意図から，強みともつ力を捉え，多職種が協働することで自分らしく生活できた事例

【患者】

Aさん，70歳代半ばの男性，独身独居。

【現病歴および入院までの経緯】

67歳のときに脳梗塞を発症した際に2型糖尿病と診断され，1回／日投与のインスリン療法と経口血糖降下剤の内服が開始された。麻痺等の症状はなく，日常生活に問題はないようにみられたが，70歳を過ぎた頃から徐々に血糖値が上昇したことと独居生活のため訪問看護師や訪問ヘルパーの介入が開始された。連日，看護師またはヘルパーが自宅を訪ね，インスリン自己注射の見守りや内服薬の管理，調理補助を行っていたが，数か月後には「もう，インスリンは打ったよ」と自己注射の場面を確認できないときがあった。その際は，投与後の注射針の廃棄数を数えることで投与したかどうかを判断していたが，HbA1c値が10％に上昇したことから認知機能の低下によるインスリン投与忘れなどがある可能性も考慮し，血糖コントロール目的で入院となった。

【セルフケア支援の実際】

入院後は，病院食による食事療法を行い，入院前の経口血糖降下剤とインスリン自己注射は継続する治療方針となった。徐々に血糖値は改善されていったが，病院の売店でサンドウィッチや菓子パンを買う姿がみられたり，病室のゴミ箱にそれらの空袋がみられるようになった。また，ベッドサイドにはお菓子の箱が封の開いていない状態で置かれていた。それらを見つけた病棟看護師たちは，その都度，病院食以外は摂らないようにと注意していた。しかし，以降もAさんが菓子パンなどを食べる姿が度々みられており，日中の血糖値はなかなか改善しなかった。

受け持ち看護師は，Aさんがパンなどを食べるには何かしらの理由があり，また，菓子箱は，数日経過しても封を開けていない様子から，Aさんなりの思いがあるのではないかと考え，それらについて尋ねた。するとAさんは，「病院の食事はいつもより少ないから，体力が落ちてしまう。それでなくても最近はだるくて動けなくなってきた。1人暮らしだから，体力をつけておかないと退院したときにもっと動けなくなってしまう。血糖のこともあるけど動けなくなることが不安で入院したんだ」（A①），「血糖を良くしようとして入院しているから，間食がダメなのはわかっている。糖尿病をもつ友人から，血糖値は300mg／dLを超えなければ大丈夫と言われたから，200mg／dL台に抑えてパンとかを食べているんだよ（A②）。このお菓子は，お守りとして置いているだけで食べないよ」と話した。

受け持ち看護師は，Aさんの行動が間食を意図したものではなく，体力を保つためのものであり，血糖値も300mg／dLを超えないようにと考えていることがわかった。また，封の開いていない菓子箱をベッドサイドに置いておく意味も理解できた（A③）。そして，Aさんの"だるい"と話す原因が，高血糖の症状である可能性もあることを考え，自宅での摂取カロリーを計算したり，食事内容を振り返ると適正カロリーをはるかに超えていることがわかり，Aさんと共有していった（A④）。また，体力を保つための方法として運動を提案したり（A⑤），糖尿病合併症を予防するための目標血糖値やHbA1c値を伝えていった（A⑥）。

Aさんは「食べ過ぎだったんだね」と，入院5

日目から病院食以外を摂取することがなくなり、リハビリを開始すると、入院10日目には毎食前の血糖値が120〜140mg／dL台に改善した。そこで、Aさんと一緒に数値の推移を記した一覧表（表2）を見ながら、血糖値が改善していることを伝え、身体の変化について尋ねると、「数値は下がっているね。でも身体はよくわからないよ」と答えた。そのため、高血糖時は倦怠感や頻尿、口渇などを生じるが、現在、それらの症状はどうかと1つずつ尋ねると、「そういえば、だるさはなくなったね。夜にトイレに行く回数も減ったから、よく眠れているな」と話し（A⑦）、「そうか。食べなきゃいけないと思っていたけど、ちゃんと計算して食べて血糖値が下がると、逆に元気になるんだね」と身体の変化に気がつき、血糖値と身体症状の関連がわかるようになった（A⑧）。

また、入院前は認知機能の低下によるインスリン投与の忘れ等があるのではないかと考えられていたが、入院中は、インスリン投与を忘れることはなく、自己注射の手技も正確に行えていた。このことから、受け持ち看護師は、訪問看護師やヘルパーに自己注射の場面を見せないことについても、何かしらの理由があるのではないかと考え、Aさんに尋ねると、「訪問ヘルパーには調理補助をしてもらっているから、ヘルパーが来る前に食材を買いに行く。インスリンは、運動の前に打つほうが血糖値が下がると聞いたから、買い物に行く前に必ず打つようにしている（A⑨）」と話した。訪問看護師に確認すると、確かに、調理補助をしているヘルパーの訪問日は、注射した後の針が捨てられているが、看護師の訪問日はそれらが見当たらず、見守りができていたとのことだった。

このことから、Aさんの"インスリン投与場面を訪問者に見せなくなった"という行動は、認知機能の低下によるインスリン投与忘れではなく、Aさんなりの薬剤の効果を意図したインスリン投与の方法というセルフケアであることがわかった。

現在Aさんが投与しているインスリンは、1日中効果が持続する持効型インスリンという種類で、いつ投与しても運動の効果には影響がないものであり、Aさんが間違った解釈をしていることが原因で、そのような行動に至ったことがわかった。そして同時に、インスリンの薬剤について考えながら行動を変化させているというAさんの強みを理解することもできた。

そこで、Aさんにインスリンの薬効や投与のタイミング、運動への影響を説明（A⑩）すると、「じゃあ、買い物前に打たなくても大丈夫だね」と答え、これまでのインスリン投与が確実なことから、注射の見守りの必要性についても見直すことを検討した。

受け持ち看護師は、Aさんが体力の衰えを気にしていたり、「買い物は唯一の楽しみだし、運動になるから続けたいけど、1人で行くのは不安だ」という気がかりがあることから、連日の注射の見守りの代わりに、訪問リハビリや買い物への同行サービスを取り入れることを考えた。Aさんに提案し、退院前に多職種による拡大カンファレンスを開き、サービス内容の見直しを行った（A⑪）。

退院後は、週に2回の訪問看護師によるインスリン投与の見守りと週に3回の訪問リハビリや買い物への同行、調理補助を受け、HbA1c値を7.0〜8.0％を維持して安心して生活を楽しむことができるようになった（A⑫）。

表2　A さんの血糖値の推移

	朝食前（mg/dL）	昼食前（mg/dL）	夕食前（mg/dL）	眠前（mg/dL）
入院時	231	292	296	201
入院5日目	175	218	248	262
入院10日目	121	128	136	148

☑ 事例2：治療や医療者の関わりを拒否する患者との関係構築が，患者のセルフケアの確立・発展につながった事例

【患者】

Bさん。40歳代後半の女性，夫，子ども2人との4人暮らし。

【現病歴および看護師のセルフケア支援介入までの経緯】

38歳のときに会社の健診にて尿タンパクが陽性であることを指摘され，近所のクリニックに通院を開始した。しばらく通院した後，1年間通院を自己中断していた。

40歳のときに下肢の浮腫が出現したことからクリニックの通院を再開し，腎生検の結果でネフローゼ症候群と診断された。利尿剤やステロイド剤の内服治療で症状は改善した。以降は，子育てと仕事が忙しいとの理由から，症状が改善すると通院を中断し，悪化すると再開するということを繰り返していた。

45歳のとき，いつもは下肢だけの浮腫が腹部にまで増強した。クリニックの医師から，腎機能が著しく低下しているため，今後を見据えて透析施設のある総合病院を紹介され，転院となった。

転院先の病院では，腎臓内科の医師より入院治療を勧められたが家庭と仕事の都合がつかないとの理由で拒否し，外来通院にて治療を継続していた。今まで教育入院や栄養指導を受けたことがなく，eGFR14 mL／min／1.73 m^2，クレアチニン3.08 mg／dL，BUN25 mg／dLと腎機能がさらに悪化していた。そのため，外来受診の度に，主治医から透析療法の必要性や教育入院を勧められたりしたが，Bさんは「透析は絶対にしたくない。入院も無理」と拒否し続けていた。看護師は，診察室から退出する際の硬い表情が気になり，受診中断を繰り返していたBさんの支援が必要だと考え，介入することとした（B①）。また，主治医からも，「このままでは近いうちに透析導入になるため，透析について看護師から説明してほしい」という介入

【セルフケア支援の実際】

このときのBさんの状況としては，通院の自己中断を繰り返すことで治療が継続されず，ネフローゼ症候群が悪化し，腎機能が急激に低下している状態であった。看護師はまず，病状や今後の治療について，主治医からどのような説明をされて，Bさんはどのように受け取り，どう思っているのか確認していくために，外来診察に同席することにした。診察の際，主治医は当日の採血結果を示しながら，腎機能がかなり悪化していること，このままだと1〜2年のうちには透析療法が必要になること，透析療法を行うには，事前に血管シャント造設などの準備をしておく必要があることなどを説明した。Bさんは，示された採血結果を見ることなく，表情を硬くして下を向き，無言のまま座っていた（B②）。主治医は，「後は看護師からの説明を聞いてください」と言って診察を終えた。

看護師はそのままBさんと診察室から出て，療養支援を行う個室（療養支援室）に一緒に向かおうとしたが，Bさんは，「先生にも看護師さんにも話すことはないです。透析はしませんから」と言い，個室への入室を拒否した（B③）。そのため，看護師は，無理強いせずそのまま歩きながら，現在の体調について質問したり，困ったことや心配なことはないか，医師の説明でわからなかったことはないかと聞いていった（B④）。Bさんからは，「特にないです」という返事だけあったため，看護師としては，透析療法を勧めたいのではなく，腎機能が低下しているBさんの体調が気になること，そして透析療法を少しでも先延ばしにできる方法はないか一緒に考えたいことを伝え（B⑤），その日の関わりは終了した。

同時に当日の採血結果では，eGFR13.6 mL／min／1.73 m^2，クレアチニン3.18 mg／dL，BUN25 mg／dLと，慢性腎臓病（CKD）の重症度分類ではステージ5であるものの，10か月前の初診時採血結果と比べて急激な腎機能悪化はなく

（B⑥），また，腎不全症状である体重増加や歩行時の息切れ，倦怠感などの溢水状態はないことから，現時点で緊急透析導入が必要となる病態ではないとアセスメントし（B⑦），Bさんの今までの療養生活や病気に対する考え，家族や仕事への思いを知ることがBさんのセルフケア支援を行ううえで重要であると考えた（B⑧）。

2回目以降の関わりでは，待合室で診察を待っているBさんに看護師から声をかけていった。Bさんは，初回の介入時と同じように表情は硬く，「特に変わりないです。困っていません」などと答えた。看護師は，Bさんが拒否している透析や入院についての話はせず，体調の変化や日常生活上の気がかりなどを尋ねていった（B⑨）。

4回目の外来診察日に看護師は，予約時間より大分前に足を少し引きずりながら歩いているBさんの姿を見かけた（B⑩）。Bさんのもとに行き，「足を引きずって歩いているように見えますけど，どうかされましたか？　今日は，病院には早めに来られたのですね」と声をかけた（B⑪）。するとBさんは，初めて看護師の目を見て，「足がむくんでしまって痛みます。気になって，早めに病院に来ました」と答えた。看護師は，足を是非とも確認させてほしいと療養支援室に招くと，Bさんはそのまま入室し，足を看護師へと差し出した（B⑫）。看護師は浮腫の状態を確認し，フットケアを行っていると，「や

っぱり，透析をしないとダメなのですよね」とBさんが質問してきた。看護師は，初めてBさんから"透析"という言葉が出たことから，Bさんが透析療法について何かしらの思いがあり，今，看護師に聞きたいことがあるのではないかと感じ，「"透析しないとダメだ"と思われているのですね」とBさんの言葉を反復していった（B⑬）。

するとBさんは，透析をしている人が身近におり，突然死したことから怖くなったこと，今まで通院を中断するなど自分の身体を顧みることなく過ごしてきた罰が当たったと感じていること，それでも子育てや仕事で必死だったこと，今まで自分なりに調べて食事に気をつけてきたが転院前のいくつかの病院では"何もできていない"と言われ，転院後も受診のたびに透析療法のことばかり話されてつらかったこと，しかしまだ子どもも小さいから長生きしたいと思っていることなどを語り始めた（B⑭）。そして，「少しでも透析を先延ばしにしたいから，できることを教えてほしい」と話した（B⑮）。

看護師は，Bさんが自分なりにセルフケアを行っていても，医療者から"できていない"と決めつけられていたことから拒否的な態度を取るしかなくなったこと，転院後は一度も通院を中断することがなかったことからも自分の身体をよくしたい気持ちが十分にあることがわかった。

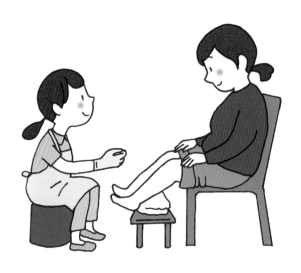

そこで，今までのBさんのセルフケア方法を確認していくと，減塩や低タンパク食を心がけるがゆえに1日の必要カロリーが十分に摂取できず，栄養素が偏っていたり，体重増加を回避するために水分摂取が不十分となり，かえって腎臓への負担が生じている（B⑯）ことがわかった。そのため，今までの検査データを再度示しながら，Bさんの現在の腎臓の状態や治療内容，Bさんなりのセルフケア方法の身体への影響を説明し，身体の状況を把握してもらった。

Bさんは「腎機能を保つには，食事カロリーや水分をとることも大事なのね。知らなかった。ちゃんとした方法を身につけたい」と話し，無理のない方法で透析療法を先延ばしできること（腎機能の急激な悪化の予防と腎不全症状の早期発見・対応）を目標とし，以降も自身の生活を振り返りながら，セルフケアを確立していった。そしてBさんは，主治医に対しても「まだ透析にはなりたくないから，まずは自己管理方法を変えて，それでも必要となったときには透析をやります」と自分の考えを伝えるようになった。

数か月後には，悪化傾向だった腎機能もクレアチニン2.78mg／dL，eGFR15.7mL／min／1.73m^2，BUN20mg／dLとわずかながら改善し，また，「5分くらい歩いて足が重いと感じたときは，浮腫が出る前兆で，採血するとクレアチニンがちょっと上がっているの。だから，足の状態で疲れすぎないように気をつけたり，食事を見直すようにしている」と身体の状態を捉えて生活を見直すようになった（B⑰）。

時には子どもの進学のためのサポートを優先したことで生活習慣が変化し，病状が悪化することもあったが，通院を中断することなく4年が経過した。腎代替療法などの説明を受けながら，「生きて家族の世話と仕事を続けるために，透析療法を受ける」と療法選択し，腎機能や症状出現などに応じてシャント造設手術を受け，転院から6年後に血液透析療法が導入された。週3回の血液透析療法を受けながら，家族の世話や仕事を続けている。

03　セルフケア支援のための気づきとアセスメントのポイント

慢性病をもつ患者にセルフケア支援を行う際，看護職者が患者にとって必要と判断した自己管理行動を押しつけるのではなく，患者との援助関係を築きながら，対象のセルフケア確立の歩みを進めるような関わりが必要となる。ここでは，前述のAさん（事例1）とBさん（事例2）の看護展開をもとにアセスメントのポイントについて解説する。

看護職者から患者へ声をかけ，配慮し援助関係構築を目指す

看護職者が患者と関わるきっかけは，看護職者から声をかけたり，患者から声をかけられたり，医師などの他の職種から介入を依頼されることから始まる。慢性病をもつ患者は，療養生活が長かったり，合併症が進行している人ほど多くの医療者と関わってきている。医療者からは，生活習慣の改善や服薬，医療的処置など

腎代替療法

食事療法や薬物療法でも腎不全症状が改善せず，末期腎不全となった場合に行う代替療法であり，血液透析，腹膜透析，腎移植がある。

のセルフケアを求められることが多いが，"やろう"と思うことと実際に"できる"ことは違い，すぐに生活が改善されたり，手技を獲得できるわけではない。患者なりのセルフケアやその経緯を理解していない医療者が一方的に結果の改善や手技の獲得のみを求めた場合，その関わり自体が患者の自信を失わせたり，「できない自分」という自己低下の感情を強化してしまうことも少なくない。その場合，患者は，医療者に対して必要なこと以外話すことはなくなる。

　また，看護職者が他の医療者から患者への介入を求められる場合，生活習慣の改善に関する介入だけではなく，新たな治療が検討される時期であることも多い。その場合，看護職者からの声かけに抵抗を示し，介入を拒否する患者もいる。

　事例2で，医師から腎代替療法に関して説明されたBさんも，ほぼ下を向き，医療者に自らの気持ちや生活状況について話すことはなく，また，初回の看護師からの声かけでは看護師と2人で話すことを拒否していた（B②・③）。この場合，看護師に自分をわかってもらいたい，わかってもらっても大丈夫，新たな治療を拒否する理由を話してもよいという状態になるまで，関係を保持することが大切になる。Bさんに声をかけた看護師の場合，介入前からBさんの様子に関心を寄せ，支援が必要なのではないかと考えていた（B①）。

　このように，看護職者は常に患者へと関心を

もち，継続して声をかけることが重要である。病気や治療に対する声かけをしなければならないわけではない。それらの話題に対して患者からの抵抗を感じるならば，むしろその話題は避けて，B④やB⑨のように，挨拶や日常的な会話，困っていることはないかなど，患者が「この看護師は，私のことを気にかけてくれている」「困ったときに話せる相手」と思われるよう，自らの態度も含めて患者へと関心を寄せ続けることが必要である。

　これは，患者との援助関係構築を進めると同時に，患者のわずかな変化に気づくことにもつながる。そして，患者にとって受け入れがたい現実を突きつけられているときこそ，一方的に医師とともに透析を勧めるのではなく，B⑤のように，患者の思いに沿うケア者であるということを伝えることも必要である。

セルフケア支援の優先度の検討

　患者がセルフケアを確立していく過程には，一定の時間を要したり，患者が試行錯誤を重ね，経験しながら発展させていく場合もあり，看護職者は，その過程にともに沿っていきたい思いがある。しかし，慢性病の経過において，病状が急激に悪化することはよくみられることである。看護職者は，常に患者の病態を適切に把握し，患者に気づきを促したりしながらセルフケアの優先度をアセスメントしていく必要がある。以下にポイントを示す。

○○○

COLUMN 　何気ない会話から療養上の相談につながった事例

　1型糖尿病でインスリンの頻回注射を行っている外来通院患者がいた。定期の外来受診日に日焼けしていた姿を見て，「日に焼けましたね」と声をかけたことから，仕事内容が内勤から外勤に変わり，活動量が増えたことで低血糖が頻発して困っているという療養上の相談につながったことがあった。治療とは関係ないと思われる会話のなかに多くのセルフケア支援のヒントが含まれていることを，看護職者として理解しておきたい。

①病態や身体状況の専門的アセスメント

　患者に関わる際，今現在の患者の病態や身体状況を看護職者として把握することは，非常に重要である。病院やクリニックに通院や入院している患者に対しては，バイタルサインのほかに採血検査やX線撮影，生理機能検査など数値や画像で示されるデータを確認することができるだろう。しかし，そのデータだけではなく，患者の訴えを聞いたり，様子を注意深く観察することで把握できる病状も多くある。事例2のB⑥では，看護師は当日の採血データからクレアチニンやeGFR，BUNなどの腎機能を確認し，CKDのステージ5であることを把握している。かつ，B⑦のように体重の変化や，息切れの有無を観察することで腎不全症状がないことを確認している。

　看護職者は，患者の現病歴にとどまらず，既往歴や家族歴，併存疾患の治療内容なども把握し，検査データの変化や現われやすい症状を確認するとともに，B⑩のように患者の歩行状態や来院時間，表情や話し方，目線など，わずかな様子の変化を捉え，病態把握に向けて専門的アセスメントを行うことがセルフケア支援の優先度を検討する上で必要不可欠である。

②患者自身の捉え方や関心事の把握と気づきの促し

　慢性病における慢性期では，病状は比較的安定している状態である。しかし，安定しているようにみえても，徐々に悪化しているがゆえ自覚症状に乏しいだけで緊急に処置が必要となることも臨床の場ではよく経験する。特に症状の変化に気づきにくい高齢者や併存疾患の多い患者の場合は，「何となくいつもと違うな」と感じていても，"どこ"が，"どのように違う"のかを医療者に伝えることは難しく，自ら率先して話すことは少ない。そのため，看護職者は，病態を専門的にアセスメントしながら日々の様子や日常生活の変化などを注意深く観察し，生じ得る症状と照らし合わせ，患者に丁寧に確認していくことで，「そう，そう。そういえばそん

な症状があったな」と病状の変化に気づくことがある。

　特に，検査データの変化だけでは捉えにくい自覚症状や日常生活上の変化は，いかに患者が自身の身体の状態に目を向けられるか，看護職者があらゆる情報から患者に問いかけ，気づきを促すことが必要である。また，患者によっては，医療者が判断する正常や異常とは違う，患者なりの病状の捉え方をしている場合もあり，患者の捉え方や関心事を把握することも重要である。

　事例1の場合には，1人暮らしで体力を保つことに関心をもつAさんの「最近はだるくて動けなくなってきた」という話から，受け持ち看護師は，"だるさ"の原因が体力の衰えからではなく，高血糖の症状である可能性について血糖値とともに食事摂取量や活動量を把握し，専門的アセスメントを行っている（A④）。また，Aさんは，友人の情報から血糖値は300mg／dLを越えなければ大丈夫という捉え方をしており，血糖値を200mg／dL台に保つというAさんなりのセルフケアを行っていることがわかった（A②）。そこで，A⑥のように血糖改善の目的と目標血糖値をAさんに伝えることで正しい情報を提供し，A⑦で改善している血糖値の推移を示しながら，高血糖症状の変化を1つずつ問いかけ一緒に振り返っている。これらの関わりから，血糖値と身体症状を関連づけていなかったAさんは，症状の改善に気づき，この経験を通して高血糖症状や血糖値の身体への影響について理解することができた（A⑧）。

　このように，看護職者は，患者が気づいていない身体状況の変化を専門的アセスメントと患者の言動や様子の変化から的確に捉え，患者へとその変化を問いかける必要がある。また，患者なりの身体の捉え方や数値の解釈，症状とは別の関心事が身体の変化に気づきにくい要因となっている場合もあるため，それらについても把握することが，患者の身体症状の気づきを促すことにつながる。

③患者の状況を"点"ではなく，"線"で捉えて支援の優先度を判断し続ける

看護職者は，専門的アセスメントと患者の捉え方をもとに，セルフケア支援にどのくらい時間をかけることが可能なのか，また確立までにどのくらいの時間を要するのか判断していく必要がある。そして最も重要なのは，自覚症状をともなわなくても，生命の危機的状況へと変化している場合が慢性期にはあるということを看護職者が理解しておくことである。特に，日々の変化を確認できる入院とは違い，外来通院などの患者の場合は，短い時間内で接し，次に会うのは数か月後となる。そのため，患者の病態や身体状況を"点"として捉えるのではなく，前回はどのような状態で，今後どのように変化していくのかという"線"で捉えていくことは，患者の今後の病状やQOL，看護職者との関係性に大きく影響する。

事例2の場合，B⑥で看護師は10か月前の検査データと比較し，悪化の速度が緩やかであると病態の変化を"線"でアセスメントしている。かつ，B⑦で患者の身体状況から現在の状態を捉え，セルフケア支援に確保できる時間を考慮し，B⑧のように支援の方向性を組み立てている。

このように，看護職者は患者のセルフケアの確立の歩みに沿いながらも，病態の変化をタイムリーに捉え，セルフケア支援の優先度を判断し続けることが必要である。

療養生活上の苦痛・苦労や経験の語りを聴く

長期の療養生活を通して行われる療養行動に

は，日々の生活や周囲の人との関係に大きく影響することがある。例えば，食事療法を行っている患者の場合，友人との会食がカロリー制限を気にするあまり楽しめなかったり，育ち盛りの子どもに出す食事と自分の食事とを分けてつくる人もいる。また，病状が進行して新たな治療が開始されたり，合併症の症状が出現すると，苦痛や苦労がともなうことも多くなる。

例えば，透析療法を行う場合，多くの人は週に3日，3〜5時間の治療を生涯続けていくことになる。それまで行っていた仕事を変更したり，周囲の人の理解や協力が必要になることもある。家族で旅行を楽しむことを考えるときにも，旅先での透析施設を手配したり，おいしい料理も調整が必要になることもある。

看護職者は，患者の療養生活上の苦痛や苦労，工夫したことや，希望と思われることなど，あらゆる思いや体験を聴くことで患者の理解が深まり，セルフケア支援に向けた課題や援助方法がみえてくる。そして，人に語るという行為は，自分でも気づかなかった思いがあふれたり，行動を振り返ることにつながり，語った人の思考が整理されてくる。慢性病をもつ人に療養支援を行っている際，患者は，過去から未来，そして現在について語ることがある。このことは，聴く相手がいるからこそ語ることができ，患者があなたを"援助者"として認識している場合に語り始めるだろう。そして，思考が整理された患者は，次に何をするべきかと療養行動について考え始める。

事例2のBさんも，最初は看護師の関わりを拒否していたが，あるときから療養生活上の苦痛や苦労を語り始めるようになっている。この

口すぼめ呼吸

COPDは気道の狭窄や肺の弾力性の低下により，空気の呼出が障害され，息を吐ききっても空気が肺に残ることでガス交換が十分に行えず呼吸困難が生じる。口すぼめ呼吸は，呼気に際して口をすぼめ，ゆっくり息を吐くことで気管支のつぶれを防いだり肺胞を長く膨らませることができ，呼吸困難をコントロールできる。

COLUMN 待合室の様子で病状悪化に気がついた事例と，病状悪化を疑いながらもフィジカルアセスメントが不十分で緊急搬送された事例

〈事例3〉

　慢性閉塞性肺疾患（COPD）をもち，今後，在宅酸素療法の導入を検討していたCさんは，「在宅酸素なんて，自由がなくなる。やりたくない」と話していた。看護師は，Cさんの生活や楽しみ，治療に対する思いを確認しながら，Cさんが納得して治療を受けられるよう時間をかけてセルフケア支援を行うことを検討していた。次の定期受診の際，待合室にて「口すぼめ呼吸」をしているCさんの姿を見かけた。以前はそのような呼吸は見られなかったため声をかけたところ，Cさんは「大丈夫だよ，いつもと同じ感じ」と答えた。酸素飽和度を測定すると96％であったが，会話時に呼吸が荒くなったり，口唇色がいつもより不良となり，会話中の酸素飽和度も85％まで低下した。看護師は病状悪化を予測し，会話のしづらさや歩く際の変化を問うと，「そういえば，動くとつらいから，休み休み歩いていた」と答えた。主治医へと報告し検査を行った結果，即日入院となり，在宅酸素療法が導入された。Cさんは，入院後に呼吸状態が改善してから，「今となると，あのときは苦しかったんだと思う。良くなって初めてわかった。在宅酸素は必要だよね」と話した。

〈事例4〉

　心不全をもつDさんが，診察終了後に欠伸（あくび）をしながらゆっくりと廊下を歩いているのを見かけた看護師は，「いつも“おやすみ3秒”と言われていましたが，寝不足ですか？」と声をかけた。Dさんは，「うん，いつもはすぐ寝ちゃうんだけど，ここ1週間くらい，横になると何となく眠れなくて，すぐに起きちゃうんだ。仕事が忙しいせいかな」と話した。横になるけどすぐに起きてしまうことや，いつもよりゆっくり歩いている様子に看護師は違和感を覚えたが，すでに診察が終了していたこともあり，無理しないようにとだけ伝えた。Dさんは翌日の深夜，心不全の増悪にて救急搬送され，即日入院となった。その際，「眠れなくなったと同時に足にむくみが出て，尿も出なくて徐々にひどくなっていたんだ。初めてのことだったからわからなかった」と話した。

　それぞれの看護師の関わり方の違いは何か。事例3では，「いつもとは違うCさんの呼吸方法」を捉え，酸素飽和度を測定し，会話時の状態を観察したり日常生活の変化を具体的に尋ねたりしながら病状の悪化をアセスメントし，タイムリーな対応につながった。

　一方，事例4では，いつもと違う様子を看護師は「違和感」として捉えた。しかし，心不全の症状である足の浮腫や体重の変化などを確認したり，心不全悪化の徴候を患者自身が把握できるための情報提供やセルフケア方法を伝えることはしなかった。

　臨床の場では，患者の言動から「違和感」を覚えることがよくある。その違和感は，看護専門職としての経験から患者の変化を感覚的に捉えていることから生じる。身体状況の変化や違和感の原因などをアセスメントすることが病状悪化の早期発見につながることもある。また，アセスメントしながら看護師が患者へと問いかけることで，患者が身体に関心をもったり，生活を振り返ることにもつながる。

3 時期により変化するセルフケアを補う

ときのBさんは足に浮腫や痛みが生じ，気になっていた。看護師は初回の関わりから，Bさんの様子を気にかけ，声をかけ続けていたことでBさんのわずかな変化に気がつき，B⑪のように，いつもと違う様子であることについて声をかけている。Bさんは，この看護師のことを自分をわかってくれる"援助者"と認識したのだろう。そして，初めてBさんから"透析"という言葉が出たことを看護師は機と捉え，Bさんの言葉を反復し次の言葉を待つことで，Bさんが語れるような場を提供している（B⑬）。そこからBさんは，透析を怖いと感じている理由や医療者の印象，今までの療養行動（過去）と今後の希望（未来）を語り（B⑭），そして，「できることを教えてほしい」と今やるべき療養行動（現在）について考え始めている（B⑮）。

Bさんは看護師に語ることで苦しみが和らぎ，安心感を得て，次に何をするべきか考えることにつながったのだろう。看護師は，この語りから，治療が中断される経緯とともにその時々の状況に応じてセルフケアを行っていたBさんのもつ力に気づいた。そして，うまくいかなかった療養行動の原因がわかり，セルフケア支援を開始することができた。もし，Bさんからの"透析"という言葉を機に，看護師が一方的に透析について情報提供するような関わりをしていたら，Bさんが思いを語ることはなかったかもしれない。透析を拒否し続けているBさんだからこそ，自ら"透析"について質問することの意味を，Bさんの語りから推察していく必要がある。

看護師は，患者に"援助者"として認識されるよう努め，患者が語れるような環境をつくり，患者のあらゆる語りを，今の支援に関係ないと聞き流すのではなく，患者の語りを看護職者が聴くという行為自体がケアであり，今後のセルフケア支援につながることを理解しておこう。

患者の気がかりや関心事にともに向かう

患者は，"この人には話せる，話してもいい"と思う医療者には，自身の気がかりや関心事を話す。医師には疾患や症状，治療などについて尋ねたり，不安を訴えたりするだろう。そして，看護職者にも疾患や療養生活，それらに関係のないような気がかりや関心事を話すことも多い。

一方で，気がかりがあっても，それらを医療者に話しにくいと感じている患者がいたり，医療者に話してはいるが，疾患とは関係ないことだと，十分に対応されていない場面を見かけることもある。しかし，その話しにくいことや，医療者が"疾患とは関係ない"と思う気がかりこそが，患者のセルフケア確立への歩みが進まない原因だったり，療養行動に影響を及ぼしていることがある。

事例1のAさんの場合，受け持ち看護師は，病院食以外の間食を摂ることやベッドサイドにお菓子の箱が置かれているというAさんの行動が「動けなくなることが不安である」という気がかりからのセルフケアであることがわかった（A①・③）。そこで，受け持ち看護師は，体力を保つための運動療法を提案するなど（A⑤），Aさんの気がかりにともに向かうことから始め，その後，Aさんのだるさに高血糖や生活状況が影響していたことを振り返るセルフケア支援につながった。さらには，その気がかりを解消できるよう多職種と調整して退院後の在宅サービスの内容の見直しを行っている（A⑪）。病棟看護師はAさんの行動に対し"注意"のみしていたが，受け持ち看護師はAさんの行動の理由に着目し，気がかりを知り，気がかりが療養行動に影響していることを捉えている。

このように，患者の言動には気がかりが隠れていることを理解しておく必要がある。そして，看護職者は，"この病気""今回の入院""今行われている治療"に関連するかどうかと判断する前に，その気がかりは何から生じ，どのように患者の生活に影響しているのかということを

念頭において患者へと問いかけていく必要がある。時には，「一番の気がかりは何ですか」と率直に尋ねてもいいだろう。

また，気がかりや関心事を医療者に言いづらいとき，患者は何かしらのサインを出している。例えば，前のめりに話をしていたり，同じ内容の話を何度も繰り返したり，一番気になっていることを最後に伝えてくることもある。糖尿病の神経障害の１つに，男性の勃起障害（ED）がある。患者に「気になることはありますか」と尋ねたとき，「神経障害の合併症が気になる。手のしびれとか，立ちくらみとか……EDとか」と話したため，各症状や治療，生活上の工夫について説明していくと，「本当はEDのことが気になっていた。聞きにくかったけど，説明されて安心した」と言われることがよくある。

このように，療養行動や自覚症状などとは関係ないと思われることも含め，患者の気がかりや関心事を言動から察知しともに向かうことで，患者にとっての疑問や不安が解消され，セルフケア支援につながることがある。

患者のもつ力と経験からセルフモニタリングの活用を促進し，患者の自信につなげる

患者は，療養生活のなかで患者なりに自身の身体状況を把握し，試行錯誤を重ねながらセルフケアを行っている。身体の感じ方や日常生活のわずかな変化など，意図せずとも自身の身体についてモニタリングし，セルフケアにつなげている人もいる。以前，パーキンソン病をもつ人で，起床時に「パタカラ」と声に出したときの調子でその日の動きやすさを判断し，転倒しないための１日のスケジュールを考えるというセルフケア行動をとっている人がいた。事例２のBさんの場合も，B⑯のように，たとえ病状の改善につながっていなくとも試行錯誤を重ねて自分なりのセルフケアを行い，医療者から正しい情報を得て，B⑰のようにセルフモニタリングするようになるなどセルフケアを発展

させている。

一方で，患者が「うまくやれていない」「また失敗した」と話し，療養行動に自信をなくしている人がいる。その体験を尋ねると，患者は失敗と捉えていても，身体状況を捉えながらセルフケアを変化させている患者のもつ力に看護職者だからこそ気づくことがある。意図せずに行っているセルフモニタリング方法に患者が気づくよう看護職者が働きかけることで，"うまくやれている"ことや"失敗した"と思われる要因を客観的に捉えることができ，意図的にセルフモニタリングを活用してセルフケアに変化が生じることがある。

看護職者は，セルフケア確立に向けて進んでいけるという患者の力を信じて，患者の過去から現在までの経験，そして少し先の病状の変化を予測しながら，患者が自らセルフケアの学習が進むよう，自身の強みに気がつき，セルフモニタリングが促されるよう支援していくことが必要である。

患者の言動や症状変化に沿い，タイミングを図りながらセルフケア支援につなげる

臨床の場で，時には医療者が必要だと思う治療やセルフケアについて，患者が病気自体を受け入れていなかったり，提案されたケアを必要ないと捉えている場合，セルフケア支援がうまくいかないと感じることはよくある。

看護職者が患者に関わる多くの場合は，病院などの医療やケアが提供される場である。たとえ自身の身体に関心がないように見えたとしても，病院に通う時点で，"より良くなりたい"という思いはあるはずである。時には，「どうなったっていいんだ」と投げやりな言葉を発する人もいるが，言葉と行動が違い，そうはいっても通院し続けているという患者の真の想いを理解することが大切である。また，症状の悪化や合併症の出現などがきっかけとなって，それまでのセルフケア方法を振り返る患者もいる。

Bさんの場合もB⑫のように，足の浮腫という症状の変化をきっかけに看護師からの関わりを受け入れている。そして，看護師が傾聴することで透析を拒否する理由や身体への思いを語り，その後，「透析を先延ばしにする方法を教えてほしい」とBさんの言動が変化したタイミングで（B⑮）今までのセルフケアの振り返りを行い，新たな方法を提案するというセルフケア

糖尿病の神経障害が悪化しているEさんは，下痢と便秘を繰り返し，外出できない状況が続き休職していた。血糖値は安定していたため，食事内容や整腸剤の調整を行うことで排便コントロールが良好になることを目指していた。Eさんは，外来受診時に看護師に「いろいろとうまくいかなくて，外出できない」とつらそうに話していた。看護師は，どこが，どのようにうまくいっていないとEさんが感じているのか知ろうと，排便の回数や性状，下痢や便秘になりやすい状況や薬剤調整の方法についてEさんに細かく問いかけ，振り返っていった。すると，便の性状によって整腸剤の量を変更し，便の出る時間帯を考えて内服時間を調整するなど，Eさんは気づいていないが，身体の変化を捉えながら薬剤の効果を判断し調整するというセルフケ

ア行動につながっていることがわかった。また，徐々に下痢や腹痛の回数も減っていることがわかった。

看護師は，Eさんが工夫できていることを具体的に伝え，また自宅でも確認できるよう一覧表を作成し，振り返りを継続した。Eさんは，「うまくいっていないと思っていたけど，こうして見ると良くなっているね」と話し，食物繊維の多い食事の際の排便状況についても振り返りを行うようになり，3か月後に仕事に復帰することができた。

このように，身体状況をモニタリングできるよう問いかけたり振り返ることで，改善している症状の変化にEさんが気づいて自信につながり，さらにはセルフモニタリングを活かして食事内容まで考えるというセルフケアの発展がみられた。

糖尿病の合併症が進行し，足に靴ずれができているFさんを受け持った。適切に処置しないと足潰瘍や足壊疽にまで進行する可能性があるため，看護師は糖尿病と足潰瘍の関係やフットケア方法を伝えようとしたが，Fさんは足に関心を示さなかったり，看護師の説明を聞きたくないような素振りがあった。そのため，無理強いせず，なぜそのような反応をするのか注目しながら，外来通院時は看護

師側でケアを担い，自宅では，家族に協力してもらうよう働きかけ，家族に処置方法を伝えていった。足に触れ，ケアを行い，足の状態を伝えていると，Fさんが，「少しずつ足がきれいになっているね」と足を気遣うように言動が変化してきた。看護師はそのきっかけを逃さずに足の話題へと会話を進め，Fさん自身で足の処置や観察を行うことができるようになった。

```
●○○
```

COLUMN 　医療者が一方的にできないと考えていた
高齢者のインスリン自己注射事例

　　80歳代後半で糖尿病が悪化しているGさんは，血糖コントロール目的にて入院していた。入院後，インスリン注射が開始となり，看護師が投与して徐々に血糖値は改善していった。自宅への退院を見越した際，看護師たちは，Gさんの年齢や独居の状況からはインスリンの自己注射は無理ではないかと考えていた。介護保険を利用した訪問看護師の介入などを検討したが，毎日必要となるインスリン投与に対し，連日の訪問は難しい状況だった。しかし，Gさんと今後の血糖コントロール方法を相談した際，「看護師さんが打ってくれるのを見ていたから，やってみる」

　と話し試したところ，インスリン単位を合せる際には単位の数字表示が小さいためルーペを用いたが，それ以外の手技はスムーズに獲得できた。“高齢の独居の人にインスリン自己注射の導入は難しい”という医療者の一方的な思い込みに気づかせてくれた事例だった。

　このように，治療上必要となるセルフケアについて，医療者が一方的に「できる」「できない」を決めるのではなく，患者のもつ“変化していける力，乗り越えていける力”を信じ，時にはあらゆる社会的資源を活用しながら，セルフケア確立へ向けて歩んでいくことを支えていくことが必要である。

支援につなげている。

　このように看護職者は，医療者が正しいと思う知識を，一方的に伝えたり，療養行動の変化がみられるまで繰り返しアプローチするだけではなく，患者の言動や症状などの変化に注目し，機をうかがいながら，患者が必要としたときにタイミングを逃さず療養上の話題へとつなげていくことが必要である。

セルフケア支援は，患者のもつ力と関心に引き寄せて提供する

　患者と援助関係が築け，患者の経験や気がかり，関心を捉え，療養生活について会話ができるようになると，患者は看護職者に質問したり，療養上の問題についてディスカッションし，セルフケア確立へ向けて自律していく。自律というのは，1人ですべてのセルフケアが確立できるということではなく，足りない部分は誰かに補ってもらいながら，療養行動と自分らしい生活が調和できる状態のことを指す。そのために看護職者は，患者がどのような力を有してい

るのか，どの部分に助けを必要としているのか確認し，患者とともにセルフケア方法を創りあげることが重要である。看護職者も，それまでの関係性を通して，興味関心に寄せた情報提供や，相手が理解しやすい方法での説明など，打ち解けた雰囲気のなかでセルフケア支援を行うことができるだろう。

　事例1のAさんの場合，受け持ち看護師はAさんの行動の背景を知ることで，体力を保つことに気がかりや関心があること（A①），友人からの情報で血糖値を200mg／dL台におさまるよう工夫していたこと（A②），そして血糖値の改善を目指して買い物前にインスリン投与をしていたというAさんのもつ力がわかった（A⑨）。そこで受け持ち看護師は，体力をつけるための方法として運動療法を提案し（A⑤），Aさん自身で血糖上昇が判断できるよう目標血糖値を伝え（A⑥），間違った解釈をしていたインスリン作用について正しい情報を提供し（A⑩），体力の変化を振り返りながら高血糖と症状の関連を意味づけしている（A⑦・⑧）。また，入院前はインスリン自己注射が難しい状況にあ

3

時期により変化するセルフケアを補う

るのではないかと予測されていたが，投与の忘れや手技に問題がないことから，Aさんの気がかりや関心を中心に訪問サービス内容を変更することで，他者の協力を得て，糖尿病の管理を行いながら安心して自分らしい生活を楽しむことができた（A⑪・⑫）。

　このように看護職者は，これまでに築いた患者との援助関係をもとに，自身でできるセルフケアと他者が補うことで確立できるセルフケアを見極め，そして患者のもつ力を信じ，療養行動と自分らしい生活が調和されるよう患者を中心に支援を組み立てていくことが必要である。

引用文献

1）正木治恵：慢性病患者へのケア技術の展開, Quality Nursing, 2(12), pp.1020-1025, 1996.

下降期にある人のセルフケアを支援する

01 下降期にある患者の特徴

下降期とは

　ストラウス（Anselm L. Strauss）とコービン（Juliet M. Corbin）は，慢性疾患患者のインタビューから病みの軌跡理論[1]を開発した。慢性の病気は，長い時間をかけて多様に変化していく1つの行路（course）をもち，病みの行路（illness course）は，方向づけたり，かたちづくることができること，病みの行路を方向づけるためには，患者と家族と保健医療者がともに努力することが重要で，起こりうる結果を予測し，あらゆる症状の管理，随伴する障害に対応することを含むとしている。

　病みの軌跡理論における軌跡の局面の1つに下降期がある。下降期では，身体的状態や心理的状態は進行性に悪化し，障害の増大によって特徴づけられる状況であり，管理の目標は機能障害の増加に対応することである[2] [3]（表1）。

表1　軌跡の局面とその特徴・管理の目標

局面（phase）	特徴	管理の目標
前軌跡期	個人あるいは地域における慢性状況に至る危険性のある遺伝的要因あるいはライフスタイル	慢性の病気の発症の予防
軌跡発現期	徴候や症状がみられる。診断の期間が含まれる	適切な軌跡の予想にもとづき，全体計画をつくり出す
安定期	病みの行路と症状が養生法によってコントロールされている状況	安定した病状・生活史への影響・毎日の生活活動を維持する
不安定期	病みの行路や症状が養生法によってコントロールされていない状況	安定した状態に戻る
急性期	病気や合併症の活動期。その管理のために入院が必要となる状況	病気をコントロールのもとに置くことで，今までの生活史と毎日の生活活動を再び開始する
クライシス期	生命が脅かされる状況	生命への脅威を取り去る
立ち直り期	傷害や病気の制限の範囲内での受け止められる生活のあり様に徐々に戻る状況。身体面の回復，リハビリテーションによる機能障害の軽減，心理的側面での折り合い，毎日の生活活動を調整しながら生活を再び築くことなどが含まれる	行動を開始し，軌跡の予想および全体計画を進める
下降期	身体的状態や心理的状態は進行性に悪化し，障害や症状の増大によって特徴づけられる状況	機能障害の増加に対応する
臨死期	数週間，数日，数時間で死に至る状況	平和な終結，解き放ち，および死

（Corbin J.M.：Chronic Illness and Nursing, In Hyman R.B., Corbin J.M., ed.：Chronic Illness, Springer Publishing Company, pp.1-15, 2001. より）

3
時期により変化するセルフケアを補う

終末に至る軌跡

　ラニー（June R. Lunney）らは，終末に至るまでの軌跡には典型的な4つのパターンがあることを示した[4]（図1）。交通事故などの突然亡くなる軌跡，がんなどの疾患に代表される全身の身体の機能はある程度維持されているが死が近くなると急速に機能低下をきたす軌跡，呼吸不全や心不全などの臓器不全にみられる急性増悪を繰り返しながら徐々に機能が低下して亡くなる軌跡，虚弱高齢者（フレイル）などの全身の機能が低下した状態が長く続き亡くなる軌跡である。

　死は，すべての人に訪れるものであり，人間にとって根源的な不安を生じさせることでもある。しかし，この図1のように，死に至る過程にはいくつかのパターンがあることを知ることによって，ただ曖昧であった死について，どのような備えや支えが必要であるかを具体的に考えることに活かすことができる。

　下降期とは，その期間やその間に生じる出来事はそれぞれ異なるが，図1中の太字矢印のように，突然死を除いて経験される時期ともいえる。

下降期にある患者の状態

　下降期は，病状の不可逆的な進行，治療等介入の身体的心理的負荷の増大，日常生活自立度の低下，不安感・不確かさのある状態が重なり合っている状態であり，特に亡くなるまでの過程で特徴的にみられる時期である（図2）。

　しかし，医療ケア専門職者が，病状や日常生活の自立度が徐々に低下していても患者にいずれ死が訪れる下降期を同定することが難しいことが多い。早期にエンドオブライフケアが必要な患者を見つけ出すための英国のGold Standard Framework（GSF）のフローチャートを紹介する[5]（図3）。このフローチャートでは，まず，医療者自身に「その患者が1年以内に亡くなったら驚きますか？」と問いかけ，「わからない」であれば，状態悪化を示す一般指標（表2）に

図1　終末に至る軌跡

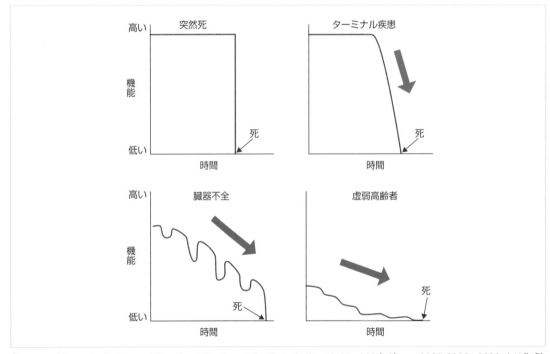

(Lunney, J.R. et al.：Patterns of Functional Decline at the End of Life, JAMA, 289（18）, pp.2387-2392, 2003. より作成)

図2 下降期にある患者の状態

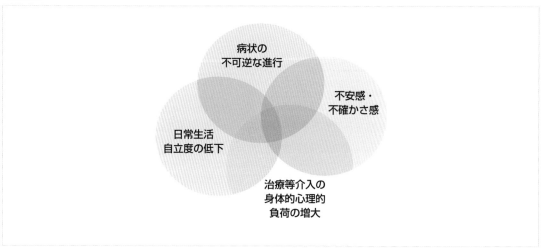

図3 エンドオブライフケアが必要な患者を見極めるための指標
Proactive Identification Guidance — GSF PIG Flow-chart

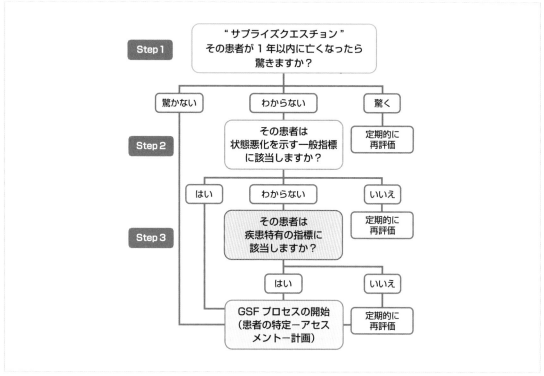

（GSF：Proactive Identification Guidance．https://www.goldstandardsframework.org.uk/PIG を筆者訳）

表2 状態悪化を示す一般指標

- 全体的な身体的状態の低下
- 自立度の低下とサポートニーズの増大
- 入退院の繰り返し
- 病状の進行（不安定な状態，増悪，症状悪化）
- 重大な合併症
- パフォーマンスステータスの低下，セルフケアの不足，1日の半分は車いすかベッド上で日常生活の多くに支援が必要な状態
- 積極的治療ではなくQOLに焦点をあてることを選択
- 半年間で10％の体重減少
- 転倒，死別，老人ホーム入所などのセンチネルイベント
- 血清アルブミン値　＜25g/L

（Proactive Identification Guidanceより一部抜粋）

該当するかどうかを確認していく。下降期の患者の状態は，この一般指標の項目も患者の状態を表す指標として参考にすることができるであろう。

セルフケアとは～下降期のセルフケアをどのように捉えるか

オレム（Dorothea E. Orem）はセルフケアを「個人が生命・健康・安寧を維持するために自分自身で開始し，遂行する諸活動の実践」と定義している[6]。

慢性疾患治療の場では，病状悪化予防のために患者がとるべき行動や自己管理行動を指してセルフケアという概念を用いていることも多いが，病状悪化予防のためにとるべき行動という意味だけでセルフケアをとらえてしまうと，病状が不可逆的に進行し日常生活自立度が低下していく下降期において，患者はできないことが

どんどん増えるセルフケア不足状態と評価される。

病棟内の廊下を，少し身体が傾きながらもゆっくりと歩いている高齢の患者がいたら，あなたはどのように思うだろう。安定して歩行することができていないととらえて転倒のリスクがあると判断して患者に歩かないように指示したり，歩くときには人を呼んでくださいね，と伝えるだけでは患者が自分自身のために遂行しているセルフケアを支えることにはつながらない。この患者は，実は人に迷惑をかけないでトイレに行くことを目的に，膝に痛みがでないよう自身の身体いたわりながら周囲に気づかい，歩いているのかもしれない。

人生の終末に至る下降期にあって，患者が自身の力で開始し，自らのために遂行する諸活動の実践（セルフケア）にはどのようなことがあるのだろうか？　と探す視点が必要である。そして，患者の行動にはどのような意図や目的，意味があるのだろうか？　を探ることが不可欠である。次に，5名の患者の語りをみてみよう。

下降期を生きる患者のセルフケア[7]

☑ 事例：Aさん

80歳代女性。心不全，陳旧性心筋梗塞，在宅酸素療法，ポータブルトイレ使用。高齢者施設入所待機。最近，物忘れが多い。

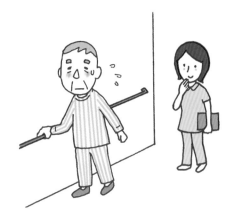

「私たちの世代の特徴は，今の物が豊富な世代と違って戦争で困窮を経験したので我慢が身についている。医者のアドバイスと実感に基づいた活動量と食事の内容について，自分の身体にあった無理のない範囲でと心がけて身体と付き合っている。けれど，療養生活を続けることには在宅酸素の使用にともなう動きにくさ，内服の効果のなさ，経済的な理由により，自分の努力だけでは困難がある。療養しながらの1人暮らしは，自分が大事にしていること，自分のできること，他人からの援助の結果の三者が折り合わずに身体も心も大変しんどい。だから，終わり（死）を意識した生き方として，身辺整理をしながらも，知っている人とのつながりをもちながら，面倒を見てくれる人のいる終の棲家で，信仰をもってこだわりすぎず，安心して過ごせる療養生活の次のステージへと準備をしている。なぜ頑張れているかと言われても，自分から命を絶つわけにはいかないし，信仰熱心な家庭に育った自分が大事にしていることは誰に何と言われようとも正直に生きることであり，それが自分を大事にするということになるという，自分の生き方に影響を受けていると思う」

✅ 事例：Bさん

80歳代女性。慢性腎不全，高血圧，細菌性腹膜炎，腹膜透析，身の回りのことは病室内で自立。

「私，昔はとても苦労したから今は頼まれたことをのほほんとやって，塩分や水分に気をつけるように言ったり，好きな果物は少しずつ出すなどして自分の身体を気遣ってくれる嫁を頼りにしている。透析があるので医師に言われる食事制限を守り，データや感覚で生活を調整しながら身体によい生活を送っている。世話かけている家族が自分のことでごたごたしないように，自分が悪者になってもないも言わないようにして，みんなとつきあうようにしている。自分のために仕事をやめて一切世話してくれる嫁に悪いと思うから，歩きたいと思っても転んで迷惑かけないようにと歩かない。にも

かかわらず，何回も入院してしまう身体が嫁に対して情けなく，早く死んだほうがよいと思うけれども息子や孫たちが慰めてくれたりして，そんな家族に囲まれ過ごしている」

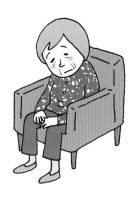

✅ 事例：Cさん

70歳代女性。慢性腎不全，血液透析療法，気管支喘息，肺線維症，高血圧，陳旧性脳梗塞，慢性呼吸不全，ベッド上で身の回りのことは自立。ポータブルトイレを使用。

「今回の体調悪化の原因は，ストレスがたまるほどの食事制限が原因だと反省し，ストレスを避けてバランスのよい生活をしようと思って，透析で引く微妙な水分加減も自分からスタッフに伝えていく。自分の具合が悪くならないように言うべきことは主張するが，看護師さんの責任にならないように，転ばないよう勝手には動かない。人間の死は仕方ないし，死ぬこと自体は怖くない。父親の良い死にざまを目標として，今後の暮らしを見通し足が弱ってきた今だからこそ，いずれ自由に動けなくなったら透析可能な施設に入ることも検討しながら，命なくなるまでこのときを楽しく生きていこうと思っている。今は，透析でも道に転がっていても国が面倒みてくれるけれど，国にすべてみてもらうようになってしまったらおしまいだと思っている。身体が効かなくなってきても自分によい環境に身を置き，生きていこうと思っている」

✅ 事例：Dさん

　70歳代男性。COPD，在宅酸素療法，トイレのみ自力で歩行可能。

　「呼吸困難の症状は，しょせん人にはわかってもらえないもので，これで最期，死ぬのはたまらない。まだ死にたくないし，苦しみたくないから，今の状態を維持できるようにたばこはやめて，内服薬はさぼらないようにしている。血圧に注意して，風邪にかからないように注意して，保険を調べたり検査の値を記憶したりして，よく考えて呼吸困難の発作や苦労は避けるように努力している。禁煙は2年間も続いているし，歩けなくなってきてはいても補助具を使ってなんとかかんとかしのいで努力の成果もみられていると思っている。身体の頼るところは医者しかないが，心は自由で，ある意味自由でやり場に困る。今まで苦労してきたことは何だったのか，割にあわないと思ってしまうが，これから先のことを考えるということ自体，自分自身に進歩がある，ということなのか」

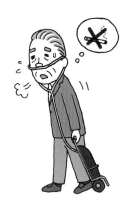

✅ 事例：Eさん

　70歳代男性。陳旧性肺結核，呼吸不全，肺がん（症状なし），終日ファウラー位でベッド上臥床。日常生活全介助。1か月後に死亡。

　「今の私の境地は家族や医療者とは決定的に違いがあり，治療や病気を含めて私の生きる道の見極めであり，誤りである。今居る病床空間は自由がきかず，自分は周りに迷惑をかける病人だから迷惑かけないようにここに居ようと思う。酸素は邪魔だし，内服薬は余病が怖いと思うけれど，必要だと言われれば仕方ないか，と妥協せざるを得ない。日々体調は異なっていて，痰を見て，酸素流量の加減をみて，酸素チューブや酸素流量は顔を傾けて（吸入量を）工夫して，匙加減を向上させる。失敗すれば自分自身が苦しいだけで自分自身が耐えるだけ。けれど，結局のところ，誰でもどこにいても，行きつく先はもう1つ（死）だから，もはやじたばたしても仕方なく，穏やかに前進する」

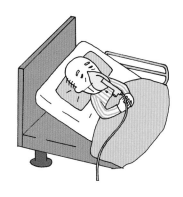

患者の語りから見えてくること

　5名の患者の語りには，それぞれのセルフケアの内容と本人の目的や意味がみられる。また，死についての意識がセルフケアの背景として表現されていた（表3）。例えば，Dさんは療養管理に忠実に熱心に取り組んでいるようにみえるが，苦しんで死ぬということの不安がDさんの行動を動機づけていた。寝たきりで何もできない状態に見えるEさんは，症状に対する対処を試行錯誤して工夫していた。そして，試行錯誤の結果は自分自身が引き受けること，それはEさんにとって死に向けて穏やかに進むという意味をもつものであった。

　できないことが増えてくる下降期では，患者が行っているセルフケアの内容は他者は意識して見出そうとしないと見えにくく，なぜそうしているかは本人に向き合い，耳を傾け，尋ねていくことでしかわからない。死についての意識がより鮮明になっていく下降期の患者に看護

事例	患者のセルフケア		患者の死の捉え方
	内容	本人の目的・意味	
Aさん	次の療養場所に移る準備をする（身辺整理）	今までの自分が大事にしてきた生き方を大事にして安心する	死を意識した生き方をする
Bさん	医師の指示を守る	世話してくれる家族に迷惑かけない	体調悪化で家族に迷惑かけると早く死んだほうがよいと思う
Cさん	状態悪化した療養内容を見直し自分から医療者に伝える，看護師に迷惑かけないように行動する	自分の状況を見極め，命亡くなるまで楽しく生きる	父親の「良い死に方」が目標
Dさん	禁煙，感染予防などできることは努力し続け，症状悪化に対処する	苦しんで死にたくない努力しているのに報われない	呼吸困難の症状で苦しんで死ぬのはたまらない
Eさん	症状への対処を試行錯誤する，治療は妥協する，迷惑かけない居方をする	死に向かって穏やかに前進する	死は近い

表3　下降期を生きる患者のセルフケアと死の捉え方

師が向き合うには，患者の語りを恐れず身構えすぎず，ありのままに受け止められる姿勢を身につけていくことが必要である。

02 セルフケア支援の実際

以下に，病状の悪化により入院となった事例を2つ紹介する。

事例からみる下降期におけるセルフケア支援の実際

☑ 事例：Fさん（図4）

70歳代後半，男性。気管支拡張症，在宅酸素療法（安静時1.75L／分）。1年間で今回5回目の入院である。以前の入院では，呼吸機能が回復すると，廊下を「リハビリです」と言いながら酸素ボンベを引いて散歩をする姿がよく見られた。この1か月で6kgの体重減少あり。妻と2人暮らし。主治医から妻に，いつでも危篤状態となる可能性があることが説明されていた。

〈Fさんの支援経過〉

セルフケアの変化をⅢ期に分けて説明する。

Ⅰ期

Fさんは二酸化炭素ナルコーシスのためにもうろうとしている。看護師は呼吸状態の改善が必要だと考え，ベッド上で眠ってしまうFさんに排痰を促すと，Fさんは促されて痰を喀出する。定時で去痰剤の吸入を促されて行うが，明らかに顔面蒼白になっていく状態であっても，Fさんは吸入を口から離さない。看護師が苦しくはないですか？　と尋ねるが，少し間をおいて「苦しい」と返答する。看護師が休憩を促すと，少ししてから「ああ，楽です」と言って表情が穏やかになる。看護師が腹式呼吸を補助して安楽楽な呼吸を促していると，Fさんは，「足も弱ってはな……」とつぶやいた。

看護師は，吸入後に気道を浄化するために排痰が必要であるが，1人で行っているとFさんは眠ってしまう。そこで，看護師はそばに付き添っていると，Fさんは，腹式呼吸を続けつつ「因果な病気になってしまった……」と言う。

看護師が「今はまだつらいのですか？」と尋ねると，「はい……今はまだつらいです。それに，入院ばかりしていると格好悪いですからね，師長さんあたりも，Ｆさんまた入院してきて，って思っているんでしょう」という。

【Ｆさんのセルフケア】

この時期のＦさんは呼吸機能障害の進行による低酸素状態であっても，苦痛を感じることができない。

【看護支援】

生命の危機を回避するための支援が必要な状態であり，Ｆさんのセルフケアは見出せない。看護師は患者の身体機能を調整し，安楽を支えることで，生命の危機を回避し，呼吸機能の回復に向けて呼吸法や気道浄化を支援した。傍らにいる看護師に対して，Ｆさんは自尊感情の低下を表出した。

Ⅱ期

抗生物質の投与により，Ｆさんの呼吸状態は回復してきたが，動脈血酸素分圧は入院前の状態までは回復せずに酸素流量の増量が指示された。しかし，Ｆさんは以前と同じ流量に設定したままトイレ歩行をしている。看護師は，元来Ｆさんは自分の病気と治療をよく理解されていたので，今の自分の呼吸機能と治療について納得がいかないのだろうと考えた。そこでトイレに行こうとしているＦさんに付き添いを申し出た。労作による呼吸機能の低下も確認しながらＦさんと一緒に歩行した。道中，Ｆさんが「ちょっとサチュレーション測ってもらっていいですか？」と看護師に依頼した。看護師は黙って，低下していたサチュレーションの値をそのまま見せた。Ｆさんも黙って数値をみつめていた。そのことがあった後，Ｆさんは酸素流量を指示通りに設定するようになった。

【Ｆさんのセルフケア】

Ｆさんは，呼吸機能の低下と治療の変更に納得していなかった。しかし，呼吸機能が元の呼吸機能に回復していないことがわかると，自ら指示された酸素流量を守るようになった。

【看護支援】

看護師はＦさんが自身の身体の状態を判断できる材料（データ）を知る機会を提供したことにより，今の身体状態をＦさんが理解した。

Ⅲ期

Ｆさんの呼吸状態は悪いながらに安定し，退院が近くなってきた。するとＦさんは不安な表情をしたり，日課の吸入をやらないことが多くなった。Ｆさんの変化に気づいた看護師が，時間をつくって改めてＦさんのベッドサイドに座

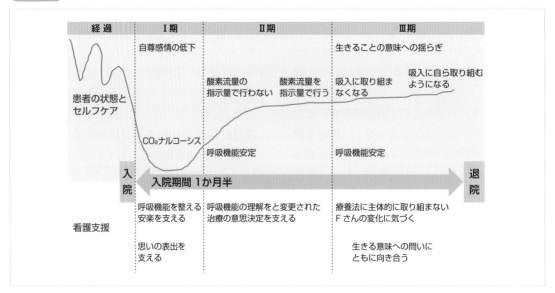

図4 Ｆさんの支援の経過

り，「退院が近いですが，最近元気がないように見えますが？」と話しかけた。Fさんは，「退院して，また入院して。この繰り返しです。いつまでこれを続けていくのか。前は救急車で運ばれましたけど，私は意識がなかったんです。妻が気づいて運んだんです……。こんなことでは生きている意味があるとは思えない。あのとき救急車で運ばれなければよかったのです。妻に迷惑かけて生きていて，生きている意味がありますか？」と看護師に強い口調で訴えた。看護師は，Fさんがこれからも療養を続けていくことへの深い苦悩に触れて，応答ができずただ佇むだけだった。Fさんはしばらくの沈黙の後に，「……難しいことです……。自分で命を絶つわけにはいかない。妻のためにも，命ある限り生きてきます」と言って看護師の顔をまっすぐ見つめた。その後，Fさんは，自分で吸入を準備して実施するようになった。

【Fさんのセルフケア】

今後も増悪を繰り返すことの懸念によって生きることへの意味が揺らぎ，Fさんは吸入を行わなくなっていた。生きることの意味について自身で答えをみつけるとFさんは自ら吸入を行うようになった。

【看護支援】

Fさんの様子の変化に気づき，表出を促したもののFさんの生きる意味への問に対して言葉を返すことができなかった。しかし，Fさんに向き合い傍らにい続けたことで，Fさんは自身の問に答えを出した。

☑ 事例：Gさん（図5）

女性，60歳代，糖尿病性腎症，血液透析。8年前に左人工股関節置換術。その後左股関節壊死し，左下肢尖足状態。ほぼ1日ベッド上で過ごす。透析導入の年に娘を亡くし，その後夫と死別。現在は息子と2人暮らし。透析導入後も発熱や溢水で入退院を繰り返し，今回も発熱により入院となった。体調がよいと意欲的に車いすに乗り，リハビリテーションや散歩をする。

今までも発熱しては入院し，原因菌を調べて抗生物質を投与しては発熱を繰りしていた。

〈Gさんの支援経過〉

Gさんのセルフケアの変化をⅡ期に分けて説明する。

Ⅰ期

Gさんは，熱が40℃近くまで上がると股関

図5 Gさんの支援の経過

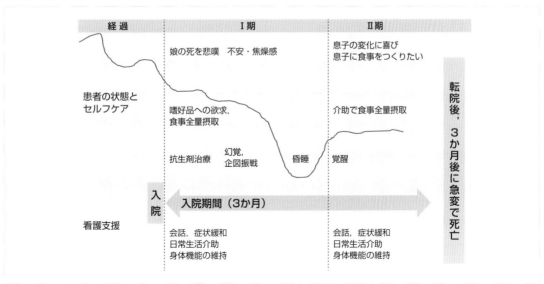

経過 Ⅰ期 Ⅱ期

節置換術部の強い疼痛を訴え，血糖値は乱高下を繰り返していた。食事はセッティングされれば自力で食べていたものの，排泄や清潔，移動等は介助が必要であった。看護師が訪室して声をかけると「待っていたよ，ありがとう」といつも嬉しそうな表情を見せては看護師の食事時間を気にかけていた。看護師は，発熱時には症状緩和（冷罨法，マッサージ等）を行い，解熱時には運動機能の維持と気分転換のために車いす散歩に連れ出した。散歩にいくとGさんは必ず道中で涙を流し，「一番死んでほしくなかった娘が死んでしまった，バカ息子が家を買ってくれたけれども，日当たりが悪くて気に入らない」と，繰り返し涙を流していた。売店で缶コーヒーを5本まとめて購入して飲んだり，「フランスパンが食べたい，食べたいものを思い切り食べたい」と懇願した。看護師はこんなに状態が悪いのに，Gさんはなぜ自分の身体に悪いことをするのだろうかと，対応に困ることがあった。

抗生物質の投与が続き，やがてGさんは「ベッドに虫がいる」と訴えて指で虫をつまみ続ける動作を続け，企図振戦が出現するようになった。「私，どうなっちゃうの」と不安感と焦燥感を訴え，自力で食事を摂ることもできなくなった。主治医もGさんの症状悪化の原因がわからず，看護師も症状悪化の進行の速さに対応する術もなく，看護師のなかには水分摂取過剰が原因でコーヒーを制限すべきとGさんに強く伝えた者もいた。やがてGさんはけいれんを起こして昏睡状態に陥った。唯一残された家族であった息子には，Gさんが危篤状態であることが主治医から説明された。

【Gさんのセルフケア】

発熱の症状と生活の自立度の低下がみられていても好きなものを食べたいという欲求が高く，その理由ははっきりしない。喪失感を満たそうとするかのようにも見えた。

【看護支援】

症状緩和，日常生活全般の介助，身体機能の維持を中心に関わり，Gさんの行動の意味を探

りつつGさんとの関係性を維持した。

II 期

昏睡状態にあっても輸液投与と血液透析は定期的に継続された。昏睡となって1週間経過したとき，いつものように看護師がGさんの名前を呼ぶと，Gさんが「ハイ」と声を出した。その後，Gさんは覚醒し，経口摂取も開始となり，食事介助によって意欲的に全量摂取するようになった。息子は，Gさんが昏睡状態に陥ってからは毎日面会に来るようになっていた。母の日に息子がカーネーションを持ってきてくれたと，来室する看護師にたびたび，嬉しそうに話していた。Gさんの下肢筋力低下，全身筋力低下は著しく，姿勢の保持も難しくなっていたが，血糖値の乱高下はみられなくなっていた。看護師はGさんの全身状態の回復に向けて日常生活の介助，微熱時はクーリング等による症状緩和を継続した。Gさんは「昏睡なんて，ひどい目にあったよ。だけど，息子が変わったよ。昏睡になったおかげで私はすごく大事なものが得られた。早く働けるようになって息子に食事をつくってやりたいよ」と，はつらつと看護師に話し，昏睡前に終始語られていた娘の喪失感は語られなくなった。

【Gさんのセルフケア】

昏睡後，Gさんは息子が面会に来るようになったことを喜び，息子に食事をつくってあげたいと言い，意欲的に食事を全量摂取していた。

【看護支援】

全身の衰弱が進み全身の身体機能が低下により自立度が低下したことにより食事介助も含む日常生活全般のケアを行っていた。日常生活の介助を通してGさんと対話し，生きる意欲が維持され高まるように関わった。

下降期におけるセルフケア支援とは～患者のセルフケアに意味をとらえて支える支援

Fさんは，生きることの意味への迷いの出現により吸入に自ら取り組まなくなった。しかし，

生きることの意味に自身の答えを出したことで，自ら吸入に取り組むようになった。昏睡をきっかけに，Gさんにとっての食べることは，欲求を満たすことから家族のために働くことへと変化した。下降期では，病状の進行によって自立度が低下し，助けを必要とすることが多くはなるが，セルフケアをして生きることについての患者の意味は，本人に意識化されて深めら

れたり，新たな意味が生まれることがある。

下降期の患者に対する看護では，自分らしく人生を全うすることができるように支えることが大切である。極めて個別性の高いケアが求められる。この時期に患者が行っているセルフケアを手がかりに，その意味を理解し必要な支援を行うことは，患者が最期まで自分の生を全うすることの助けとなる。

03 セルフケア支援のための気づきとアセスメントのポイント

下降期における看護職者の関わりについて

①指示された「治療を守らない」患者の理由を探る

Fさん（Ⅱ期）のように，機能障害の進行により指示されたが治療法に従わない患者もいる。このようなときには，「医師の指示を守らない」と医療者が評価するだけではなく，患者の理由を探ることが大切である。治療変更の記憶がない，今まで通り習慣となっていた治療を継続していただけかもしれないし，治療変更の必要性を患者が納得していないこともある。特に，下降期の患者は予備力が低下しているため，薬物の変更による影響により身体の調子が変わってしまう経験を積み重ねている患者もいる。その場合，患者は治療の変更に大変慎重になっている。下降期の患者が新しい治療やケアを受け入れない場合，まずは患者の理由を探り，患者が自分で決めることができるように支える。

②理解しがたい多様な生き方・人生があることに気づく

看護師はⅠ期のGさんについて，この病状で好きなものを好きなだけ食べるという行動について理解することが難かった。特に下降期では専門職からみて病状の進行を抑えたり，生きるための方法を患者が行わない，あるいは選択しないといった場合，病状進行を加速させるリ

スクを感じるとともに，患者の理解に苦しむことがある。また，患者のふるまいや考え方が個性的で理解し難いと感じることもある。しかしながら，看護職者がどうしても理解できない患者に出会うということ自体，人間には，多様な生き方，価値観があるということに気づく機会になる。

人生の最終段階には，それまでの人生の後悔やこだわりが濃縮して表現されることがある。ある突発性間質性肺炎の女性患者は，自分が幼少期からきょうだいに認められてこなかったこと，その後の仕事での上司との関係，現在も子どもたちが自分の満足のいく関わりをしてくれない，と何度も何度も繰り返して看護職者に訴え続け，看護職者を困惑させた。

どうしても患者に対応する難しいと感じた場合は，ケアチーム内で話し合い，ケアの担当を交替するなど，相互に支え合うことも必要である。

③患者の予後は予測しきれず，治療や医療が患者の生命に絶対ではないことに気づく

ある高齢の末期腎不全患者は，尿毒症症状が強く透析をしなければ1か月以内に亡くなるだろうと伝えられた。患者はベッド上で寝たきりで全介助，心不全もあった。本人と家族で話し合い，自宅で最期は迎えたいということとなり，在宅看取りの準備をして自宅に退院した。1か月後に病棟看護師が患者宅を訪問した際，

図6 下降期の患者のセルフケアの意味に着目した看護援助

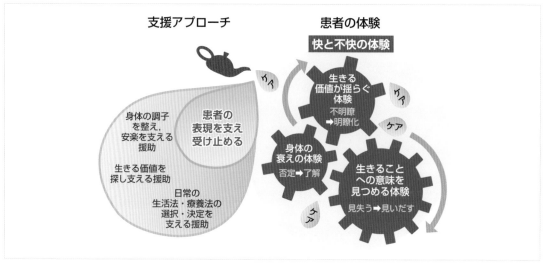

（谷本真理子：下降期慢性疾患患者のセルフケアと支援，総合診療，30（6），pp.660-665，2020.より）

患者が新聞を読み，口から食事を摂り，尿も少しずつ出るようになっていたことに大変に驚いた。

　このように，医療者の想像を超えて，患者が生命力を回復させることがある。また，逆に，近々亡くなるだろうとまったく想定していなかった患者が急に亡くなってしまうこともある。

　強い治療は脆弱な患者に対して負荷が高く，むしろ生命を縮めてしまうこともある。このような事例に遭遇すると，治療や医療の枠組みで物事を見てしまう（優先する）自身の考え方に気づかされ，治療や医療そのものの限界にも気づかされることがある。そして，そのような経験を積み重ねていくことで，人の生命は他者がコントロールできないことや，生命が今ここにあることそのことが尊いことを理解していくことにもなる。

下降期における患者のセルフケアに着目した支援のアセスメント

　下降期のセルフケアを捉えるためには，「人は，なぜ生きるためのセルフケアをするのか？」という問いをもつことが必要である。下降期にある患者のセルフケアをよくみていくと，そこにはさまざまな不一致が生じていることがわかってくる。

①快と不快の感覚はどうか？

　人間の「快の感覚」は価値の根源であるといわれている。人の主体的なセルフケアの根源も，快の感覚が担うところは大きい。

　一方で，事例Fさんの I 期のように，患者が「不快」を感じることができないことでセルフケアができずに生命の危機に陥ることもあるので注意する。

　生命の危機にあるときや生きる価値を見失っている患者では，患者の体験と客観的データとを照合し，患者が今どのような体験をしているかをアセスメントする。また，快の感覚を積極的に支えていくと，患者が大切なことを表出することも多い。

②患者は病状が悪化している今の自分の身体を了解しているか？

　下降期では，患者は元気であった頃の自分の身体へのイメージをもち続け，身体が以前の身体と異なることを認めていないことがある。自分の今の身体の現実に目を向けていないなら，目を向けないのはなぜかとまず探る。患者

が今の身体を受け止められるようになってくると、患者の身体を大切にするために自分でできるセルフケアに目を向けるようになってくる。患者はできることとできないことを試行錯誤しながらわかっていき、そして現在の身体を了解していく。

③患者の生きる価値は明確か？

今までの人生でつくられてきた患者の価値は、病状の進行や身体が衰えることで揺らぎ、見失ってしまうこともある。しかし、無意識であっても患者は周囲の状況や環境に対し、目線を動かしたり、動作を起こしたりと反応している。その反応は患者の価値の志向（意識をある一定の対象へ向けること）を現わしていることが多い。その反応をみて推測した患者の好みを看護職者が患者に直接確認したり、価値にあわせてケアしていくなど相互作用を重ねていくと、患者も自分にとって大切なこと（価値）を明確に意識されるようになる。そうすると、患者らしいセルフケアを行うことや、治療選択の意思決定をすることが可能になる。

下降期にあっても患者が自身の人生を自分らしく生きることができるよう、上記がうまく連動して状況に馴染んでいくよう、ケアが提供できるとよい[8) 9)]（図6）。

○○○

COLUMN エンドオブライフケアとセルフケア支援

エンドオブライフケアは、1990年代から使われるようになった言葉である。従来、終末期ケアに関する概念は、がん患者を中心に「ターミナルケア」「緩和ケア」といった言葉が使われてきた。その後、先進諸国の高齢化にともない、1990年頃よりがん以外の疾患や高齢者の終末期のケアを表わす言葉として「エンドオブライフケア」という概念が登場した。

エンドオブライフケアの定義は複数があるが、コンセンサスを得た定義はまだない。

「広義には患者、家族、専門職が病気による死を自然の死ととらえ、長くても1年から2年の期間で亡くなるとわかる状態。狭義では、数時間、数日単位の時期に全人的なケアを提供する専門的ケア」（European Association for Palliative Care：EAPC, 2009）[10)]

「診断名、健康状態、年齢に関わらず、差し迫った死、あるいはいつかは来る死について考える人が、生が終わるときまで最善の生を生きることができるように支援すること」（Izumiら, 2012）[11)]

EAPCの定義は、エンドオブライフの時期について明確に定義しているが、Izumiらの定義では、当事者の死の認識に中心をおいて定義している。

日本の終末期医療に関するガイドライン『人生の最終段階における医療・ケアの決定プロセスのガイドライン（2018改訂版）』[12)] は、本人の意思決定を基本としたうえで、多専門職種の医療・介護従事者から構成される医療・ケアチームと十分な話し合いをすることを示されている。これは、患者の意思を中心とした考え方であり、セルフケア支援の考え方にも通じる。

慢性疾患では、疾患の診断の早期から医療ケア専門職はセルフケア支援を行っている。下降期はいつから始まるとは明確に決めることは難しいが、エンドオブライフケアの考え方を視野に入れておくことで、時期を限定することなく患者のセルフケアにエンドオブライフケアのニーズを見出し、支援することができると思われる。

引用文献

1）Strauss,A.L.,Corbin J.M.,et.al., 南裕子監訳：慢性疾患を生きる　ケアとクオリティ・ライフの接点，医学書院，1987.

2）Corbin J.M.：Chronic Illness and Nursing, In Hyman R.B., Corbin J.M., ed.：Chronic Illness, Springer Publishing Company, pp.1-15, 2001.

3）黒江ゆり子他：病いの慢性性（Chronicity）における「軌跡」について─人は軌跡をどのように予想し，編みなおすのか─，岐阜県立看護大学紀要，4（1），pp.154-160，2004.

4）Lunney, J.R.et al.：Patterns of Functional Decline at the End of Life, JAMA, 289（18）, pp.2387-2392, 2003.

5）GSF：Proactive Identification Guidance. https://www.goldstandardsframework.org.uk/PIG

6）Orem, Dorothea E., 小野寺杜紀訳：オレム看護論　看護実践における基本概念，第4版，p.41，医学書院，2005.

7）谷本真理子：エンドオブライフを生きる下降期慢性疾患患者のセルフケアのありよう─ケアを導く患者理解の視点抽出の試み，千葉看護学会誌，18（2），pp.9-16，2012.

8）谷本真理子：慢性病下降期を生きる人々のセルフケアの意味に着目して支援する看護援助，千葉看護学会誌，12（2），pp.1-7，2006.

9）谷本真理子：下降期慢性疾患患者のセルフケアと支援，総合診療，30（6），pp.660-665，2020.

10）European Association for Palliative Care：White Paper on standards and norms for hospice and palliative care in Europe：part 1. European Journal of Palliative Care, 16（6）, pp.278-289, 2009.

11）Izumi, et al.：Defining end-of-life care from perspectives of nursing ethics, Nursing Ethics, 19（5）, pp.608-618, 2012.

12）厚生労働省：人生の最終段階における医療・ケアの決定プロセスに関するガイドライン. https://www.mhlw.go.jp/file/04-Houdouhappyou-10802000-Iseikyoku-Shidouka/0000197701.pdf

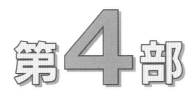

第4部

加齢で変化する
セルフケアを捉える

1 小児から成人への成長を踏まえてセルフケアを捉える

01 小児の成長発達とセルフケア

　本書の「はじめに」に述べられているように，「セルフケア」が，「自分自身のために」「自分自身で行う」ケア[1]であるならば，自分自身で行う能力や状況が成長発達にともない大きく変化していく小児では，その理解や支援をするために，成人とは異なる視点が必要となる。

　小児期は，乳児から思春期までを含み，この間，身体発育，認知発達，精神・運動発達，社会性の発達などがダイナミックに変化していく。出生時の体重は約3kg，身長は約50cmであるが，15歳男子では体重約58kg，身長約167cmと著しく成長し，これほどの大きな変化は小児期以外ではみられない。また，食事について考えると，母親（本項では養育者を含み，「母親」と表記する）から与えられる乳汁を吸啜反射により摂取していた新生児は，15歳では自ら食物を購入し，調理を行い，さまざまな食品を箸やスプーンなどの食器を用いて摂取することが可能になる。これらの変化は，消化器官の大きさ，消化液の分泌，口腔内の構造の変化や味覚の発達，姿勢の保持や手指の巧緻性，認知的及び社会的発達などさまざまな成長発達が複雑に絡み合いながらダイナミックに変化することにより生じている。

　このように，小児のセルフケアにおいては，健康問題によるセルフケアの相違より，年齢や発達段階によるセルフケアの相違が大きいため，成長発達がセルフケアの基盤となることを意識して支援を行う必要がある。

　小児のセルフケアを考えるとき，発達課題を捉えることも重要である。発達課題は，人間の生涯の各発達段階において避けることのできな

いものであり，課題への取り組みを通してパーソナリティの健康な成長が促される[2]。

　乳児期の発達課題は，母親との相互作用のなかで愛着を形成し，基本的信頼感を習得するとともに，欲求が満たされないことへの耐性を習得し，基本的不信感を克服することである。また，幼児期の発達課題は，自律性を獲得するとともに，基本的生活習慣を身につけることなどを通して恥や疑惑を体験し，克服することを含む。

　自律性の獲得には，母親が安全基地としての役割を果たすことが重要となる。長期にわたる健康問題をもつ乳幼児を育てる母親は，疾患管理と育児の主体であることが多く，特に，発症後間もない時期は，その重責や将来への不安などから厳格な疾患管理を行いやすい。

　臨床では，子どもの治療処方は家庭で適切に実施されているが，ゆとりがなく子どもの合図に応えたり，育児を楽しむことができない母親や，子どもが関心を示していても，適切に行うことを優先し，何でも自分で行っている母親に出会うことも多い。母親の疾患管理は良好で，熱心で理解力のある母親と捉えられることもある。一方で，発達課題の視点からみると，このような母親の関わりは，親子の愛着形成や子どもの自律性の発達に影響を与え，子どもが成長後も依存的になることで，セルフケアが進みにくくなる場合もある。

　小児は，健康問題の有無によらず，年齢や発達段階にみあった養育が必要である。年少児では母親が疾患管理を担うキーパーソンとなるが，最終的に目指すのは，小児が「自分自身の

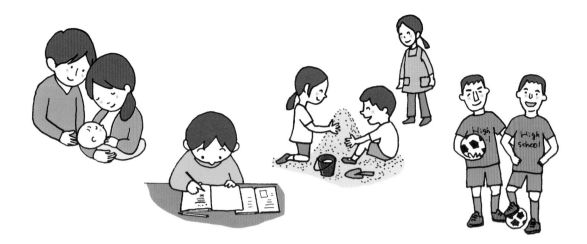

ために」「自分自身で行う」セルフケアである。セルフケアを自ら担うには未熟な小児に対し，できないところを補うだけでなく，子どもが成

人になったときにどのようにセルフケアを行えることを目指すのかを母親と共有し，養育や教育を積み重ねていく必要がある。

02 小児の生活とセルフケア

小児の活動範囲と人間関係の広がり

　小児では，主な生活の場が家庭，保育所や幼稚園等，小学校，中学校，高校と，数年単位で変化する。

　乳幼児は，家庭のなかで家族とともに多くの時間を過ごしている。保育所で過ごす小児においても，その職員配置基準は，0歳児では3人の

児に対し保育士1人，1・2歳児では6：1，3歳児では20：1，4歳児以上児では30：1と，年齢が小さいほど，少数の養育者と密に関わりながら過ごすことを保証する基準となっている[3]。

　小児は成長とともに少しずつ活動範囲が広がり，近所や幼稚園等で同じくらいの年齢の小児とも過ごすようになるが，活動範囲のほとんどは，大人の目の届く範囲に限られる。

○○○

COLUMN　知識や情報の提供とセルフケア

　小児看護の実習で，子どもが内服や清潔行動などをうまくできないとき，「なぜそれが必要か，行わないとどうなってしまうのかを，発達段階にあわせて説明する」という計画を立てる学生が多い。「いつもできていないのか，どのようなときにできて，どのようなときにできないのか」を尋ねると，「苦い薬のとき」「機嫌の悪いとき」「遊びに夢中になって

いるとき」などいろいろな場面があることに気がつく。「なぜそれが必要か，行わないとどうなってしまうのか」わかっていない子どももいるが，わかっていてもできない子どもも多い。医療者が，子どもに何をどのように身につけてほしいか，という視点に加え，子どもが行うために何が必要かという視点を加えることで，多様な支援方法が見出される。

学童期になると親から離れて学校に通い，同年代の小児と集団教育を受けることで，社会で生活するための能力を身につけていく。小学校の多くは居住地の近隣にあり，放課後や休日の子ども同士の活動も近隣が多い。遠方に出かけるときや，初対面の人と会うときには，家族や教師などがともに行動することが多く，活動範囲や人との関わりも限られる。

思春期になると，遠方への通学や課外活動，アルバイトや同じ趣味をもつ仲間との交流など，親や教師の目の届かないところで活動することが増え，活動範囲も人間関係も大きく拡大する。

このような活動範囲や人との関わりの広がりは，小児自身が判断し対応を要する場面が，拡大し複雑になっていくことを示している。

小児の生活習慣

小児のセルフケアを支援するとき，小児の生活習慣を把握することも重要である。多くの健康問題に対するセルフケアには，十分な睡眠や休養，適切な栄養摂取や身体活動を行うこと，身体を清潔に保つことなどが含まれる。

日々の生活習慣は，それ自体が健康を維持する，あるいは悪化を最小限にするために必要な場合もあれば，例えば，規則的な生活をすることが内服や自己注射を忘れずに行うことにつながるなど，疾患管理を適切に行うことにもつながる。幼稚園や学校に通うことは，生活の規則性や身体活動の確保などに良い影響を与えるため，小児が幼稚園や学校を休まずに通えるよう心身を整えることは，セルフケアの視点からも大切である。

小児期は生活習慣を身につけていく時期であり，小児期に獲得された生活習慣は生涯にわたり継続されやすい特徴がある[4]。健康問題をもつ小児とその家族には，セルフケアの基盤となる適切な生活習慣を身につけるための支援が重要となる。

03 小児の疾患とセルフケア

小児期に発症し，成人期に至るまでセルフケアを必要とする疾患は，多岐にわたる。食のセルフケアを例に示す。

先天性食道閉鎖症患児の食のセルフケア

先天性食道閉鎖症は，食道が途切れている疾患であり，上下の食道盲端間の距離が長い場合には，はじめに胃ろうを造設してミルク等を注入する。

食道盲端を延長させるための食道ブジーを繰り返し行った後，根治手術を行う場合には，小児が上部食道の持続吸引やブジーなど，口から侵襲的な刺激を受けながら成長することで，術後の経口摂取開始に困難をともないやすい。近年，段階的に胸腔外前胸壁に上部食道ろうを作成し，皮膚ろうにパウチを装着して，回収した唾液やミルクを胃ろうから注入することで，術前から経口摂取訓練が可能な術式も行われている。しかし，上下の食道盲端間の距離が長い場合には，噴門部狭窄などの合併症や摂食機能など長期にわたる課題を残しやすい。

小児は経口摂取開始後に，食欲を感じ，食物を認識し，適切な量の食物を口に入れ，咀嚼し味わい，嚥下し，食欲が満たされることを学んでいく。しかし，口腔内の感覚過敏や嚥下障害，食物への拒否反応が生じやすいなど，疾患がセルフケアに必要となる摂食機能や学習機会に影響を与え，経口摂取が進みにくいこともある。

食は母親との相互作用においても重要であり，経口摂取が進まないことは，母親の困難や自尊感情の低下につながりやすい。

長期的な視点でみると，小児は，成長発達に

あわせて食事内容を成人食へと変化させ摂取量を増やし，食器を用いた食べ方，食事のマナー，食事を通した人との関わりなどについて学ぶとともに，胃食道逆流症や吻合部狭窄などの異常に気づき，日々の対処や受診を判断するなどのセルフケアを身につけていく必要がある。

食物アレルギー患児の食のセルフケア

食物アレルギーも，生涯にわたり食のセルフケアを必要とする疾患である。厚生労働科学研究班による食物アレルギーの栄養食事指導の手引きには，「正しい診断に基づいた必要最小限の食物除去を行いながら，〈適切な栄養素の確保〉〈生活の質を維持すること〉」が必要であり，栄養食事指導が重要であると示されている[5]。食物アレルギーをもつ小児は，日常生活のなかで，診断に基づき食べてはいけないものを除去し，食べられる範囲までは摂取する必要がある。また，蕁麻疹などの皮膚症状や粘膜症状など食物アレルギー症状を理解し，アナフィラキシーを生じた際には，速やかにアドレナリン自己注射を行う，あるいは注射を依頼することが生命を守るために必要となる。

アレルギーの原因食物が多い場合には，食物の調達が困難，給食が食べられない，成長に必要な栄養が不足しやすいなどの課題も生じる。年少児では，親が食べられないものを除去して与えることで，除去食が守られやすい。

小児の成長につれて，親のいないところで食事をする機会が増え，セルフケアが求められるようになる。年少の時期から，親が準備した食事や，親から良いといわれたものだけを食べてきた小児は，親がいない場面での食事に不安を感じて食をともなう社会参加が妨げられたり，十分な判断ができないことで誤食やアナフィラキシーのリスクが高くなる。また，まれにしか起こらないアナフィラキシーに対し，日頃からアドレナリン自己注射ができるように練習している小児は少なく，アナフィラキシーに対するセルフケアにも課題が多い。

食のセルフケアと「食べる力」の育成

成長発達の途上にある小児期において疾患があることは，摂食機能の発達だけでなく食のセルフケアを学習する過程にも大きな影響をもたらす。一方で，小児は健康問題があっても柔軟に発達していく強さや柔軟性をもつ。

2004年に厚生労働省の検討会の報告書に示された「食育・発達過程に応じて育てたい"食べる力"」は，食を，生きるための基本であり子どもの健全育成に必須なものとして捉え，発達段階に沿った「食べる力」を示している[6]（図1）。疾患をもつ小児の食のセルフケアは，疾患管理の視点に加え，制約のなかでも「食べる力」を育むことを目指す必要がある。

···················· **COLUMN** ····················

小児の発達段階とセルフケア

小児のセルフケアを考える際に，「小学校低学年になれば清潔ケアはできる，注射は打てる」というように，「この発達段階では，どのようなセルフケアを行えるか」と考えることは多い。一方で，「この発達段階では，どのようにセルフケアを行えることが必要か」と考えることは少ない。

小学生では，できるだけみんなと同じ給食を食べたり行動したい，高校生になれば親友と一緒に遠くまで出かけたい，など発達段階により変化する生活のなかで，どのようにしたら無理なく適切にセルフケアが行えるかという視点は重要である。

活動範囲も人間関係も大きく変化する小児期では，日々の生活のなかで適切なセルフケアを行う体験を積み重ねていくことが大切である。

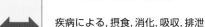

図1　小児の食に関するセルフケアと「食育・発達過程に応じて育てたい“食べる力”」

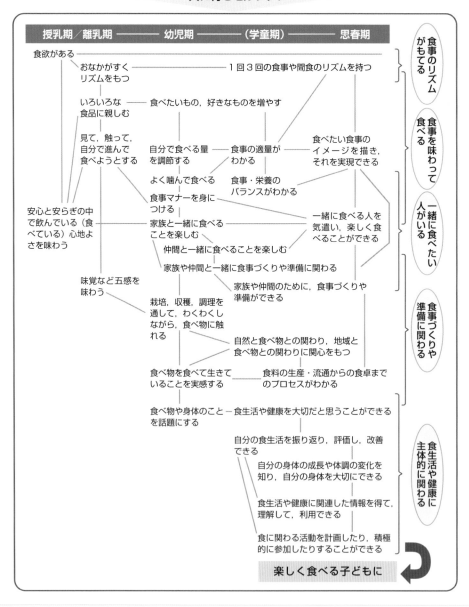

（厚生労働省雇用均等・児童家庭局：楽しく食べる子どもに〜職から始まる健やかガイド〜「食を通じた子どもの健全育成（―いわゆる「食育」の視点から―）のあり方に関する検討会」報告書，p.13，食育・発達過程に応じて育てたい“食べる力”について，平成16年2月，https://www.mhlw.go.jp/shingi/2004/02/dl/s0219-4a.pdfより）

生活のなかで行われてきた行動と療養行動

疾患により必要となるセルフケアには，食や運動，生活規律のように疾患の有無によらず生活のなかで行われてきたものと，内服や自己注射，装具の着脱など，疾患がある小児のみが発症時から行うものが含まれる。ここでは1型糖尿病を例に説明する。なお，以下，疾患管理のために小児や家族が行う行動を認識や判断を含め「療養行動」と表す。

1型糖尿病は，膵β細胞の破壊により，インスリンが分泌されなくなる疾患であり，どの年代でも発症し，発症時から生涯にわたりセルフケアが必要となる。

1型糖尿病では，インスリン療法，血糖のモニタリング，低血糖の予防と対応，糖尿病ケトアシドーシスの回避と対応，食事療法（成長発達に配慮した適切な摂取エネルギーと栄養バランス），十分な身体活動などのセルフケアが求められる。このうち，食事療法や身体活動は生活のなかで行われてきたものが発症を機に療養行動となったものであり，インスリン療法，血糖のモニタリング，低血糖や糖尿病ケトアシドーシスの予防や対応は，1型糖尿病の発症とともに始まった療養行動である。

生活のなかで行われてきた療養行動は，発症間もない時期は適切に行えていても，発症年齢が高いほどこれまでの経験が長いため，慣れてくると発症前の習慣に戻りやすい。

一方，発症とともに始まった療養行動は，発症年齢が高いほど生活に馴染みにくい特徴がある。また，療養行動には，基本的な知識や技術を身につけることで適切にできるものと，簡単なあるいは複雑な判断を要するものが含まれ，小児と家族への支援も異なる（表1）。

入院中と退院後に行う療養行動の違い

糖尿病医療の進歩にともない，小児や家族が医師の指示を遵守するスタイルから，小児と家族が生活にあわせて医師と相談しながら調整するスタイルへと変化しており，以前に比べ主体的なセルフケアが求められるようになった。

臨床では，入院中にはインスリン注射の手技が適切で打ち忘れがない小児が，退院後は適切に行えず，血糖コントロールが悪化していくことを経験することも多い。

この原因の1つとして，病院で行うセルフケアと退院後に生活のなかで行うセルフケアでは，セルフケアを行う状況が大きく異なることが考えられる。入院中には，一定の時刻に，適切な食事が出され，身体活動のばらつきも少なく，周囲に気兼ねすることなく注射を打つことができる。しかし，退院後は，生活リズム，食事，身体活動，周囲の理解などが日々大きく変化し，セルフケアを難しくする。

また，発症前に小児が好んで，あるいは意識せずに続けてきた生活習慣が，療養行動で求められる生活とは大きく異なるとき，すなわち，望ましい行動と本人が望む行動のギャップが大きいときにも困難が生じやすい。

例えば，スナック菓子を食べながら室内でゲームをすることが好きだった小児は，退院後にその生活習慣を変えることは難しく，スポーツが好きでバランスの良い食事をしてきた小児に比べ，かなりの努力や支援を必要とする。

療養行動の習得の段階

小児の糖尿病セルフケアは，基本的な知識や技術を身につけ，家庭や学校などの慣れた場や通常の状況で教えられたとおりにできる「療養行動の習得」と，療養行動を生活のなかで判断

4
加齢で変化するセルフケアを捉える

表1 1型糖尿病をもつ小児の療養行動：発症前から行ってきた療養行動と発症とともに始まった療養行動

	生活のなかで発症前から行われていた療養行動	発症とともに始まった療養行動
療養行動の習得 ・周囲と同じように行う	・よく運動する（遊ぶ） ・好き嫌いなく食べる ・過食や糖質を食べ（飲み）過ぎない ・規則正しい生活 ・手洗いや入浴	・インスリン注射の手技 ・インスリン製剤の種類の理解 ・血糖測定の手技 ・血糖値の高低の判断 ・低血糖の自覚と補食の必要性の理解
・簡単な判断が必要	・激しい運動前には補食が必要という理解 ・栄養バランス・適量（カーボ）の理解 ・爪切りや足の観察	・インスリンの種類と作用・時間の理解 ・適切な食前・食後血糖の理解 ・適切なHbA1cの値の理解 ・食事や運動，インスリン注射と血糖変動の理解 ・低血糖時の補食の選択
生活のなかで行う療養行動 ・複雑な判断が必要	・体調不良時の食事や運動の判断 ・慣れない人や場所，状況での食事の選択 ・自炊	・生活にあわせたインスリン量の調整・血糖値の理解 ・生活にあわせたインスリンの打ち忘れ/ボーラス忘れへの対応 ・体調不良時（Sick Day）の対応
小児と家族への支援	・家族で一緒に行う ・療養行動として必要であることを伝える ・療養行動として行う際に必要となる知識ややり方を伝え，一緒に行う ・生活のなかで継続していく際の工夫を伝える	・子どもの準備性（気持ち・関心，理解力・手技等の能力）を判断し，できることをさせていく ・単純な判断を子どもにゆだねる，後で確認する，相談しながら行う ・通常の生活では子どもが適切にできることでも，異なる状況下では，なぜそうするのか尋ね，ともに考える ・生活のなかで行う配慮や工夫を伝える ・数値（血糖値やHbA1c，体重など）や身体感覚（低血糖症状など）を役立つものとして捉えられるようにする（親も神経質になりすぎない）

しながら行い，通常と異なる状況でも適切に判断し人との関係性を保ちながらできる「生活のなかでできる」段階に分けると，看護支援につなげやすい。

　年少発症の小児における「療養行動の習得」は，知識や技術に必要な子どもの能力が備わる成長発達を基盤として，親子の相互作用を通して，療養行動に対する子どもの気持ち・関心が整い，時間をかけながら習得する「学習プロセス」といえる。母親は，子どもの発症にショックを受け，疾患管理の重責や低血糖への不安を感じながらも，疾患管理を続けるなかで，疾患を受け止めストレスに対処し，糖尿病をもつ子どもに対する実践知を積むとともに成長発達にあわせて親子関係を変化させ，「子どもの疾患管理と養育のエキスパートとなっていく過程」

をたどる。これらの小児と母親の相互作用とプロセスの促進には，母親の疾患受容や疾患管理・養育への慣れ，子どもの発達段階にあわせて広がる「母親と子どもへの周囲のサポート」が必要である（図2）。

　一方，10歳代に発症すると，知識や技術に必要な能力が備わっているため，必要性が理解されやすく，嫌な気持があっても親のサポートがなくても，短期間に習得する可能性がある。

生活のなかで療養行動ができる段階

　「生活のなかで療養行動ができる段階」は，基本的な療養行動を習得した後に糖尿病セルフケアを積み重ねていくプロセスである。図3で

図2 1型糖尿病をもつ幼児・小学校低学年の子どもにおける「療養行動の習得」の過程

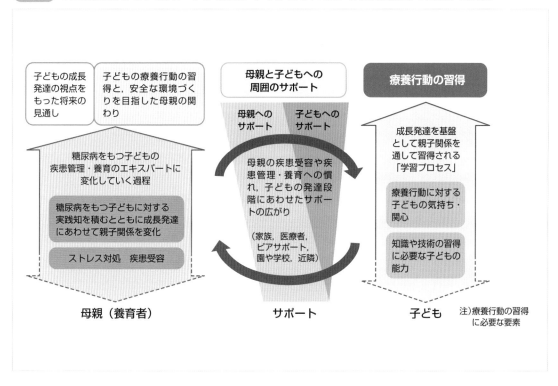

図3 1型糖尿病をもつ10歳代の糖尿病セルフケアの枠組み

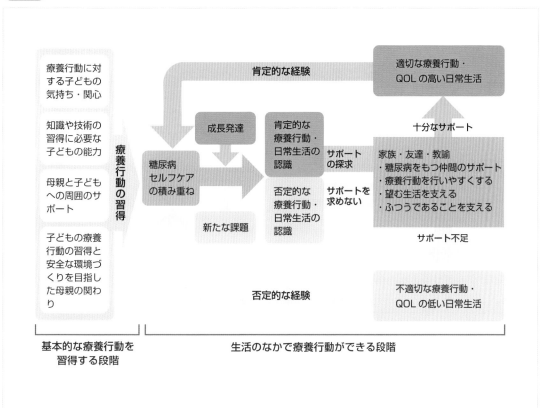

は，適切な療養行動・QOL（Quality of Life：生活の質）の高い生活となる循環をオレンジで，不適切な療養行動・QOLの低い生活となる循環をブルーで示した。

1型糖尿病をもつ小児は，認知的発達や手の巧緻性の発達など成長発達の影響を受けるとともに，二次性徴やインスリン残存自己分泌量の減少などによるコントロールの悪化や，学業ストレスの増加など，新たな課題への対応が求められる。また，10歳代は活動範囲が広がり人間関係も多様になるため，慣れない状況でセルフケアを行うことが増える。特に10歳代で発症した小児は，退院後，発症のショックがあるなかで，すぐに多様な状況でセルフケアを求められる。このため，家族に加え友達や学校教諭などからのさまざまなサポート：ふつうであることを支えるサポート，療養行動を行いやすくするサポート，望む生活を支えるサポート，を必要としている。

療養行動や日常生活を肯定的に認識している小児は，困難が生じたときに周囲にサポートを求めやすく，否定的な認識の小児ではサポートを求めにくい。

一方，このような小児の認識によらず，周囲から十分なサポートが得られることは，その後の小児の適切な療養行動やQOLの高い生活につながりやすく，サポート不足は，不適切な療養行動やQOLの低い生活につながり，これらは経験として積み重ねられ，循環していく。

このように，10歳代では，サポート，特に友達からのサポートが小児のセルフケアに大きな影響を与えるとともに，発症年齢による特徴もみられる。

年少発症の小児では，発症時より親や医療者，教諭など周囲の大人から，小児自身がサポートを求めなくてもサポートを受けてきた経験を積んできているため，10歳代となり小児自身から周囲のサポートを求めていくことに困難を生じやすい。

また，年少時から疾患による嫌な体験を重ねてきた小児では，自尊感情が低く自らサポートを求めにくいこともある。多くを親が担ってきた小児では，生活の広がりのなかで求められる知識や技術の習得が不十分で，サポートが得にくいことも合わさり不適切な療養行動につながりやすい。一方，10歳代発症の小児では，親や教諭と年齢なりの関係を築き生活してきたことや，発症時から医療者の指導を直接受けているため，自らサポートを求めることに困難は少ないが，発症間もない時期はショックを受けていることも多く，疾患に関することはサポートを求めにくい特徴がある。

同年代の友だちとうまくやりながら適切なセルフケアを行う方法を学ぶことは，成人期以降に社会生活を送る上で重要であり，小児自身が失敗を含め，体験を通して身につけていくことが重要である。

05 特別な健康問題をもつ小児のセルフケア

小児のセルフケアに関する文献や研究において，認知発達の遅れや重度の健康問題をもつ小児について書かれたものは少ない。しかし，医療の進歩にともない，重度の健康問題をもつ小児も成人期，老年期まで生きる時代となっている。高度医療を受けた小児が，まだ成人年齢に達しておらず予後が未知数の疾患もある。

芳賀は，小児期には歩行できても多くが歩行

困難になる先天性無痛無汗症の小児に対し，関節を保護する装具等の工夫，痛みや歩行の指導などを行いながら，身体の使い方を学んだり運動習慣をつけることなどが，将来の生活習慣病予防や主体的な生活などの観点から意義があったと報告している[7]。成人期であれば，実用的ではない歩行訓練を行うより車いすの使用方法を身につけるほうが，自立して社会生活を送る

上で，より効果的であろう。小児は本来，新しいことや少し難しいことに取り組むことが大好きであり，できるようになった体験は，意欲や主体性につながる。また，意欲をもって取り組むことで得られる成長発達や機能の改善は未知数の部分も多い。小児期に自律性や主体性を発揮する体験は，機能獲得だけでなく，生涯にわたる主体性の育成という点でも意義が大きい。

発達障害などがあり環境に慣れにくい小児では，最初は嫌がっても，少しずつさまざまな環境に慣れるように活動を広げていくことで，小児が自身をなだめる方法を学んでいくことが，将来の社会参加を広げると考える。また，慣れない環境ではすぐに体調を崩してしまう重症心身障害児においても，少しずつ生活の場を広げていくことは，将来，親が児の世話をできなくなったときに，児が他者のなかで，より健康に過ごすことにつながる。

セルフケアの目指すところは，小児が成人になったときに親から自立して社会のなかで生活していくことだけではなく，小児なりの健康と社会参加を維持していくことを含むと考える。親や専門職がともに，「この小児が成人になったときにどのようにセルフケアを行えるようになることを目指すのか」という見立てを成長発達の節目で繰り返し行い，支援を考えていく必要がある。このとき，専門職が連携して多角的に検討を行うこと，小児の柔軟に発達していく力や家族の力を信じること，小児が少しでも主体的に取り組めることを目指すことが重要であろう。

医療や情報技術，人工知能などの進歩が著しい今日，疾患の治癒や機能の改善，生活機能を支援する新たな技術が生み出される可能性もある。セルフケアの目標に向かって，小児の健康状態を保ち，生活習慣を整えること，年齢に見合った社会参加を確保することは，家族の孤立を防ぎ，小児なりの成長発達とセルフケアを促進することにつながり，新たな技術を取り入れた生活の選択肢を広げる上でも重要である。

06 セルフケアの育成・促進に向けた支援

小児期に発症し長期にわたりセルフケアを必要とする疾患は，小児の記憶が残らない年少時に手術や化学療法などの治療を行い，その後はフォローアップや生活調整を継続していく疾患，段階的手術を行う疾患，生涯にわたり内服や注射を必要とする疾患，透析や移植など治療法や疾患管理が大きく変わる疾患など，多様である。疾患や治療が小児の成長発達や機能に影響を与えることで，新たな疾患管理が必要になることもあれば，小児のセルフケア能力が影響を受けることもある。したがって，必要となる疾患管理と，小児の発達課題・求められるセルフケア，小児のセルフケア能力をアセスメントしたうえで，必要となる疾患管理を小児がどのようにセルフケアし，母親や周囲がどのように担っていくのかを検討し支援していく必要がある。

小児のセルフケアは，成人期以降に引き続くセルフケアの基礎としても重要である。セルフケア能力が未熟な小児に対し，母親ができない部分を担うことや安全な環境づくりを行うことに加え，小児が失敗しない関わりではなく，失敗から学べるか関わりがより重要となる。したがって，小児におけるセルフケアの支援は，成長発達支援であるとともに，小児自身が体験を通して学ぶことを支える学習支援といえる。

また，このような母親の関わりを可能にするためには，母親が子どもの発症に対するショックや疾患管理の重責などに対処し，疾患管理と養育にある程度の自信をもって取り組めることも必要である。

以上より，図4に示した，疾患をもつ小児のセルフケアへの準備性を高める支援，セルフケアの育成に向けた家族へのサポートとセルフケ

アの目標共有，セルフケアの促進に向けた家族・友達・医療者・周囲の人々からのサポート，年齢・健康状態に応じた社会資源が得られるような支援などが必要と考えられる。

図4 セルフケアの育成・促進に向けた支援の枠組み

| 疾患・治療経過と必要となる疾患管理 | **疾患・治療の経過**（発症時期，手術の時期，化学療法の時期，増悪・再発など）
成長発達や機能への影響（身体発育，認知機能，呼吸・循環機能，摂食・排泄機能など）
↓
必要となる疾患管理（内服，自己注射，透析，酸素療法，吸引，食事療法，通院など） |

	乳幼児期	学童期	思春期	青年期
発達課題と求められるセルフケア	・愛着形成 ・体調の維持 ・情緒の安定 ・自律心のめばえ ・基本的生活習慣の自立 ・療養行動に興味を示す，手伝う	・基礎知識や技術の獲得 ・通常の生活のなかで療養行動が自分でできる ・学校生活のなかで負担なく療養行動ができる ・できないことは相談できる	・適切な療養行動と本人が望む生活の対峙 ・自分なりの適切な方法の獲得 ・特別な状況での経験の蓄積 ・リスク行動の回避	・社会生活のなかで適切な療養行動と本人が望む生活の両者を大切にして調整する ・新たな知識や技術，対処方法の獲得 ・定期診療の継続

セルフケアの育成・促進

小児のセルフケアへの準備性	**疾患をもつ小児のセルフケアへの準備性**			
	年齢・健康状態に見合った成長発達と発達課題の達成	疾患・治療への否定的な感情が少ない	療養行動が大切であると思える／不快ではない	生活や療養行動への主体的な取り組み／柔軟な受入

周囲のサポート	**セルフケアの育成に向けた，家族へのサポートと，セルフケアの目標共有** ・家族（養育者）へのサポート 　家族の疾患や治療への否定的な感情が少ない 　家族の育児，生活に大きな支障がない 　家族が孤立していない ・家族，医療者および周囲の人々が，小児のセルフケアの目指すところを節目で共有 ・セルフケアの育成と安全な環境づくり	**セルフケアの促進に向けた，家族・友人・医療者・周囲の人々からのサポート**		
		ふつうであることを支える	療養行動を行いやすくする	望む生活を支える
		年齢・健康状態に応じた社会資源		
		医療を保障する	教育を保障する	社会参加を保障する

◉○○

COLUMN 家族への支援

　年少児の場合，発症時のショックは，子どもより親のほうがはるかに大きい。年少児の母親は，発症や受診の遅れに対する罪悪感が強く，発症したこと（過去）と将来の不安に心が揺れ動き，疾患管理に集中やすい。多くの母親は，日々の生活のなかで次第に慣れ，子どもの成長にあわせて少しずつ子どもに任せていく。

　一方で，罪悪感や不安を強くもち続け，その対処としてストイックな疾患管理や，問題が起こらないように先回りして環境調整を行う母親もいる。発症時に母親の罪悪感を軽減する関わりや，母親や子どもができていることを言葉で伝え励ましていくこと，同じ疾患をもつ子どもの家族との交流により，大きくなった子どもがイメージできるようにすること，就学や進学，宿泊学習などの節目で関わりを見直す支援などが大切である。

引用文献

1) Orem, Dorothea E. : Nursing : Concepts of Practice, 6th edition, Mosby, 2001.
2) Erikson, E.H. : Psychological Issues Identity and the Life Cycle. International Universities Press, pp.128-130, 1959.
3) 厚生労働省：児童福祉施設の設備及び運営に関する基準
4) Pender, Nola J. 小西恵美子監訳：ペンダー ヘルスプロモーション看護論, 日本看護協会出版会, pp.20-125, 1997.
5) 研究代表者 海老澤元宏：厚生労働科学研究班による食物アレルギーの栄養食事指導の手引き2017. https://sagamihara.hosp.go.jp/pdf/rinken/topics/180319_eiyou2017.pdf
6) 厚生労働省雇用均等・児童家庭局：楽しく食べる子どもに～職から始まる健やかガイド～「食を通じた子どもの健全育成（－いわゆる「食育」の視点から－）のあり方に関する検討会」報告書, p.13, 「食育・発達過程に応じて育てたい"食べる力"について, 平成16年2月. https://www.mhlw.go.jp/shingi/2004/02/dl/s0219-4a.pdf
7) 芳賀信彦：生涯を見据えた肢体不自由児への医療と支援, 日本小児看護学会誌, 24（3）, pp.51-55, 2015.

参考文献

・岡堂哲雄：小児ケアのための発達心理学, pp.7-11, へるす出版, 1983.
・高安肇, 増本幸二：先天性食道閉鎖症の臨床像の変遷と治療戦略, 小児外科, 50（5）, pp.425-429, 2018.
・中村伸枝, 出野慶子, 金丸友, 谷洋江, 白畑範子, 内海加奈子, 仲井あや, 佐藤奈保, 兼松百合子：1型糖尿病をもつ幼児期・小学校低学年の子どもの療養行動の習得に向けた体験の積み重ねの枠組み－国内外の先行研究からの知見の統合, 千葉看護学会会誌, 18（1）, pp.1-9, 2012.
・中村伸枝, 金丸友, 出野慶子, 谷洋江, 白畑範子, 内海加奈子, 仲井あや, 佐藤奈保, 兼松百合子：1型糖尿病をもつ10代の小児/青年の糖尿病セルフケアの枠組みの構築－診断時からの体験の積み重ねに焦点をあてて, 千葉看護学会会誌, 20（2）, pp.1-10, 2015.

4

加齢で変化するセルフケアを捉える

2 高齢にともなう変化を踏まえてセルフケアを捉える

01 自らの意思で日常生活の送り方を選択する

　高齢者が自立した日常生活を送るために行うセルフケアを維持するには，身体的・心理的・環境的・社会的な要因を把握し，1人ひとりの高齢者にあった状況を整えることが必要である。

　わが国の人口は，2008年をピークに減少に転じており，今後もその減少の幅は大きくなると見込まれている。

　これからの高齢化については，「2025年の超高齢社会像」といわれている。「ベビーブーム世代」が2015年には前期高齢者（65歳〜74歳）になり，2025年には後期高齢者（75歳以上）になること，2025年には高齢者人口が3677万人に達すると見込まれることをさす。その後も65歳以上人口は増加傾向が続き，2042年に3935

万人でピークを迎えると推計されている[1][2]（図1）。

　2040年を見通すと，今後，現役世代の減少が最大の課題となる一方で，高齢者の「若返り」がみられ，就業率も上昇すると見込まれている。国民誰もが，より長く，元気に活躍できるように，①多様な就労・社会参加の環境整備，②健康寿命の延伸，③医療・福祉サービスの改革による生産性の向上，④給付と負担の見直し等による社会保障の持続可能性の確保への取組が進められている[3]（図2）。

　「人生100年時代！」といわれる現在は，高齢者が自らの意思で「これからの人生をどのように過ごすのか」医療の現場においては「どのような医療・ケアを受けたいか」を，選択する時

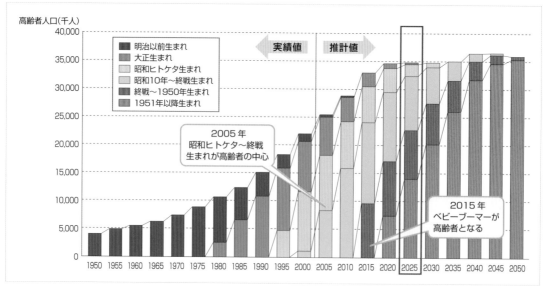

図1　世代別に見た高齢者人口の推移

（資料：2000年までは総務省統計局「国勢調査」，2005年以降は国立社会保障・人口問題研究所「日本の将来推計人口（平成14年1月推計）」）

図2 2040年を展望し，誰もがより長く元気に活躍できる社会の実現

2040年を展望し，誰もがより長く元気に活躍できる社会の実現を目指す

《現役世代の人口の急減という新たな局面に対応した政策課題》

多様な就労・社会参加

【雇用・年金制度改革等】

- ●70歳までの就業機会の確保
- ●就職氷河期世代の方々の活躍の場を更に広げるための支援
  （厚生労働省就職氷河期世代活躍支援プラン）
- ●中途採用の拡大，副業・兼業の促進
- ●地域共生・地域の支え合い
- ●人生100年時代に向けた年金制度改革

健康寿命の延伸

【健康寿命延伸プラン】

- →2040年までに，健康寿命を男女ともに3年以上延伸し，75歳以上に
- ●①健康無関心層へのアプローチの強化 ②地域・保険者間の格差の解消により，以下の3分野を中心に，取組を推進
- ・次世代を含めたすべての人の健やかな生活習慣形成等
- ・疾病予防・重症化予防
- ・介護予防・フレイル対策，認知症予防

医療・福祉サービス改革

【医療・福祉サービス改革プラン】

- →2040年時点で，単位時間当たりのサービス提供を5%（医師は7%）以上改善
- ●以下の4つのアプローチにより，取組を推進
- ・ロボット・AI・ICT等の実用化推進，データヘルス改革
- ・タスクシフティングを担う人材の育成，シニア人材の活用推進
- ・組織マネジメント改革
- ・経営の大規模化・協働化

《引き続き取り組む政策課題》

給付と負担の見直し等による社会保障の持続可能性の確保

（平成28年版厚生労働白書より）

代になってきている。2018年には，ACP（アドバンス・ケア・プランニング）の愛称が「人生会議」と決定[4]し，人生の最終段階における医療・ケアについて，本人と家族が医療・ケアチームとともに，どのような治療や療養場所などを選択するのか，繰り返し話し合うよう取り組まれている。

　私たち看護職者に求められていることは，まず，一般病棟に入院してきた高齢者が，今までどのような生活を送ってきたのか，家族とどのような会話をしてきたのかなどについてできるだけ速やかに情報を収集することである。次に，高齢者とその家族の望みをくみとり，「最善の方法は何か」という視点で，医師を含めた多職種で情報を共有し，高齢者とその家族，医療チームで治療や療養先を決定していけるように支援することが必要である。

　このような経過のなかでは，疾患やそれにともなう障害が生じセルフケアが不足することもありうる。誰もが自立した日常生活を送れるわけではないため，セルフケアが不足した部分を他者が補い，日常生活を整えていくことも重要である。

　高齢者が自らの意思で選択した生活を送るために，看護職者は広い視点でセルフケアを捉え支援していく。

02 高齢者の身体的特徴を考慮したセルフケア支援

　人は，加齢や疾患などの影響により，生理的機能や身体的機能の低下がみられるようになるが，その過程はさまざまである。高齢者は，人が生きるために重要な恒常性維持機能である回復力・適応力・予備力・防衛力（表1）が，加齢にともない低下する。さらに，生活環境や周囲の人々との関係の変化により精神面も変化し，身体状態にも影響を及ぼす。

　身体の機能障害が複合的に関連しながら，生活全般にわたって困難が生じセルフケアにも影響を及ぼす。

表1 健康を脅かす力と守る力

恒常性の維持	生物が内部・外部環境の変動にあわせて自己調整し，身体の安定性を保とうとする状態を意味する
防衛力	ストレッサーに闘い勝つ力
予備力	ゆとりをもってストレッサーに対処する力
適応力	ストレッサーが，身体にとって適度のストレスにならないように順応する力
回復力	ストレスによるダメージを受けても，修復してもとに戻そうとする力

03 入院時に重要なセルフケア支援

高齢者が入院を要するときは，何らかの疾患のために身体的不調が生じたり，治療のために安静を強いられたり，健康であるときよりもセルフケアの低下や，せん妄を発症する可能性が高い。そのため，身体的不調を改善することと同時に，その人個人の生活にあわせたセルフケア支援を考慮した病床環境の調整も重要な看護ケアである。病床環境の調整に必要な情報は，その人自身が今までどのような環境で過ごし，どのような人生を歩んできたかである。

具体的に，入院前と比べて生じる問題を予測し，住環境はどうであったか，どのような生活パターンであったか，入院の理由となった疾患が治癒したら，その後はどのような療養の場への生活に戻ろうと考えているのかなどを確認する。そのうえで，高齢者およびその家族とともに，安心して療養でき，その人にあったセルフケアが行えるよう支援する。

04 普段の生活環境と入院時の病床環境の違いを理解する

普段の生活環境

現在，健康であるときの普段の環境は，生活の場として住み慣れた自宅を希望する高齢者が70％以上（図3）を占めている。また，高齢者の単独世帯および夫婦のみの世帯が増え，高齢者自身が健康づくりや介護予防に参加することも増えてきている。そのような人々は，医療機関が身近にあることや介護保険のサービスが利用できること，買い物をする店が近くにあることなど，自らで生活していく工夫をしている傾向にある。一方で，何らかの障害をもち家族や介護サービスの協力を得て生活している人々もいる。

高齢者の背景はさまざまであるが，普段は住み慣れた場所で，生活を営む「衣・食・住」が中心となった環境で過ごされていることが多い。

入院時の病床環境

入院時の高齢者は，病気やけがの治療が必要であり，身体的にも精神的にも不安定な状態である。身体的治療を要するため，特殊な医療機器や心電図モニター，点滴や酸素投与のためのチューブ類が身体につながっているような普段の生活では体験しない状況に置かれる。加えて，療養を送る場も慣れていない病室やベッド，洗面台やトイレなどであり，身体の状態によっては安静を強いられ自由に動けない不安やストレスが生じやすい環境である。

図3 年を取って生活したいと思う場所

[設問] 年を取って生活したいと思う場所はどこですか（ひとつだけ）。

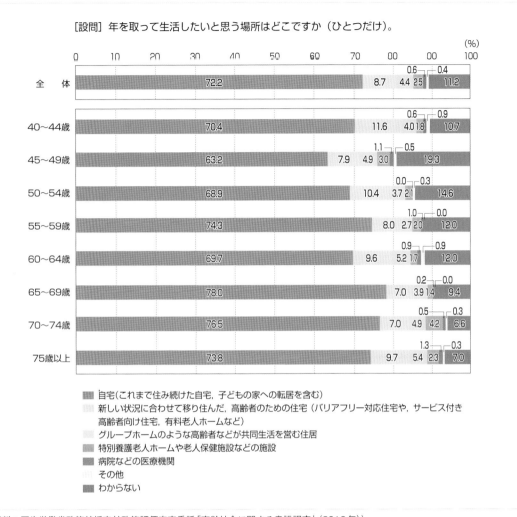

	自宅	新しい住宅	グループホーム	施設	病院	その他	わからない
全体	72.2	8.7	4.4	2.5	0.6	0.4	11.2
40～44歳	70.4	11.6	4.0	1.8	0.6	0.9	10.7
45～49歳	63.2	7.9	4.9	3.0	1.1	0.5	19.3
50～54歳	68.9	10.4	3.7	2.1	0.0	0.3	14.6
55～59歳	74.3	8.0	2.7	2.0	1.0	0.0	12.0
60～64歳	69.7	9.6	5.2	1.7	0.9	0.9	12.0
65～69歳	78.0	7.0	3.9	1.4	0.2	0.0	9.4
70～74歳	76.5	7.0	4.9	4.2	0.5	0.3	6.6
75歳以上	73.8	9.7	5.4	2.3	1.3	0.3	7.0

- 自宅（これまで住み続けた自宅，子どもの家への転居を含む）
- 新しい状況に合わせて移り住んだ，高齢者のための住宅（バリアフリー対応住宅や，サービス付き高齢者向け住宅，有料老人ホームなど）
- グループホームのような高齢者などが共同生活を営む住居
- 特別養護老人ホームや老人保健施設などの施設
- 病院などの医療機関
- その他
- わからない

（資料：厚生労働省政策統括官付政策評価官室委託「高齢社会に関する意識調査」（2016年））

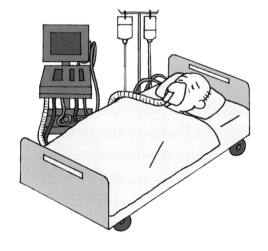

4

加齢で変化するセルフケアを捉える

馴染みやすい環境づくり

①高齢者が入院したときの環境を配慮するための情報収集

以下のような点を情報収集する。

- 生活している建物の間取り（そのなかでの高齢者が主に使用する生活空間）
- 居室の環境（広さ・壁の色・天井の高さ・ベッドか布団か・照明環境など）
- トイレ（ドアの状態・和式か洋式か・手すりの位置など）
- 居室からトイレへの移動経路
- 起きているときに過ごしている主な場所
- 夜間の就寝時の照明（完全に消している，保安灯をつけている，足元灯をつけているなど）
- 食事，排泄，更衣，清潔に関する日常生活動作の状況について（自立，一部介助，全介助なのか，一部介助だとしたらどのようなことをどのように介助しているのか）

②入院時の環境調整

・入院する病室の環境を高齢者がどのように感じているか

看護職者は，入院する前の環境と病室の違いを確認する。部屋の広さ・壁の色・天井の高さ・照明の場所・トイレへの移動経路等の違いを確認し，高齢者が環境の変化に馴染めるように説明を加えたり，目印をつけたり配慮する。家族から，馴染みの物（枕やパジャマ，お箸や湯呑，写真等）の持参が可能か確認し，可能な範囲で協力してもらい環境を整える。例えば，認知症がある人のなかには，入院時に家族が用意してくれた新しいパジャマに着替えただけで落ち着かなくなる人もいる。認知症がある人は，普段気慣れているパジャマを持参するように具体的なアドバイスをしてもよい。

・安全で安心できる環境か

疾患を治療するために入院すると，医療処置が必要になる。そのため，点滴をはじめ，心電図モニター，膀胱内留置カテーテルや特殊な医療機器が使用されるが，それらは高齢者にとって，馴染みのない不安を感じさせる場合がある。特に，ICUなどに入院した場合は，病室全体が緊迫した印象を与えてしまうことがある。これらをどのように受け止めているのか，安心するためにはどのような工夫が必要か，本人の表情や言動，行動から確認し，その都度丁寧に説明し，馴染みのあるタオルやパジャマ等で安心できる物が目に入るようにする。ICUのような広い空間は，さらに自分のスペースがなく孤独を感じたり，いつも誰か知らない人に見られておりプライバシーが守られていないように感じたりすることがあるため，カーテンで仕切るなど自宅と近い空間を確保する。

見当識をつけやすい環境づくり

①病室での季節や日付，時間を認識しやすい環境調整

見当識とは，自分が置かれている状況を認識する能力である。入院すると，生活のリズムも普段と変わってくるため，日付や時間の感覚がわからなくなり，高齢者は不安が増強しやすくなる。その人が活用できるカレンダーや時計を用意し，いつでも自分で日付や時間の確認ができるように配慮する。可能であれば，窓側の病床を準備し外の景色が見え季節感が伝わるように工夫する。

②入院している人にとって医療者も環境の一部であることを認識する

入院している人にとって医療者も環境の一部であり，高齢者が安心して入院生活を送るためには，医療者が丁寧な心地よい関わりをするこ

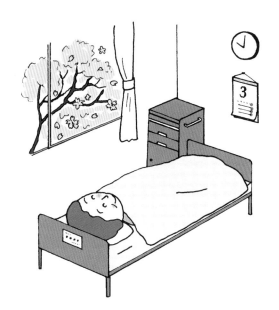

とが大切である。

　看護職者が何気なく話している言葉遣いを，高齢者やその周囲の人にどのように感じ取られているか，考えたことはあるだろうか。

　看護職者は，親しみをもって話しているつもりかもしれないが，高齢者の立場で見てみると，子ども扱いされているような会話に思えたり，上から目線で話されているように感じたり，不快な思いをもっているかもしれない。看護職者として会話に使用する言葉は丁寧語であることが望ましい。

　また，認知症がある人の場合やせん妄などの状態の人の場合は，見当識の障害により，「今日は何月何日か？」「今は何時頃なのか？」「今，自分がいるのはどこなのか？」「話をしているのは誰か？」などが認識できにくくなる。そのような状況の際は，医療者の関わり方が重要になってくる。高齢者が安心して生活でき，見当識を補えるように，話しかける際には以下の点に心がける。

・訪室する際は，視線を合わせてから挨拶をし，自己紹介する
・自尊心に配慮した言葉遣い
・話しやすい雰囲気をつくり，ゆっくりと傾聴する
・患者と接するときは受容的な態度で接する

・記憶障害や誤りに対し，追求しない
・話しかける際には，聞き取りやすいようにはっきりとした口調で話す
・積極的に記憶のある過去の話をする
・現在の能力を把握し，過剰な介助による能力低下を予防する

　さらに，会話のなかに，現実認識を補う言葉をさりげなく加えて語りかける。話しかける言葉の例は次のようなものである。

・病院に入院して，〇日経ちましたが，病院のベッドには慣れましたか？
・病院にいると，時間の感覚がわからなくなりやすいですね。もうすぐ，お昼ご飯の時間ですよ。
・ご自宅と違い，トイレへの移動などで不自由に感じていることはないですか？

　普段とは違った環境にいるため気持ちが混乱し，落ち着かないと感じていることがあたりまえであることが伝わるように話しかける。また，高齢者は，脳の神経細胞の脱落・萎縮による神経伝達速度の遅延，脳代謝が低下していることにより，話しかけられた言葉を受け取るにも時間を要することがある（図4）。

　話しかけた際は，数秒，"間"をあけ，相手が何らかの反応を示してから次の言葉をかけるように配慮する（図5）。

図4 脳による情報処理

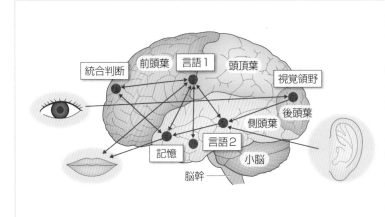

脳による情報処理能力は，イラストで示すように耳から聞こえた情報や目から入った情報を側頭葉にある言語中枢に伝達し，今までに記憶していたものと統合し，反応する。これらの伝達が瞬時で行われるのだが，高齢者は脳の神経細胞の脱落・萎縮による神経伝達速度の遅延，脳代謝が低下していることより反応するのに時間を要することがある。

（http：//home.hiroshima-u.ac.jp/er/Etc_NS.html を一部改変）

図5 "間"をあけるコミュニケーション

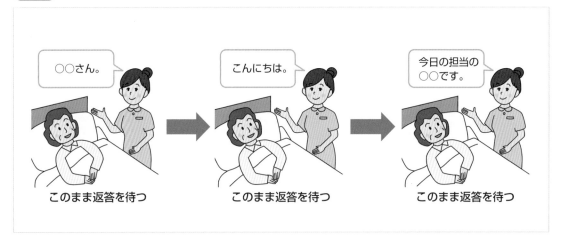

事例からみるセルフケアの実際

　ここまでに述べてきた社会的背景，高齢者の身体的特徴，「普段の生活環境」と「入院時の病床環境」の違いを看護職者は意識して，高齢者が治療と同時にセルフケアを行えるよう支援する。

☑ 事例1：Aさん，80歳代男性

診断名：心不全
家族構成：妻は2年前に死別。長男夫婦と同居。専業主婦の嫁が主介護者。
【入院前のADL状況】

移動：独歩
食事：セッティングすれば自立
排泄：自立
入浴：浴槽をまたぐ際は妻が見守っていた
更衣動作：自立，1階の和室に布団で寝ており，床からの立ち上がりはできていた。
【入院の経過】

　1週間前より，身体のだるさを訴えるようになり，布団で過ごすことが増えてきた。今朝起きると，息苦しさが強くなり，かかりつけ医を受診すると心不全だろうといわれ救急病院を紹介された。検査の結果も心不全と診断され，持続点滴治療，利尿剤の投与，微量の酸素投与を目的とした入院となった。入院当初は利尿剤

の影響で，昼夜問わずトイレが頻繁であり，息苦しさも強かった。そのため，ベッド上で尿瓶を使っての排尿を提案したが，うまく排泄することができなかった。Ａさんと相談し，息苦しさが軽減するまではベッドサイドにポータブルトイレをおいて排泄することになった。病室はナースステーションから見える一番近い部屋であり，Ａさんの行動をそれとなく観察していると，排尿の際に点滴や酸素チューブを気にすることなく動くため，点滴が抜けそうになる状態を何度か看護師は発見していた。今は心不全の治療中で，動くときには疲労感があるのではないか，何かをするときには無理をせずナースコールを押して看護師を呼んでほしいこと，看護師が手伝うことを説明した。するとＡさんは，「自分でできるから大丈夫です」と返答した。

利尿剤投与3日目には，安静にしていれば息苦しさが軽減し，ベッド上で座っている時間が増えてきた。

【Ａさんのアセスメントおよび具体的な関わりーセルフケアを制限しないための環境調整】

Ａさんは元々，歩行は自立していた。入院する1週間前より，寝ていることが多かったため，筋力が低下し動作がゆっくりになったが，何かにつかまり立位になって歩行することはできた。病室の床は平らであり，つかまるところが確保されていれば自分で行動することは可能であると考えられた。しかし，利尿剤の影響で排尿が頻繁であり，動くと息苦しさが出現し，筋力も低下しているため転倒するリスクが高いと判断された。

①入院当日のＡさんの身体状態も考慮した頻尿に対するセルフケア支援

Ａさんにとって，病院は普段の生活と環境が変わり慣れない場所であり，行動する際に戸惑う可能性があると看護師は判断した。自宅では，義娘がさりげなく見守ることでＡさんは自分のペースで行動することができており，あまり人の世話になることを受け入れていない印象をもった。入院時の説明でも「自分でできるから大丈夫です」と話しており，Ａさんの性格も考慮して，できるだけ自立した環境調整を試みた。

Ａさんはトイレが頻繁であり，また尿意を感じるとすぐに排泄がみられること，行動がゆっくりになったことにより，1人で行ったときに間に合わない可能性があった。そこで，Ａさんと相談し，身体の状態が元に戻るまでは，端座位になる側のベッドサイドに，ポータブルトイレをセットすること，利尿剤の影響でどのくらいの時間に排尿がしたくなるのか一緒にタイミングを確認させてもらいたいこと，リズムがつくまでは排尿誘導の声かけをさせてほしいことを提案した。Ａさんは，「申し訳ないけど，頼もうかな」と了解してくれた。実際に，排尿の声かけをすると，「あとは自分でできます」というＡさんの思いを尊重し，声をかけた後は，看護師は退室するようにした。

②入院3日目のＡさんの状態にあわせたセルフケア支援

Ａさんの症状が軽減されてきたため，医師と相談し，持続点滴と酸素投与は中止となり，内服による利尿薬のコントロールとなった。Ａさんは排尿のタイミングも自分でわかるようになってきたため，日中の排尿の声かけは行わず，夜間のみ前日と同じタイミングで声をかけることになった。Ａさんは，「申し訳ないけれど，声をかけてもらえると思うと安心して眠れる」と話した。

③排尿パターンが安定してきた頃のセルフケア支援

Ａさんは，元々の生活が自立していたので，退院に向けて，行動範囲を拡大したほうがよいと考え，Ａさんがよければトイレまでの歩行を開始するか確認した。Ａさんは，トイレは失敗したくないから病院にいる間は今のままの状態がよいと話した。そのため，排尿は現状を維持することとして，それ以外の機会に歩行することを提案した。廊下を歩いてみると，Ａさんは「ずいぶん筋力が落ちちゃったな」と話してい

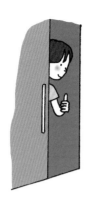
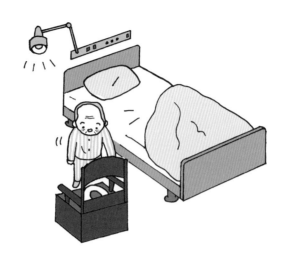

たが，手すりをうまく使って歩くことができていたため，少しずつ体力を戻していくことを伝えた。

④退院が近くなってきた状態へのセルフケア支援

　Aさんは，「退院してからは，夜も自分でトイレに行きたいから」と話したため，看護師は夜間はさりげなく見守ることにした。Aさん

が1人でも戸惑わずに排尿できるように，ポータブルトイレにライトを照らし，認識しやすい工夫をした。その結果，失敗なく夜間もポータブルトイレで排泄することができた。

　自宅では，寝室はトイレの隣にあることと，慣れているから固定されている家具を利用して自分で移動するイメージができるため問題ないと話した。

⬤◯◯

COLUMN　個人にあわせた見守るケア

　Bさん，70歳代後半の男性。70歳になるまでは職人であり仕事をまじめにこなしていた。現在，妻が他界してからは自宅で1人暮らしをしている。近所に長女夫婦がおり，身の回りの世話は長女が行っていた。詳細は不明であるが，数年前に一過性の脳虚血発作で入院したが，その後の日常生活に影響はなく，自宅内の生活は自立していた。今回，長女がBさんの言葉のろれつが回りにくいことに気がつき受診した。診察の結果，脳梗塞と診断され薬物コントロールのため，1週間程度の入院をすることになった。

　Bさんは入院後，食事とトイレ以外はほと

んど目を閉じて臥床していた。入院2日目に看護師は，もともとは自宅で自立した生活をしていた人なのに，今回の入院をきっかけに日常生活動作が低下したら元の生活に戻れなくなってしまうと判断した。Bさんに，廊下を一緒に歩かないか声をかけると，「大丈夫です」と返答し，目を閉じて動かなかった。

　長女に入院前のBさんの生活の様子を確認すると，Bさんは職人気質であり，特別な趣味もなく自分のペースで生活をしていたという。「1人でいるときは何をしているというわけでもなく，テレビもそんなに見ていないみたい。新聞は読んでいるようだけど。仕事

一筋の人でしたからね」と話した。

看護師は，Bさんが入院生活を送るなかで，日常生活動作が低下しないように何かしなければならないと考えたが，長女の話を聞き，無理に廊下での歩行や，何か新しいことを勧めることは違うと判断した。せめて，自宅で読んでいた新聞を手元に置けるように長女に頼むと，「毎日顔を見せるときに持ってきます」と了解が得られた。

翌日，Bさんの部屋を訪室すると，ベッドサイドに端座位で新聞を読んでいるBさんの姿が見られた。看護師が「娘さんが新聞持ってきてくれたんですね」と声をかけると，Bさんは「そうなんだ」と一言ではあるが返答し，何となくうれしそうな表情がうかがえた。その後，訪室する際に何気なくBさんの様子を見ると，病室内の洗面台で歯磨きや髭剃りなどをする姿や，ベッド周りを整理している姿が見られた。オーバーテーブルの上も新聞と眼鏡がきちんと並んで置いてあった。検温の際に看護師が，「いつもきれいにしてくれていてありがとうございます」と伝える

と，Bさんは「家でもしていることだからね」とぽつりとつぶやいた。

Bさんはこのような入院生活を送り，予定通り薬物コントロールができ退院した。

今回，Bさんに行われた看護として特別なことはないかもしれない。しかし，自らのことをあまり語らず，行動も少ない高齢者の場合，看護師は気にもかけないか，何か特別なことをしなければならないと感じてしまうことがある。高齢者のセルフケア支援を考えたときに，その人にあった支援とは何かをアセスメントする際に，さりげなく見守ることも看護であることを認識して関わりたい。

筆者は「見守る」ということを看護師に伝えることが難しいと感じているが，何か特別なことをするだけが看護ではなく，見守ることも看護であること，見守ることも看護であるが，一度確認して，できているから大丈夫と判断し，その後は放っておくのではないことを伝え，その時々の状態を確認し，よい按配で見守ることの大切さを伝えている。

06 高齢者のセルフケア支援に大切なこと

高齢者が入院した際に，看護職者が良かれと思って介助を行うことに対して，安心する人もいれば，遠慮する人もいる。できることは自分で行いたいという思いから，状態よりも無理してしまう人もいれば，できることはやるが無理はせずに他者に頼める人もいる。高齢者の生活に対する考え方や好む環境はさまざまである。それらの個性にあわせられるように，セルフケアの支援をする際の基本を念頭に置きながら，その人自身がどのような入院生活を送りたいのかという情報を取って，入院時の環境を調整しセルフケア支援をすることが重要である。

事例からみる廃用症候群の人のアセスメントとケア

☑ 事例2：Cさん，90歳代男性

診断名：慢性硬膜下血腫

家族構成：長女と同居。長女が主介護者。

入院前のADL状況：

移動：家具や手すりを使用しながら自立歩行

食事：セッティングすれば自立

排泄：自立（夜間は尿取りパット使用）

清潔：週に2回，デイサービスに手入浴

更衣動作：一部介助

寝室：1階のトイレそばの部屋に介護用ベッドを設置。起き上がりはベッド柵を利用して自立。

Cさんは調子が良いときは，自分のペースでシルバーカーを押しながら，家の周囲を散歩していた。

【入院までの経過】

入院3日前から食事を摂らなくなり，活動量も低下した。水分を勧めても，2～3口は飲むがあまり進まなかった。

尿はおむつに排泄し，排便はなかった。かかりつけ医に往診してもらうと慢性硬膜下血腫の可能性が考えられると，急性期病院を紹介された。急性期病院を受診し検査を行った結果，慢性硬膜下血腫と診断され手術目的で入院となった。

【入院後の経過】

術後は活動量が上がらず，摂食嚥下機能に問題はないが，「食べたくない」と食事を摂らなかった。

【Cさんのアセスメントと具体的な関わり】

Cさんは元々食事摂取量が少なかったが，年齢的な影響や活動量も少なかったため，消費エネルギーと摂取エネルギーのバランスは良い状態であった。今回，慢性硬膜下血腫により，脳実質への圧迫がかかり，脳代謝が低下し，食欲も活気も落ちてしまった。ギリギリ良い状態を保っていた身体機能のバランスが崩れ，低栄養と脱水，廃用症候群が起こっていると判断された。

高齢者は，恒常性維持機能である回復力・適応力・予備力・防衛力が低下しているため，短期間で身体機能が低下する。できるだけ早期に身体を健康な状態に戻す必要があると判断した。医師と相談し，術後早期より末梢静脈からの水分の補液に加え，経鼻胃管からの栄養補給を開始した。

Cさんは，90歳代という生理的老化に加え，慢性硬膜下血腫や術後侵襲による病的老化も起こっているため，全身状態を丁寧に観察し，活動

体制を上げていくケアが必要であると判断した。

廃用症候群における危険要因に沿ったセルフケア支援

①意識レベル，運動障害の確認

Cさんは活気がなかったが，話しかけると頷きで応答したり，短い単語で返答したりと意思疎通が図れていることは確認できた。そのため，Cさんが無理をしない程度で廃用性症候群を予防することの必要性を説明すると，理解を得ることができた。Cさんの筋力低下の程度と疲労度や心拍数，呼吸数などから活動耐性の状態を確認し，ベッド上でできる自動運動，他動運動を取り入れ，自ら活動したいと思えるように配慮した。

②チューブ類の影響による活動制限

さまざまなチューブが挿入さていることにより，動きづらさを感じ活動も制限しがちになる。Cさんは，術直後は末梢静脈注射や経鼻胃管の違和感さえないほど活気が落ちていた。その期間は，他動運動で関節拘縮予防を実施した。

しかし，1週間後にCさんは経鼻胃管を自己抜去した。理由を聞くと，「急に邪魔に感じて，我慢ができなかった」と話した。医師と，Cさんの血液データや全身の状態を確認し，栄養状態の指標になるアルブミン値はまだ低値であるが改善傾向に向かっていること，経鼻胃管を抜く元気が戻ってきたと判断し，経口訓練することをCさんに提案した。Cさんは，それまでは経口訓練を拒否していたが，「今ならできそうです」と了解し，飲水を促すとむせずに飲み込むことができた。その時点で，末梢静脈注射も抜去となった。しかし，まだCさんの活動耐性は低下しており，食事の形態や1回の食事量はCさんの様子に合わせ検討し，無理せず食事が摂れるよう配慮した。また，食事動作にも問題はなかったが，疲れてくると食事を摂らなくなるので，Cさんが疲れを感じる前に食事摂取の

介助をした。

③褥瘡のリスク状態の確認

Cさんは，入院3日前よりほぼ寝たきりになっていたため，褥瘡ができやすい状態であったと考え，入院時に骨突出の有無や程度を確認した。仙骨部に発赤がみられたが，それ以外の皮膚障害はなかった。入院時から術直後1週間までは，自力で体位変換も行えなかったため，Cさんに説明し長時間の同一体位による圧迫を防ぐための体位変換を日中は2時間ごと，夜間は寝ている様子を確認しながら3〜4時間ごとにすることを説明した。

④呼吸状態の確認

仰臥位での呼吸は，肋骨に対するベッドの圧迫や横隔膜の挙上により胸郭が狭くなるので，立位時での2倍の努力を要する。また，呼吸筋の萎縮により十分な深呼吸や効果的な咳嗽ができないため気道分泌物の貯留を起こしやすくなるため，呼吸状態を良好に保てるケアが必要であると判断した。

呼吸音，痰の量や性状，自己喀痰の有無や程度を確認し，吸引や体位ドレナージなどを行い肺炎の予防や効果的な呼吸ができるようケアした。効果的な呼吸をすることは活動するうえで重要なことであり，Cさんが入院前と近い状態のセルフケアができるような体力を戻していくことにつながっていく。

⑤排尿・排便の確認

入院前と入院後の排泄状態を比較し，Cさんに必要な排泄に関するセルフケアを検討する。入院後の排泄動作は，トイレまで行けるか，床上で行っていたか，おむつ使用の有無，膀胱留置カテーテル挿入の有無，排便の有無，尿・便の性状や量を確認し排泄の状態がどうであるかを判断する。カテーテルが挿入されていれば，活動の低下を助長するとともに感染のリスクも高まるため，早期に抜去し体力にあわせた排泄動作を検討し実施する。また，排便がみられないときは，飲水の量や腸蠕動運動の状態，排便しやすい環境なのかどうかなども確認していく必要がある。

⑥睡眠状態の確認

睡眠不足は生活リズムの逆転を引き起こすだけでなく，せん妄などの意識障害や，不穏状態を起こすこともある。そのため，患者の安全を確保するという理由で身体的拘束が行われることがある。しかし，身体的拘束は高齢者の活動をますます制限されることにもつながるため，このような状態を予防するためにも睡眠パターンを整えることはセルフケア支援にもつながることを忘れてはならない。

廃用症候群の予防のためのポイント

さまざまな疾患に罹患し入院してきた高齢者は，疾患の程度により治療の内容も変わる。また，入院中は安静が強いられ，高齢者の状態によっては治療を優先するあまり鎮静剤を投与して不動の状態になったり，チューブ類の挿入により活動の制限をきたしたりすることで活動の幅が狭まり，寝たきりの状態が余儀なくなってしまうことがある。そうならないためにも，寝たきりの原因とされる廃用性症候群の予防し，その人にあわせたセルフケアを評価し，セルフケアができるように看護していくことが求められている。

①早期離床を促す

急性期のベッドサイドにおいて，体位変換，運動（自動・他動），良肢位の保持を行うことで褥瘡予防，関節の拘縮・筋萎縮予防となる。座位がとれる状態であれば積極的にベッドの頭部側を上げることや，車いすの乗車を勧める。また，医師と協議し，できるだけチューブ類を抜去し，動きやすい状態をつくる。

②日常生活動作のしやすい環境をつくる

昼間はできるだけ起こし夜間の睡眠を促がす

ことで昼夜逆転を予防し，生活のリズムを整える。また，依存傾向にならないように過度のケアではなく，高齢者の自立への援助をどう進めていくかが大切になってくる。

③活動性を高める

　音楽やテレビにより感覚的な刺激を与え，また，高齢者の訴えを傾聴し，会話をしながらコミュニケーションを図る。さらに，家族の面会を考慮するなどこれらのことを行うことで高齢者の精神的な安定を図り，活動性を高めていく。

　高齢者は，身体的に老化が起こっているので，小さなダメージがきっかけとなって，身体の大きなダメージへとなり，日常生活動作があっという間に低下してしまう。高齢者が自立した日常生活を送るために行うセルフケアを維持するためには，セルフケア動作だけではなく，身体的・心理的・環境的・社会的な要因を把握し，1人ひとりの高齢者にあった環境を整えていくことが重要である。加えて，看護職者が良かれと判断し行っている看護が，必ずしもその人に合っている内容であるのかはわからない。そのため，高齢者が自らの意思で日常生活の送り方を選択できるよう，看護職者が支援することが重要になってくる。

引用文献

1）今後の高齢化の進展〜 2025年の超高齢社会像〜厚生労働省「第1回介護施設等の在り方資料4」
https://www.mhlw.go.jp/shingi/2006/09/dl/s0927-8e.pdf
2）厚生労働省：第28回社会保障審議会資料2　今後の社会保障改革について− 2040年を見据えて−
https://www.mhlw.go.jp/content/12601000/000474989.pdf
3）平成28年度厚生労働白書
https://www.mhlw.go.jp/wp/hakusyo/kousei/16/dl/1-02.pdf
4）厚生労働省：ACP（アドバンス・ケア・プランニング）の愛称を「人生会議」に決定しました
https://www.mhlw.go.jp/stf/newpage_02615.html

参考文献

・正木治恵，真田弘美編：老年看護学技術　最後までその人らしく生きることを支援する，改訂第3版，南江堂，2020.
・本庄恵子総監修：セルフケア支援ガイド，ライフサポート社，2018.
・Dennis C.M., 小野寺杜紀：オレム看護論入門—セルフケア不足看護理論へのアプローチ，医学書院，1999.
・田中久美編著：ナビトレ　新人ナースゆう子と学ぶ高齢者看護のアセスメント，メディカ出版，2012.
・厚生労働省：人づくり革命　基本構想，平成30年6月人生100年時代構想会議資料
http://www.kantei.go.jp/jp/content/000023186.pdf
・平成30年版高齢社会白書
https://www8.cao.go.jp/kourei/whitepaper/w-2018/zenbun/pdf/1s1s_01.pdf
・厚生労働省報道発表資料
https://www.mhlw.go.jp/stf/newpage_02615.html

第5部

セルフケアを捉える観点や
看護モデルを知る

「糖尿病セルフケア能力測定ツール」を支援に活かす

01 糖尿病患者のセルフケア能力に着目した理由

　糖尿病は，食事療法，運動療法，薬物療法が治療の3本柱[1]であり，血糖コントロール状態を良好に保つことができれば，合併症の発症が抑えられる。そのため，治療の3本柱を自己管理で実行することが求められ，自己管理が適切に実行できているかどうかの評価は血糖コントロール状態で評価される。

　さらに"一病息災"ともいわれるように，血糖とともに，血圧，脂質代謝の良好なコントロール状態を保つことができれば，糖尿病の合併症も発症せず，健康な人と変わらない寿命，人生が確保できることにつながる[1]とされ，血糖を中心としたコントロール状態を保つことの意義はますます大きくなる（図1）。

　糖尿病患者にとって血糖値を中心としたデータの改善・維持の重要性は大きいが，それを達成するための自己管理を支援する看護援助の効果は，血糖値を中心とした検査データなどの改善に直接つながらない場合も少なくない。

　少し乱暴な例えだが，インスリン注射をすればすぐ血糖値は低下するが，患者が糖尿病のための自己管理ができるよう知識を提供しても，血糖値はすぐには下がらない。一般的な方法を説明するだけでは，患者が継続して自分の生活のなかで自己管理することは難しく，自分の生活にあった自己管理方法を見つけて，継続できるようになるには，試行錯誤のプロセスを経る場合も多く，一朝一夕には血糖の改善にはつ

図1 糖尿病治療の目標

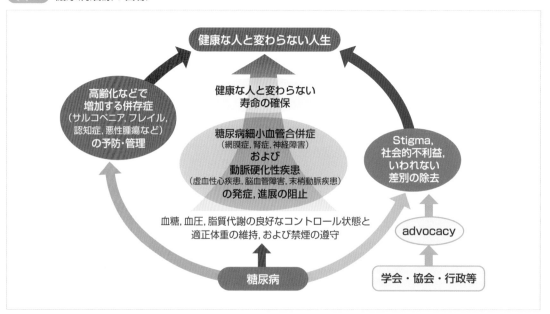

（日本糖尿病学会編・著：糖尿病治療ガイド2020-2021, p.31, 文光堂, 2020.より）

ながらない。

　看護職者が糖尿病の自己管理の方法を説明し，支援するとき，2か月，3か月経っても血糖値が改善せず，なかには，2年，3年経っても血糖コントロールの悪い状態が続く人もいる。看護師は「指導しても効果がない」と感じたり，指導した自身の力不足や無力感を感じてしまうかもしれない。時には，「頑固な人」「やる気のない人」と効果が出ない理由を患者のせいにしたくなることもあるかもしれない。

　血糖値だけで自己管理の評価をしているとこのような状態に陥りやすいため，看護職者の支援の効果を他の視点を含めることで見える化できないかと考えたのが，「糖尿病セルフケア能力測定ツールの開発」に着手した発端である。

　正木が111例の糖尿病患者への援助から導いた糖尿病外来での援助の構造化の研究において，援助の効果は「どの程度患者の血糖コントロール状態が改善したかを客観的に見たいわゆる"結果判定"と，「結果判定とは異なり，むしろその援助課題が達成に向かう変化のプロセス，すなわち，"過程評価"の両方を行っていたことを明らかにしている[2]。セルフケア支援においてはこの両方が重要であり，この"過程評価"の視点を明確にすることが，血糖コントロール状態の改善につながっていない状況であっても，自身の援助の良し悪しを評価し，行った援助が無駄ではないことに気づいたり，また，これまでとは違ったアプローチの方法を見つけ出したりすることにつながる。

　米国では，AADE（American Association of Diabetes Educators）を中心に，評価の視点として，血糖値などの身体的データだけではなく，行動（behaviors）をアウトカム指標として捉えるために"AADE 7 Self-Care Behaviors"を提唱し[3][4]，Health Eating（健康的な食事），Being Active（アクティブであること），Monitoring（モニタリング），Taking Medication（薬物療法），Problem Solving（問題解決），Healthy Coping（健康的な対処），Reducing Risks（リスクの軽減）の7つをあげている。これはとてもわかりやすく，糖尿病患者が健康的に生活するために重要な行動変容のポイントが包括されている。

　しかし，支援の過程評価としては，行動変容につながる患者の内面の変化に着目することも重要であるため，セルフケアを実行するための内在する力，すなわちセルフケア能力に着目し，過程評価に役立てるものとしたいと考えた。

　そして，過程評価を行いやすくするために，糖尿病患者にセルフケア能力を問う質問紙を作成し，回答結果を数値化してセルフケア能力を見える化する方法としてセルフケア能力測定ツールの開発を行うこととした。

　ここではセルフケアを「個人の価値－信条を反映する意思決定に基づき，患者－医療者関係を含む社会関係に媒介されていとなまれ，その過程に試行錯誤を含み，Well-beingに貢献する活動[5]，セルフケア能力を「セルフケアとして個人が自分自身及び環境を調整する意図的な行動を遂行する能力」と定義した。

02　「糖尿病セルフケア能力測定ツール」開発のプロセス

　糖尿病セルフケア能力測定ツールの開発は図2のような段階を経て進めた。

　第1段階では，糖尿病患者の看護効果測定ツールの開発に向けて，まず，糖尿病患者のセルフケア能力の要素を抽出する必要がある。その要素の抽出は，看護援助や面接を通して行わ

れた質的研究において糖尿病患者のセルフケアの内容が詳細に記載されている千葉大学大学院看護学研究科の修士論文・博士論文より抽出できるのではないかと考えた。

　これらの論文から抽出した「看護師が捉えたセルフケア能力」の内容は合計1,186コードあ

図2 糖尿病患者セルフケア能力測定ツール開発のプロセス

第1段階	看護実践の質的分析による糖尿病患者セルフケア能力の要素の抽出[6)
第2段階	セルフケア能力測定ツール（試案）の使用による内容妥当性と実用可能性の検討[7)
第3段階	統計分析によるセルフケア能力測定ツールの妥当性・信頼性の検討[8)
第4段階	セルフケア能力測定ツールの短縮版の妥当性・信頼性の検証[9)
第5段階	パス解析によるセルフケア能力測定ツールと身体自己認知力の再検討[10)

った。これらを集約して明らかになったセルフケア能力の要素が，【知識獲得力】【ストレス対処力】【サポート活用力】【身体自己認知力】【自己管理の原動力】【応用・調整力】【モニタリング力】【病気とともに自分らしく生きる力】である。研究を進める過程で表現が変更になったり，2つの内容が統合されて1つになった要素もあるが，現時点ではこの8要素となっている。（それぞれの内容については第1部5章を参照）

第2段階では，第1段階の結果と先行研究の内容との照合，専門家会議による修正を経て，セルフケア能力測定ツールの試案を作成し，実際に糖尿病患者に援助を行いながら使用することで，内容妥当性と実用可能性の検討を行った。

第3段階では，第2段階で看護援助での活用ができそうだという手ごたえを得，さらに実際使用してみた結果をもとに修正した。そして，368名の糖尿病患者に修正したセルフケア能力

測定ツール（77項目）を実施してもらい，統計的な妥当性・信頼性の検証を行った。その結果，セルフケア能力測定ツールは【身体自己認知力】が削除され7因子54項目となった。

第4段階では，第3段階で妥当性・信頼性を検証した測定ツールが54項目と項目数が多いため，実践現場では活用しづらいと考え，各項目が5項目ずつの35項目の短縮版を作成した。

第3段階で削除された【身体自己認知力】は，自覚症状の少ない糖尿病をもつ患者が自己管理を自分のこととして遂行していくには重要な能力と考えており，ここで完成とすることに躊躇した。そこで，セルフケア能力の他の因子と「身体自己認知力」の関係性をパス解析でもう一度検討したのが，第5段階の研究である。この研究結果より【身体自己認知力】の重要性を確認できたとして，現在セルフケア能力測定ツールは8因子40項目として完成させている。

03 「糖尿病セルフケア能力測定ツール」の活用

8因子40項目のセルフケア能力測定ツールは235～239ページの通りである。各項目について0～5の6段階で患者に自己評価してもらい，それを因子ごとに合計したものをレーダーチャートで示せる形となっている。

第1部5章で説明したように，それぞれのセ

ルフケア能力の要素にはさまざまな内容が含まれているので，40項目ですべてが把握できるわけでない。しかし，量的な調査のプロセスを経て，多くの人に該当する代表的な項目が抽出されているため，項目の内容や得点を手がかりに，これまでははっきりしなかった患者のセル

フケア能力を捉える1つの手段として活用してもらえればと思う。

その意味において、「〇点以上あればよい」といった基準は存在しない。他の項目より低い得点となっている項目についてどうしてそのように自己評価するのかを聞いてみたり，以前との比較で，点数が変化した項目についてその理由を尋ねることで，その人のセルフケア能力やセルフケアについての思いを確認できる。

実際に活用した際には，「ツールを活用することが対話の機会となった」「患者と看護職者の両方がセルフケア状況を確認できた」「患者は自分の考えが整理できた」「セルフケアを振り返る機会となった」など，ツールの有用性についての意見があった。

点数でのセルフケアの見える化は看護職者が評価しやすいだけでなく，患者にとっても自分の強みや能力アップを確認できる機会にもなる。しかし，数値だけにとらわれてしまうのは決して得策とはいえない。結果を患者と一緒に確かめ，どうしてそう思うのか，具体的にどういう状況かを尋ねることを通して，患者の本当の姿を捉えることが可能になることを忘れてはならない。

このツールはあくまでも患者の自己評価によるものであり，時には他者から見たセルフケア能力の評価とずれることもあるだろう。

例えば，医療者から見ればまだ糖尿病のための自己管理に対する知識が不足していると捉えている人が，【知識獲得力】の「食事量と血糖値の関係を知っている」「糖尿病の合併症を知っている」などについて5点と満点をつけていることもある。実際とずれているかもしれないが，本人が「自分は糖尿病の知識がある」と思っていることを知るのは看護援助を行う上で重要な意味をもつ。自分は「知識がある」と思っている人は，医療者からあれこれ説明されるとうんざりするかもしれない。また，「知識がないと思われたくない」のかもしれない。医療者との評価・認識のずれが確認できることで，どのような配慮を行いながら，支援を行っていくべきかを検討することにつながる。

また，1回目より2回目のほうが得点が低下した患者にその理由を聞いたところ，「いいとこ見せたかったのかもしれない」と答えたことがある。患者が正直に回答できるには，医療者に結果を批判されることがなく，自分の思いを安心して表出できる関係性が必要なのである。

この測定ツールは，患者が看護職者と対話しながら回答してよいと考えている。しかし，その場合，医療者の評価（他者評価）を患者に押しつけてはいけない。自己客観視を促したり，自己評価のための指標を説明するなど，患者が適切な自己評価ができるよう支援する立ち位置が重要である。

04 「糖尿病患者セルフケア能力測定ツール[短縮版]」活用の実際

ツールを活用した事例の経過と結果

☑ 事例：Ａさん，30歳代，女性

糖尿病罹患期間：6年前に2型糖尿病と診断される

職業：サービス業

家族歴：母親が糖尿病

介入時期：Ｘ年11月〜Ｘ＋1年2月

身体状況：身長167.5 cm，体重84.8 kg，HbA1c 7.1 %

治療：

食事療法：インターネット等の情報を活用して調理

運動療法：あまり具体的な運動は実践できていない

薬物療法：ビグアナイド薬1000 mg，DPP-4阻害薬50 mg，SGLT2阻害薬50 mg

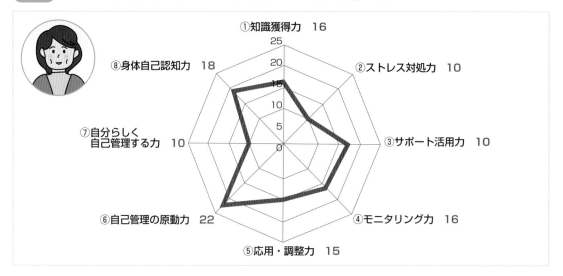

図3 Aさんの糖尿病患者セルフケア能力測定ツール【短縮版】の結果

①知識獲得力　16
②ストレス対処力　10
③サポート活用力　10
④モニタリング力　16
⑤応用・調整力　15
⑥自己管理の原動力　22
⑦自分らしく自己管理する力　10
⑧身体自己認知力　18

【事例の経過】

6年前に2型糖尿病と診断され，通院中のX年8月にHbA1c 7％台で経過，尿ケトン体が陽性という状況から，極端な生活習慣があるのではないかとAさんに確認。Aさんは「特に生活習慣を変えたことはありません，心当たりはありません」という反応だった。

外来カンファレンスのなかで，「Aさんの生活習慣を確認したときの反応から，Aさんは生活習慣を確認されることで自己管理について責められないように構えてしまっているのではないか。介入方法を工夫してみよう」という意見が出た。

この時期に，「糖尿病患者セルフケア能力測定ツール［短縮版］」についての情報を得たため，カンファレンスで外来スタッフに紹介した。「活用してみよう」という意見が多くあり，11月の受診の際に試してみることになった。

以降の関わりについて説明する（図3，表1，図4参照）。

11月の受診時，Aさんには，「糖尿病患者セルフケア能力測定ツール［短縮版］」について，「患者さんの得意なところとか苦手なところがわかりやすいので一度試してみませんか」と声をかけてみたところ，「やってみます」との反応があり，それぞれの項目を読みながら説明し，記入して

もらった。Aさんの時間的都合を考え，それぞれの項目の結果は以降の受診時に伝えることとした。

【結果】

記入時にAさんは，「今，生活が一番ダメです」と，生活習慣の状況を言葉で表現することができた。また，「先生から尿ケトン体が陽性だと言われましたが，どうしてなのかな」と質問があったため，極端な食事療法が影響している可能性があることを伝えた。尿検査の結果の話から，SGLT2阻害薬の効果の指導につなげ，さらにDPP-4阻害薬，ビグアナイド薬の効果についても指導すると，「そういう薬だったんですね」という反応だった。

「糖尿病患者セルフケア能力測定ツール［短縮版］」を活用して面談したことで，医療者側がAさんの自己管理を評価するだけでなく，Aさん自身に自己管理の状況を振り返ってもらい，自己評価する時間をつくることができた。また，Aさんの疑問に対して答える形で指導を行うことができた。

12月の受診時には，前回実施した「糖尿病患者セルフケア能力測定ツール［短縮版］」の結果，【⑥自己管理の原動力】が22点で一番高く，【⑦自分らしく自己管理する力】が10点であったことを伝え，セルフケア能力の高い部分と低い部

表1 Aさんの反応と看護師の対応と考え

	Aさんの反応	看護師の対応	看護師の考え
11月	低炭水化物の料理をネットで見つけてやってみましたけど，ダメです。 今，生活が一番ダメになっています。本当にダメです。 先生からも尿ケトン体のことは言われましたが，どうしてなのかなって思っていました。	食事を工夫されていたんですね。でも，少し頑張りすぎて疲れてしまったのではないですか。それが生活習慣や体調の崩れにつながったのかもしれませんね。尿ケトン体も陽性になっていましたので，ちょっと極端な炭水化物制限になっていたのかもしれませんね。	「糖尿病患者セルフケア能力測定ツール「短縮版」」を活用して介入したことでAさんが自分の生活習慣を振り返り，自分の状態を言葉にすることができたと思う。 Aさんからの尿ケトン体の疑問については，極端な食事が原因の可能性があることを説明できた。 面談の機会を設けたことで処方されている薬剤の種類，効果についてAさんと再確認することができた。
12月	6番が22点，7番は10点だったんですね。今までいろいろ試してみましたが，なかなかうまくいかなかったんです。前回は，生活が本当に底辺だったと思います。でも，尿ケトン体のこととか自分の薬のこととか聞くことができて，スッキリしました。原因がわかったので，うまくできそうな気がします。極端に炭水化物を制限するのはやめました。	【自分らしく自己管理する力】のところは10点でしたが，【自己管理の原動力】の項目は22点と高かったですよ。 今回は，HbA1cも尿ケトン体も改善していますね。前回から体調や生活習慣が落ち着いたんですね。	Aさんのセルフケアの状態が数値化され，点数の高い項目，得意なところの共有ができたと思う。 点数の低いところは，知識不足の支援ができたことで前向きになってくれたように思う。
1月	今はモチベーションも上がり，ストレスの感じ方も意欲も変化しています。 低炭水化物に偏っていたから，鶏肉とか野菜とか使ってメニューを工夫しています。血糖値も伴っていてうれしいです。	HbA1cも尿ケトン体も改善していますね。 食事の工夫や体調も落ち着いていますね。 「ストレス対処力」の項目が低かったのですが，いかがですか？	尿ケトン体が陰性になり，極端な炭水化物制限を認識できたと思う。生活改善と血糖コントロールの改善についても共有できてストレスの感じ方も変わってきたのだと思う。
2月	食事療法はうまく調整しながら続けられています。運動はなかなかうまくできていないです。今は，階段昇降を意識的に行うようにしています。	運動は，具体的に時間や内容を決めたほうが続けやすいですよ。階段昇降を行う時間を決めてみてはどうですか？	さらに，生活改善を進めたいという反応が出てきている。

分について共有した。Aさんは前回までの自己管理を自己評価し，指導を受けたことを活かしながら今後の自己管理の考えを言葉で表現できていた。

　翌年1月の受診時では，【②ストレス対処力】が10点であったことを伝えると，モチベーションが上がりストレスの感じ方も変化してきているという反応であった。食事療法の実施が血糖コントロール改善にともなっていることを自覚できていた。

　2月の受診時は，食事療法の継続とともに運動療法も開始できるようになっており，HbA1cは6％台で尿ケトン体も陰性となった。「糖尿病患者セルフケア能力測定ツール[短縮版]」を活用して関わった後，Aさんは生活習慣を確認することに対して構えるような反応がなくなった。

図4 AさんのHbA1cと尿ケトン体の推移

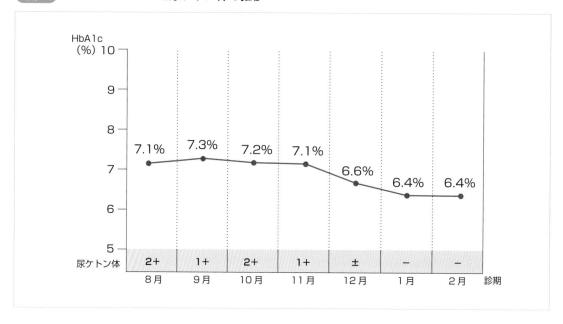

05 「糖尿病患者セルフケア能力測定ツール［短縮版］」へのQ&A

Q 【⑧身体自己認知力】の「自分の身体に何が必要かいつも自分の身体に聞いている」の項目で，患者さんから『どういう意味』という反応があったときの対応を教えてください。

A 「自分の身体に何が必要かいつも自分の身体に聞いている」は少し抽象的でわかりにくかったかもしれません。「わかりにくい表現ですよね」と言って，少し具体例を説明してみていただいてもよいと思います。糖尿病の自己管理で「食べ過ぎた」からダメではなく，「食べ過ぎた」ことに身体はどう反応しているか，身体の変化・感覚に注意を向けて，「やっぱり食後に喉が渇いたな」とか，「翌日の血糖値が下がりきってなかったな」などから，「食べ過ぎると自分にとって身体に悪影響を及ぼしている」とわかるなど，「身体の声を聞く」ということをどの程度意識しているかを聞いてみてください。今まで考えたことなかった人ではすぐに思い当たらないかもしれませんが，問われて思いを巡らせる機会が身体に関心を向ける機会にもなりますので，思い巡らせている患者さんの様子を見守って，患者さんの発言を待ってみてください。

　糖尿病の自己管理に関係するものだけでなく，「しなければならないことに振り回されて，自分の身体を省みていないなあ」「緊張で手が冷たくなっているなあ」なども大事な身体の声を聞こうとしている患者さんの姿です。こうした反応も大事に，患者さんとの対話をしてもらえればと思います。

Q 【①知識獲得力】について，血糖コントロール状況や医療者から見てあまり知識が多くない患者さんに活用した際，「5点 とてもそう思う」が多かった場合の対応はどうしたらよいですか？（予測していなかった回答への対応に戸惑いを感じました）

A 得点はあくまで自己評価です。それがこのスケールの限界ともいえますが，その患者さんがどう考えているかを知ることができる利点でもあります。医療者は，医療者の評価と患者さんの評価に，「乖離がある」ことを認識することができます。このことを認識することはとても重要です。医療者は知識が不足していると思っているかもしれませんが，「自分は知識がある」と思っている患者さんに一方的に知識提供しても，関心をもって聞いてもらうことは難しいでしょう。人によっては無理やり知識を提供しようとする医療者を不快に思う人もいるでしょう。

　なぜこの患者さんは自分に知識があると思っているのでしょうか？　教育入院で勉強したから大丈夫と思っているのかもしれません。また，長年医療者から血糖値が高いと言われ続けてきて，これ以上いろいろ言われるのが嫌と思っているのかもしれません。医療者の評価をさしはさまず，医療者の感情を乗せずに，穏やかに，「その得点をつけた理由を教えてください」と率直に尋ねることから始めてみるのもよいでしょう。

　また，なぜ医療者は知識がないと思ったのでしょうか？　血糖コントロールが悪いから，知識がないと決めつけていないでしょうか？　患者さんの自己評価と医療者の評価に乖離があるのは，医療者の評価が適切でない場合もあります。医療者自身の評価の根拠を確かめてみることも重要です。

　また，あくまで得点は自己評価ですが，医療者との評価の乖離を放置してよいというものではありません。患者さんが適切に自分の状況を評価できていないのではないかと医療者が判断したときは，医療者の評価を押しつけるのではなく，患者さんが適切な自己評価ができるよう支援していくことが必要になります。糖尿病教室に参加して，改めて自分の知識が不足していたことに気がつく人もいますので，患者さんとの対話や実践の振り返りを通して，患者さん自身がそのことに気づき，適切な自己評価ができるよう支援することが求められます。

Q 【③サポート活用力】の項目で，ほとんどの回答が0点だった場合の対応はどうしたらよいですか？

A ほとんど「0点」の人への対応ですが，まず「自分がしてほしいと思う支援は得られている」の項目で「0」の人は，「何か支援をしてほしいと思っている」ということなので，一緒に支援を検討できると思います。ただ，他の項目がほぼ0点で，この項目が5点の人は，今以上の支援が必要と思っていないということになるので，1人で頑張りすぎてないかな？　といったところから，支援を得たいと思ってもらえるような支援から始める必要があると思います。

　他の項目では，「相談したいと思った（いざという）時に，疑問や気がかり，悩みなどを相談できる人がいる」が「0」なら，相談したいことはどんなことかを聞いてみるところから支援を始めるのも1つかもしれません。

　「自己管理が続けられるよう励ましてくれる人がいる」や「相談したいと思った（いざという）時に，疑問や気がかり，悩みなどを相談できる人がいる」は，外来に来られたときに挨拶程度でも声をかけて相談しやすい関係をつくったり，外来に来たときだけでも自己管理が続けられている

ことを励ます存在に看護職者がなることもできるのではないかと思います。

　高齢者が増加し，独居の人も増えるなか，本人が困っていてもよいサポートが見つけられないことも多々あると思います。看護職者だけで頑張らず，多職種連携が必要ですし，また，自分の施設の以外の人との連携を創意工夫することがこれからますます重要になっていくと思います。

　自己評価の得点だけで決めつけず，どんな状況かを対話のなかで教えていただくことが重要です。対話をするなかで，そういえばこんな支援をしてもらっていたと，本人が気がつくこともあります。また，「先日娘さんが来られたときに○○とおっしゃっておられましたが，それについてはどう思われますか」など，客観的な事実を伝えることで，周りのサポートに本人が気づくこともあります。

　医療者の評価を押しつけることは適切ではありませんが，生活状況や検査データ，以前からの変化など，客観的な事実を共有しながら患者さん本人が幅広い視点から自身の状況を適切に自己評価できるよう支援することも大切です。

※次ページ以降に掲載している「糖尿病患者セルフケア能力測定ツール［短縮版］」は，ホームページ（https://www.idsca-nurse.com/application.html#link02）よりダウンロードできます。また，あわせて，糖尿病患者セルフケア支援ツール活用プロジェクトのホームページ（https://www.idsca-nurse.com/）につきましても，ご参照いただければ幸いです。

実施日：　　　　年　　　月　　　日

No.		お名前	

糖尿病患者セルフケア能力測定ツール
［短縮版］

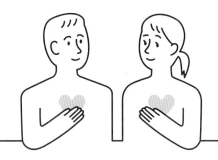

- ・これは、糖尿病患者さんのセルフケアに必要な能力について、支援する看護師と共に振り返り、今後にいかすための測定用紙です。

- ・どのような能力の側面に「自分の強み」、「十分に発揮されていない能力」、「今後のばしたい能力」があるか確認できます。

- ・能力は変化します。一定期間経てから、再度、行ってみると、どのように変化したのかを確認することができます。

- ・自分自身のことはあらためて考えないこともあります。看護師と共に振り返り、考えてみる機会にお使いください。

5
セルフケアを捉える観点や看護モデルを知る

以下について、<u>最近2週間</u>のご自分の状況で「0：全くそう思わない」〜「5：とてもそう思う」までの6段階であてはまる番号を1つだけ選び、○をつけてください。

★質問の中に「自己管理」という言葉が使われています。「自己管理」とは身体を良い状態に保つために、食事や運動や薬など自分で気をつけていくことを意味しています。

①知識獲得力　　　　　　　　　　　　　　合計点：

	質問項目	全くそう思わない					とてもそう思う
1	食事量と血糖値の関係を知っている	0	1	2	3	4	5
2	運動量と血糖値の関係を知っている	0	1	2	3	4	5
3	糖尿病の合併症を知っている	0	1	2	3	4	5
4	症状がなくても血糖値は高い可能性があるのを知っている	0	1	2	3	4	5
5	風邪などの体調不良が血糖値に影響するのを知っている	0	1	2	3	4	5

②ストレス対処力　　※右下の○で囲った数字で計算を行ってください　　合計点：

	質問項目	全くそう思わない					とてもそう思う
6	糖尿病を良い状態に保とうといつも張り詰めた気持ちでいる	0 ⑤	1 ④	2 ③	3 ②	4 ①	5 ⓪
7	糖尿病のことを考えると夜も眠れない	0 ⑤	1 ④	2 ③	3 ②	4 ①	5 ⓪
8	ゆううつな気分になることが多い	0 ⑤	1 ④	2 ③	3 ②	4 ①	5 ⓪
9	周りの人からの支援がストレスだ	0 ⑤	1 ④	2 ③	3 ②	4 ①	5 ⓪
10	ストレスが生じた時にそれに対処できる	0	1	2	3	4	5

③サポート活用力

合計点:

	質問項目	全くそう 思わない					とても そう思う
11	自己管理が続けられるよう励ましてくれる人がいる	0	1	2	3	4	5
12	相談したいと思った(いざという)時に、疑問や気がかり、悩みなどを相談できる人がいる	0	1	2	3	4	5
13	健康を保つ上で必要なことのうち、自分にできないことを代わりに行ってくれる人がいる	0	1	2	3	4	5
14	身体の具合が悪いとき(低血糖など)にいち早く気がついてくれる人がいる	0	1	2	3	4	5
15	自分がしてほしいと思う支援は得られている	0	1	2	3	4	5

④モニタリング力

合計点:

	質問項目	全くそう 思わない					とても そう思う
16	自己管理の効果を実感している	0	1	2	3	4	5
17	身体の調子や食事、活動状況から判断したことを血糖値で確かめる	0	1	2	3	4	5
18	身体の調子や食事、活動状況から判断したことを後から思い起こして正しいかどうか考える	0	1	2	3	4	5
19	血糖値が高くなりそうかどうか予測できる	0	1	2	3	4	5
20	低血糖になりそうかどうか予測できる (インスリンなど薬剤を使用してない場合は '0' に〇を付けてください)	0	1	2	3	4	5

⑤応用・調整力

合計点:

	質問項目	全くそう 思わない					とても そう思う
21	生活の実際(1日の過ごし方や活動状況など)を具体的に思い描くことができる	0	1	2	3	4	5
22	自分の生活スタイルに合わせて自己管理を工夫してみる	0	1	2	3	4	5
23	生活状況の変化に合わせて、自己管理を調整することができる(忙しい時、特別な行事の時、急な用が入った時、接待の時など)	0	1	2	3	4	5
24	自分の病状の程度や進行具合を理解している	0	1	2	3	4	5
25	自分の状態(身体・心・生活)を冷静に見つめるようにしている	0	1	2	3	4	5

5

セルフケアを捉える観点や看護モデルを知る

⑥自己管理の原動力　　合計点：

	質問項目	全く 思わない そう					とても そう思う
26	糖尿病に関心がある	0	1	2	3	4	5
27	自己管理をしようと思う理由がある	0	1	2	3	4	5
28	自己管理することが自分の望む生活の実現につながる	0	1	2	3	4	5
29	医療者に自分の自己管理や生活状況について話している	0	1	2	3	4	5
30	必要なサポートを受けつつよりよい自己管理を行っていきたい （サポートを受けたくない人は、'0' に〇を付けてください）	0	1	2	3	4	5

⑦自分らしく自己管理する力　　合計点：

	質問項目	全く 思わない そう					とても そう思う
31	自己管理にゆとりをもって取り組めている（無我夢中で自己管理 していた状態から少し気（や手）を抜いて自己管理をやれるよう になったというような状況を意味しています）	0	1	2	3	4	5
32	自己管理をやっていけそうだと思う	0	1	2	3	4	5
33	これまでの経験から自己管理に自信がもてる	0	1	2	3	4	5
34	自己管理に楽しみや喜びを感じる	0	1	2	3	4	5
35	人生や生活に楽しみや生きがいを感じる	0	1	2	3	4	5

⑧身体自己認知力　　合計点：

	質問項目	全く 思わない そう					とても そう思う
1	自己管理が自分にとって欠かせないものであると思う	0	1	2	3	4	5
2	自分の身体に何が必要かいつも自分の身体に聞いている	0	1	2	3	4	5
3	自分に生じた症状がどんな意味をもつかが分かる	0	1	2	3	4	5
4	糖尿病の重大性や危険性をひしひしと感じている	0	1	2	3	4	5
5	自分の身体の調子を整えるために気をつけていることがある	0	1	2	3	4	5

糖尿病患者セルフケア能力測定ツール

結果集計用紙

要素	区切りの合計点
①知識獲得力	
②ストレス対処力	
③サポート活用力	
④モニタリング力	
⑤応用・調整力	
⑥自己管理の原動力	
⑦自分らしく自己管理する力	
⑧身体自己認知力	

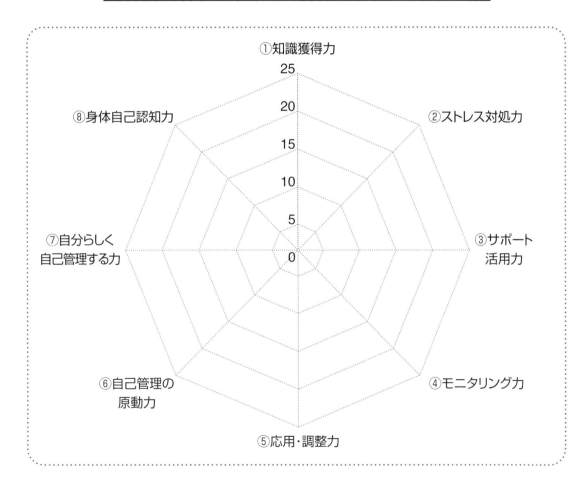

引用文献

1）日本糖尿病学会編・著：糖尿病治療ガイド2020-2021，p.28，文光堂，2020.

2）正木治恵監：糖尿病看護の実践知　事例からの学びを共有するために，p.59，医学書院，2007.

3）Mulcahy, K., Maryniuk, M., Peeples, M., Peyrot, M., Tomky, D., Weaver, T., Yarborough, P. : Technical review. Diabetes self-management education core outcomes measures. Diabetes Educator, 29（5），pp.768-784, 2003.

4）American Association of Diabetes Educators :An Effective Model of Diabetes Care and Education: Revising the AADE7 Self-Care Behaviors® The Diabetes Educator, Volume: 46 issue: 2, page（s），pp.139-160，2020
First Published January 12, 2020 Research Article
Find in PubMed
https://doi.org/10.1177/0145721719894903

5）中西睦子，兼松百合子，小野鶴子，雨宮悦子，井部俊子，平野かよ子，正木治恵，石原逸子，志自岐康子：慢性病患者のセルフケア行動と看護の役割に関する研究，昭和63～平成元年度文部省科学研究費補助金（総合研究A）研究成果報告書　課題番号53304057, 1990.

6）清水安子，黒田久美子，内海香子，正木治恵：糖尿病患者のセルフケア能力の要素の抽出　看護効果測定ツールの開発に向けて，千葉看護学会会誌，11（2），pp.23-30, 2005.

http://mitizane.ll.chiba-u.jp/metadb/up/assist1/n-0262.pdf

7）清水安子，黒田久美子，内海香子，森小律恵，麻生佳愛，村角直子，正木治恵：糖尿病患者のセルフケア能力測定ツールの開発　試用結果に基づいた修正の試み，日本糖尿病教育・看護学会誌，13（2），pp.146-157, 2009.

8）清水安子，内海香子，麻生佳愛，村角直子，黒田久美子，瀬戸奈津子，正木治恵，石井秀宗：糖尿病セルフケア能力測定ツール（修正版）の信頼性・妥当性の検討，日本糖尿病教育・看護学会誌，15（2），pp.118-127, 2011.

9）Miyawaki, Y., Shimizu, Y., Uchiumi, K., Asou, K., Murakado, N., Kuroda, K., Masaki, H., Seto, N., Ishii, H. : Reliability and Validity of a Shortened Version of an Instrument for Diabetes Self-Care Agency, Journal of Nursing Measurement, 3（2），pp.326-335, 2015.

10）Waki, S., Shimizu, Y., Uchiumi, K., Asou, K., Murakado, N., Kuroda, K., Masaki, H., Seto, N., Ishii, H. : Study on the structural model of self-care agency in patients with diabetes: A path analysis of the Instrument of Diabetes Self-Care Agency and body self-awareness, 1, Japan Journal of Nursing Science, 3（4），pp.478-486, 2016.
http://onlinelibrary.wiley.com/doi/10.1111/jjns.12127/abstract;jsessionid=D337FEE88735119F2E3C994B3FA12D69.f04t03

「慢性心不全患者のセルフケア理論」と「生活の再構築をするプロセス」から支援を考える

01 国内の心不全患者の現状

国内の心不全患者数は，増加の一途をたどっている。1年間で約30万人が心不全加療を目的に入院し，その数は1年間に1万人のペースで増加している。また心不全患者数全体としては100万人以上いると推計されており，2030年には130万以上まで増加するといわれている。さらに，入院した心不全患者の約半数が6か月以内に再入院へ至っているという現状があり，新たな治療薬の開発やデバイスの進歩により心不全患者の死亡率は低下傾向にあるものの，再入院率の著明な改善はなく，心不全増悪による再入院をいかにして抑制するか，ということが心不全患者と関わる医療従事者にとって重要な課題の1つとしてあげられる（図1）。

02 心不全増悪の原因

心不全が増悪し，再入院へ至る原因はさまざまあり，医学的な要因から生活習慣に関わる生活・患者要因まで多岐にわたる（表1）。例えば，医学的要因には，感染症や不整脈など，医療者が管理すべきものが含まれる一方で，塩分・水分の過剰摂取，過労など心不全患者の意識や行動で修正可能なものがあげられる。さらに，再入院に至る原因の多くが，塩分・水分の過剰摂取や過労，ストレスなど，生活様式の修正や患者の認識次第で予防可能なものが多くを占めており，入院中から退院後まで切れ目なく適切な支援を提供する必要がある。

03 在宅で生活する慢性心不全患者に対してセルフケア支援を行う目的・意義

心不全増悪の要因の多くが生活習慣に関係するものであるということは，看護職者による支援によって予防または改善することができる可能性を十分に有しているということである。海外をはじめ，看護職者の介入によって心不全患者のセルフケア行動の修正につながることが，これまでの研究で明らかにされている[1][2][3]。さらに，看護職者による介入の結果，セルフケア行動の修正のみならず，再入院の抑制や入院日数の短縮，心不全診療にかかる医療費の削減，健康関連QOLの維持向上，予後改善につながる可能性が示唆されており，心不全患者のセルフケア支援に向けた看護職者の関わりは，患者と医療者の双方にとって意義のあることといえる。

5
セルフケアを捉える観点や看護モデルを知る

図1 心不全入院患者数の推移

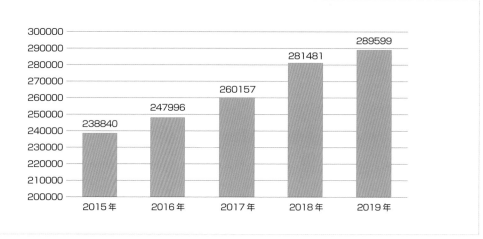

（JCS2019年診療実態調査を参考に作成）

表1 心不全の主な増悪因子

医学的要因	感染症（特に肺炎やインフルエンザなど） 不整脈	貧血 腎機能低下　など
生活・患者要因	内服コンプライアンスの低下 水分・塩分の過剰摂取 アルコール・カフェインの過剰摂取 ストレス（心理的・身体的）	体重増加（肥満） 喫煙 不眠 過労　など

04 慢性心不全に関するセルフケアの理論

　心不全患者のセルフケア理論が発表されており，多くの慢性心不全患者の研究に使用されてきた。この理論において，セルフケアは，3つに分けられ，セルフケア改善のための直接的な介入の内容が提示されている[4)5)]（図2）。

セルフケアの維持

　治療アドヒアランスと健康的な行動（薬の内服，運動，塩分制限食に従うなど），身体・心理的な安定を維持するために行動を継続すること。患者自身が決めた生活習慣や医療従事者から勧められた内容が含まれ，生活スタイル（禁煙，健康的な食事，ストレスへの対処など）と関係する。

モニタリング（症状認知）

　症状や心不全徴候の変化を自分で観察することで，身体の感覚と意味の解釈を区別することを含み，体重の増減を定期的に観察することが含まれる。特に症状認知には，身体に聞く，症状観察，認識，解釈，症状のラベル化があり，症状や心不全徴候を早期に知覚し，重症度の理解があれば，状態が進行する前に適切な行動が行われる。「セルフケアの維持」と「マネジメント」を結ぶ。

マネジメント

　症状や心不全徴候が生じたときの患者の反応，行動が必要な場合に意思決定をするための

図2 慢性心不全患者のセルフケアのプロセスと影響因子

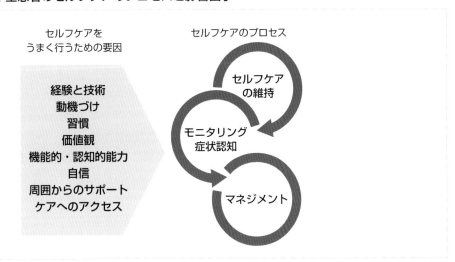

（Jaarsma, T., Cameron, J., Riegel, B., et al.: Factors Related to Self-Care in Heart Failure Patients According to the Middle-Range Theory of Self-Care of Chronic Illness: a Literature Update. Curr Heart Fail Rep, 14（2）, pp.71-77, 2017., Riegel, B., Dickson, V.V., Faulkner, K.M.: The Situation-Specific Theory of Heart Failure Self-Care: Revised and Updated. The Journal Of Cardiovascular Nursing, 31（3）, pp.226-235, 2016. を参考に作成）

評価をすることである。必要な場合，医療者へ相談し，治療の修正を依頼することも含まれる。

3つの構造に内在するプロセス

　これら3つの構造に内在するプロセスとして，意思決定と内省，熟考があり，セルフケアには不可欠な要素である。内省と熟考は，知識獲得と結びついており，理にかなったセルフケアを行うには，患者が自分の状態に必要とされるセルフケアの知識を有し，収集した情報の意味についての考えがあった上でセルフケアを行い，心不全の増悪徴候や症状が正常でない場合に何をすべきかについてよい決定をする必要がある。十分なセルフケアの状態に到達するためには，患者は動機づけられ，医療従事者からそれを目的とした教育を受け，うまく情報検索を行い，選択肢の熟考ができるようになる必要がある。

05 心不全のセルフケアをうまく行うための要因〜自然主義的意思決定〜

　慢性心不全患者が，前述のようなセルフケアを行うにあたって，彼らは実行をする，またはしないという意思決定を日々行っており，自然主義的意思決定の理論が影響している。自然主義的意思決定とは，実生活で個人がどのように決定しているのか説明するのに役立ち，日々の生活で直面する決定に関する内容であり，人同士の相互作用，課題，場所，環境によって影響を受けることである。

　心不全のセルフケアに関する決定は日々行われており，自然主義的意思決定は，セルフケアのプロセスの各段階で使用されている。例えば，薬を飲むのか，どんな食事を食べるのか，生理学的な安定を維持するための行動，症状観察と認知を通して悪化する心不全を区別することを促す行動を決めなければならない。そして，セルフケアに関する意思決定に影響する要因がいくつか明らかにされており，以下の8つの影響要因について解説する。

経験と技術

　知識を獲得することに加え，心不全とともに生活していくことを計画する技術，目標を設定し，意思決定をする必要がある。経験は，セルフケア技術の向上に強く寄与するものであり，十分な経験と技術を得るために，心不全患者はセルフケア行動に関する助言を理解する必要があり，健康情報を理解する必要もある。心不全のセルフケアの技術とは，生活のなかで時間とともに発展し，自らの生活のなかにどのようにフィットさせるか学ぶこと，症状をうまくマネジメントする経験を得ることである。

動機づけ

　心不全のセルフケアには，自主性の維持が重要である。動機づけは，セルフケア行動の内的と外的な役割を担っている。例えば，運動に関するセルフケア行動は，内的と外的な意欲の両方が重要であるが，内的な意欲（喜びや固有の満足のための行動）は，外的な意欲（他者から勧められて行う行動）よりも心不全患者にとっては，より頻度の高いきっかけとなる。患者が明らかな利益を理解している場合，より動機づけられる可能性がある。セルフケアを実行する短期的な利益としては，症状の軽減やQOLの改善がある。長期的な利益としては，より将来的な健康増進である。

　また，個人の感情（目標，楽しみ，健康でいること）や生活習慣（健康的な生活様式や経済状況の維持）に関する価値観によってセルフケアの動機づけがされる可能性もある。　また，他者との付き合いに基づく社会から得られる利益や社会的責任によっても動機づけられることがある。

習慣

　習慣や日々の決まった行動は，セルフケアに強く影響を与える。過去の経験から学ぶこと

は，患者とその家族に心不全のセルフケアを日常生活に取り入れることを可能にする。しかし，ある患者は習慣をつくることや生活にセルフケアを組み込むことが困難なこともある。医療者から助言を受けた場合でさえも，知識を生活や習慣に取り入れることができない可能性がある。心不全を管理しようとすることは，症状悪化の臨床指標というよりは，どのように患者が"感じている"かに基づいているようである。

　また行動経済学は，習慣をうまく修正するために使われる比較的新しいアプローチである。例えば，患者に小さくて頻回な報酬を与え，それは内服アドヒアランスのような彼らにとって有益となるものである。このようなタイプの介入は，コントロールよりは行動に報いるため，より効果的になり得る。

価値観

　患者の価値観は，心不全のセルフケアに大いに影響を与える。患者は意思決定をする際に，優先する，または制限された価値観に基づいて行っていることが明らかにされている。人付き合いに基づいた価値観によって動機づけられ，それは社会から受ける恩恵や社会的責任に関係している。さらに，治療に対する信念，たとえば内服の必要性や疾患が重大な結果を及ぼすことは，セルフケアに影響する。

機能的・認知的能力

　セルフケア行動をするために，患者はある基準に基づくこと，健康的な食事を選ぶこと，医療者と連絡を取ることなど，機能的/認知的な能力をもつ必要がある。認知機能障害，不安，抑うつはセルフケアの能力や関心を低下させる。軽度の認知機能障害と心不全のセルフケア不足が関係するというエビデンスが増えている。

自信

　セルフケアへの自信は，セルフケアに影響を与える重要な要因である。また家族や介護者に，より自信があることは，心不全患者がセルフケアを行う上で役に立つことも明らかにされている。さらに，患者と家族の自信の程度は，患者が報告する関係性の質と良いメンタルヘルスにも関係する。抑うつ，精神的ウェルビーイング，セルフエフィカシーは，よいセルフケアと関連しており，精神面の支援もあわせて行い，自信の向上につなげることがよいセルフケアにつながるのである。

周囲からのサポート

　家族や友人は，患者がセルフケアを行う支援で重要な役割を担っている。社会ネットワーク，社会的支援，場，財源，財政能力，仕事，サポートグループなどが心不全のセルフケアに影響を与える。実際的で積極的な支援。社会

支援が抑うつ，セルフケア行動に影響を与え，患者の社会的問題の解決が，セルフケア行動にも影響する。

　どのような支援が最良であるかはまだ議論の余地があるが，家族員の多くが患者と生活し，あらゆる側面の支援を提供することができるため，家族員をすべてのセルフケア支援に関与することが重要である。

ケアへのアクセス

　ほとんどのセルフケアは，患者と家族により自宅で行われるが，時折，ケアを得るための医療システムへアクセスした後の程度にも影響を受ける。定期的な看護職者の訪問や専門家へのアクセスのしやすさが重要である。地方に住む患者は，アクセスの問題を抱えており，そのような患者はセルフケア行動が少ないことが指摘されており，不十分な知識，自信の低さ，退院後のセルフケア行動不足と関連する。

06 慢性心不全患者が生活の再構築をするプロセス

　慢性心不全患者に対してセルフケア支援を行うにあたり，実際に慢性心不全患者が，どのように心不全を抱えながらも症状増悪や再入院に至らないようにセルフケアを獲得しているのか，心不全患者の生活の視点から理解する必要がある。

　具体的には，心不全発症および心不全増悪の経験，入院や生活をするなかで得た知識，日常生活のなかで生じる動作困難やさまざまな制限を感じることを通して，心不全の状態にあわせた生活行動や対応方法を体得している。さらに生活や病状が安定していくなかで，患者自身の価値観や長年の生活習慣を維持しながら，心不全が増悪しない行動もとり，両者のバランスを維持することで，生活の再構築をするプロセスである[6]。心不全の発症から生活を再構築する

までには，①心不全の経験と認識，②心不全による生活への影響，③心不全にあわせた生活修正，④今までの生活と症状悪化予防とのバランスの維持の4の段階がある（図3）。

心不全の経験と認識

　発症時や心不全増悪時の経験，入院中の出来事や医療者，家族等との関わりを通して自覚症状が心不全と関係していることを認識する。心不全患者自身が，良かれと思い実施している運動が過負荷となることや，過度の飲酒といった不摂生を続けていたことが心不全増悪の誘因となることを再入院した経験から学ぶことも含まれる。

図3 慢性心不全患者が生活の再構築をするプロセス

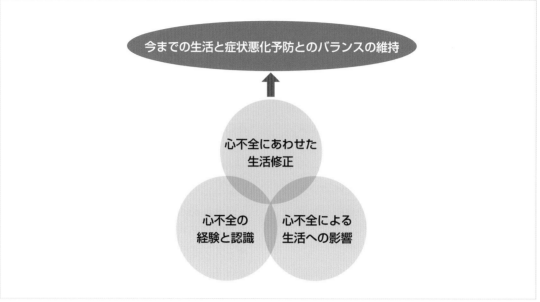

(Sano, M., Majima, T.: Self-management of congestive heart failure among elderly men in Japan. Int J Nurs Pract, 24 Suppl 1, e12653, 2018. を一部改変)

心不全による生活への影響

　生活する上では，避けることのできない心不全症状に直面する。退院後の自宅での生活では，身の回りのことを自分で行わなければならず，靴下を履く，洗濯物を干すといった，生活する上で必要な行為にともない出現する息切れや呼吸困難感に直面することや，仕事で必要な作業，他人との付き合い上，避けられない会食などを通して日常生活行動と心不全症状が密接に結びついていることに直面する。

心不全にあわせた生活修正

　自宅での生活を続けていくなかで，息切れや呼吸苦のような心不全症状が生じる行動の程度を生活のなかで掴み，体位の調整によって苦痛の軽減を図ることや，休息をとりながら行動し，呼吸苦が持続しないように配慮することで，症状出現を抑えるようにする。他者に依頼できることは依頼し，症状出現の可能性のある行動の回避も行う。身体で感じたことを基準として限界を判断し，作業を中断することや，体調

にあわせて無理せず仕事をすることを通して，自覚症状が出現しないように無理のない活動範囲の設定をする。

今までの生活と症状悪化予防とのバランスの維持

　心不全患者の多くが，心不全が悪化しないように生活を制限する一方で，病気のためだけに生きていくのではなく，仕事や社会生活の継続といった生きがいとなることを大事にしていきたい思いももっている。そのため，心不全症状が出現しないように，どのように運動や趣味を継続していくか見極めをしている。

　心不全患者が価値を置く社会的役割や趣味活動を維持するためには，自分のエネルギーを適切に配分することが重要となる。仕事や地域での活動を続けていく場合，避けられない付き合いや不規則な勤務形態もある。そのようななかでも，円滑な関係を維持しつつ心不全増悪を回避するために，心負荷を軽減するために他者の理解を得ることを行う，飲み会で他者に酒を勧められないように意思表示をして過度な飲酒

を控える，症状出現時は仕事中に休憩する必要があることを理解してもらうために病状説明をするといった，人的環境の調整を行う。

また，ストレスを溜めることが不整脈を誘発することや，心臓に悪影響を及ぼすと考える場合もあり，心負荷がかかる行為であるが，スト レス軽減を優先するため，価値観や欲求に従った行動をとることがある。しかし，これまでの生活のなかで見極めてきた症状悪化の限界を体感で理解していれば，症状悪化に傾かない範囲内で価値観を優先することができると判断する。

07 心不全患者が在宅で生活していくために必要なセルフケア支援のアセスメントの視点

これまで示してきたセルフケアの理論や心不全患者のセルフマネジメントのプロセスを前提に，心不全患者のセルフケア支援をするにあたって，必要なアセスメント視点を導くことができる。それには，患者の生活背景・環境・価値観といった個別に応じた状況のアセスメントを行い，看護支援を実践していく必要がある。以下に，アセスメント項目と具体例を示す。

心不全に関する認識の
アセスメント

心不全増悪や再入院を回避するためには，生活様式の修正だけでなく，心不全の体験や，医療従事者，家族といった他者からの言葉を，心不全患者自身が自らのこととして捉えることが必要である。なぜなら，心不全増悪による再入院の半数以上が，セルフケアの改善により予防可能であり，心不全の経験や知識が蓄積され，心不全の増悪徴候に気づくことができるように なるためである。

主なアセスメントの視点は，心不全患者自身が，①個々の心不全発症時や増悪時の体験をどのように捉えているのか，②心不全増悪につながる原因をどのように捉えているのか，である（表2）。また状況に応じて，どこからどのように心不全に関する情報を収集しているのかといった情報源にも着目し，病気に関する正しい知識を得ることができるように情報提供をすることも必要となる。

セルフモニタリング能力，
環境のアセスメント

体重測定や浮腫の確認など，セルフモニタリングを定期的に実行している心不全患者は半数未満といわれており，実行できている場合でも，加齢や併存疾患による影響と考え，様子を見るなど，実際の症状と患者の認識の不一致により治療開始が遅れることがある。また，症状があ

表2 心不全に関する認識のアセスメント

アセスメント項目	具体例
個々の心不全発症時，心不全増悪の体験の内容	自身の心不全発症時の症状をどのように認識しているか？
	自身が心不全増悪したときの状況をどのように認識しているか？（例：夜間就寝中に，階段の昇り降りの後，トイレの後等）
心不全増悪につながる原因	心不全増悪（過負荷）につながる行動をどのように認識しているか？（例：激しい運動をする，急に動く，長距離移動をともなう旅行，努責，過度に熱い湯船での入浴等）
	心不全増悪につながる生活習慣をどのように認識しているか？（例：過度な飲酒，喫煙，水分・塩分の過剰摂取について）

5
セルフケアを捉える観点や看護モデルを知る

るのに我慢することで重症化してしまうケースや，救急搬送され集中治療が必要な状態にまで悪化するケースでは，入院の長期やその後のQOLや予後に影響するといわれている。そのため，セルフモニタリングを継続すること，正しく観察し判断することが重要であり，観察した内容をどう評価して行動へつなげていくかを支援していくことが重要である。

主なアセスメントの視点は，①セルフモニタリング行動と②セルフモニタリング環境をアセスメントすることであり（表3），心不全患者自身が症状変化に気づく，セルフモニタリング行動を継続することができるように，個々に応じた支援を行うための糸口を見つけることが重要となる。

個々の生活スタイルのアセスメント

適切な運動や趣味などの生活習慣の継続や就労，社会活動への参加は，症状悪化予防やQOLの維持向上に不可欠であり，心不全患者ごとの身体機能や生活環境を考慮した身体活動や生活行動の是正や必要となる。

それらのアセスメントをする前に，心不全患者がどの程度動くことができるのか，どのような活動をするとつらくなるのか，症状が出現するのかを評価する必要がある。その際，身体活動能力質問票（SAS）を使用することで，おおよその運動強度（METs）を推定することができる（表4）。

次に，どのようなことに価値を置いているのか，長年の生活習慣，役割として何をしなければいけないのかといった，①個々の生活スタイルのアセスメント（表5）を行う。同時に，それらの行動や活動を行うにあたり，修正できることや予防的に対処できることなど適切な支援方法を検討するために，②生活環境のアセスメント（表6）を行う。表5と表6に個々の生活スタイルと生活環境のアセスメント項目と具体例を示した。

まとめ

本項では，慢性心不全患者のセルフケアの理論と実際を概観し，それに基づきセルフケア支援に必要なアセスメント視点を示した。慢性心不全患者のセルフケア支援をするにあたり，セルフケア行動の獲得に向けた教育的な指導が必要な場合もあるが，まず患者の生活や思い，環境に目を向けてほしい。そのような視点から，患者自身の認識の変化や行動の変化につながる糸口がおのずと浮き彫りになってくるからである。また，患者の個性もそれぞれあるため，生活習慣の修正が困難な場合も多々あると思われる。そのような場合でも，生活環境や生活背景に目を向け，患者の周りの環境に働きかけることで，心臓の負担になりにくい環境に調整することができたり，結果的にセルフケア行動の変化がもたらされる可能性もある。

表3 セルフモニタリング能力，環境のアセスメント

アセスメント項目	具体例
セルフモニタリング行動	定期的な体重測定，血圧測定を行っているか？
	心不全徴候の観察を行っているか？ （心不全増悪徴候：浮腫，倦怠感，息切れ，食思不振，臥床時の呼吸苦，湿性咳嗽，尿量減少など）
セルフモニタリング環境	体重計，血圧測定器はあるか？
	心不全手帳など経過を記録するものは持っているか？
	測定忘れがないようにどのような工夫をしているか？

表4 身体活動能力質問票 specific activity scale（SAS）

	以下の項目について質問し，「はい」または「つらい」のいずれかで回答してもらう。「つらい」という答えがはじめてあらわれた項目の運動量（METsの値）が，症状が出現する最小運動量の指標として用いる。	
1	夜，楽に眠れますか？	1MET以下
2	横になっていると楽ですか？	1MET以下
3	一人で食事や洗面ができますか？	1.6METs
4	トイレは一人で楽にできますか？	2METs
5	着替えが一人でできますか？	2METs
6	炊事や掃除ができますか？	2〜3METs
7	自分で布団を敷けますか？	2〜3METs
8	ぞうきんがけはできますか？	3〜4METs
9	シャワーを浴びても平気ですか？	3〜4METs
10	ラジオ体操をしても平気ですか？	3〜4METs
11	健康な人と同じ速度で平地を100〜200m歩いても平気ですか？	3〜4METs
12	庭いじり（軽い草むしりなど）をしても平気ですか？	4METs
13	一人で風呂に入れますか？	4〜5METs
14	健康な人と同じ速度で2階まで昇っても平気ですか？	5〜6METs
15	軽い農作業（庭堀りなど）はできますか？	5〜7METs
16	平地で急いで200m歩いても平気ですか？	6〜7METs
17	雪かきはできますか？	6〜7METs
18	テニス（または卓球）をしても平気ですか？	6〜7METs
19	ジョギング（時速8km程度）を300〜400mしても平気ですか？	7〜8METs
20	水泳をしても平気ですか？	7〜8METs
21	なわとびをしても平気ですか？	8METs以上

（Sasayama S, Asanoi H, Ishizaka S, Miyagi K. Evaluation of functional capacity of patients with congestive heart failure.In：Yasuda H, Kawaguchi H（eds.）, New aspects in the treatment of failing heart syndrome. Springer-Verlag, Tokyo.1992. pp113-117.より）

　本項で示した視点は，在宅の看護職者のみならず，入院中に心不全患者と関わることのある看護職者で，心不全患者の退院支援やセルフケア支援に困難感をもっている看護職者でも参考になる内容である。入院中から在宅移行後まで，シームレスな看護支援の提供につなげるため，病院や在宅を問わず，心不全患者と関わるあらゆる看護職者に参考してほしい。

引用文献

1 ）Pinchera, B., Dellolacono, D., Lawless, C.A.: Best Practices for Patient Self-Management: Implications for Nurse Educators, Patient Educators, and Program Developers. Journal Of Continuing Education In Nursing, 49（9）, pp.432-440, 2018.

2 ）Köberich, S., Lohrmann, C., Mittag, O., et al.: Effects of a hospital-based education programme on self-care behaviour, care dependency and quality of life in patients with heart failure - a randomised controlled trial. Journal of Clinical Nursing, 24（11/12）, pp.1643-1655, 2015.

3 ）Tung, H.H., Lin C.Y., Chen, K.Y., et al.: Self-management intervention to improve self-care and quality of life in heart failure patients. Congest Heart Fail, 19（4）, E9-e16, 2013.

表5 個々の生活スタイルのアセスメント

アセスメント項目	具体例
長年の生活習慣 個人の生きがいや目標	どのような家事を行っているのか？
	長年の趣味や嗜好はあるか？
	定期的に行っている運動などはあるか？ （例：散歩の頻度，距離，症状など）
	仕事の有無，職務内容は？ （職場の理解度や職務内容の変更などは可能か？）
	社会活動への参加や近所付き合いはあるのか？
	旅行など，比較的長期に渡り自宅を離れる活動はあるか？
	旅行などに行く際には，長時間の歩行や活動が想定されるか？
	社会活動への参加や旅行の際に，心負荷のかかるような活動や行動は想定されるか？ （例：長時間の徒歩での移動，特に塩分が過剰な食事内容など）

表6 生活環境のアセスメント

アセスメント項目	具体例
居住環境	居住スペースの場所はどこかにあるのか？ （寝室の場所，日中過ごす場所）
	寝室や日中過ごす場所，トイレまでの導線は？
	寝具や手すりなどの仕様は？
	手の届く範囲に菓子類や調味料が置いていないか？　など
生活範囲	外出や旅行などの自宅外に行く機会はあるか？
	買い物などで外出する場合の移動手段は何か？
	買い物などに徒歩で行く場合，その距離や時間はどうか？ 道中に急な坂道などはないか？

4）Jaarsma, T., Cameron, J., Riegel, B., et al.: Factors Related to Self-Care in Heart Failure Patients According to the Middle-Range Theory of Self-Care of Chronic Illness: a Literature Update. Curr Heart Fail Rep, 14（2），pp.71-77, 2017.

5）Riegel, B., Dickson, V.V., Faulkner, K.M.: The Situation-Specific Theory of Heart Failure Self-Care: Revised and Updated. The Journal Of Cardiovascular Nursing, 31（3），pp.226-235, 2016.

6）Sano, M., Majima, T.: Self-management of congestive heart failure among elderly men in Japan. Int J Nurs Pract, 24 Suppl 1, e12653, 2018.

参考文献

・日本循環器学会：急性・慢性心不全診療ガイドライン（2017年改訂版）（オンライン） https://www. j-circ.or.jp/old/guideline/pdf/ JCS2017_tsutsui_h.pdf.

3 「ミシェルの病気の不確かさ理論」から胆道閉鎖症をもつ思春期・青年期患者・家族への支援を考える

思春期・青年期は，自立と依存の狭間，親・家族からの自立への過渡期であり，セルフケアも大きく変化する。この時期の健康管理は，患者主体で実行されることが望ましいが，これまでの患者と家族の歩み，現在の家族の関わりにも注目する必要がある。また，今回紹介する胆道閉鎖症をもつ患者については，肝胆道系疾患に特有の，症状の曖昧さと予後予測の難しさがセルフケアに与える影響を理解することが，セルフケア支援において不可欠である。

本章では，胆道閉鎖症をもつ思春期・青年期患者と家族への看護から，まず，療養生活の特徴を解説する。次に，疾患の曖昧さや可能性による「不確かさ」を理解し，セルフケアの準備状況のアセスメントに役立てることができる「ミシェルの病気の不確かさ理論」のモデルを紹介し，最後に，事例を用いてアセスメントの視点を解説する。

COLUMN 胆道閉鎖症とは

胆道閉鎖症は，新生児期〜乳児期早期に発症する代表的な小児外科疾患である。何らかの原因により，胆道の内腔が閉塞し胆汁が肝臓のなかにうっ滞することで，黄疸や灰白色便などの症状が出現する。さらに病態が進行すると，胆汁うっ滞によって肝組織が破壊されて肝硬変が起こるため，早期の診断・治療が必須である。胆道の閉塞部位によって予後が異なり，病型分類がされている（図1）。

胆道閉鎖症の治療には，胆管または肝門部空腸吻合術（葛西手術）と肝移植がある。葛西手術（図2）は，胆管閉塞部を取り除いて胆汁が空腸内に流出するように吻合する方法で，世界的にも胆道閉鎖症の標準的な根治的治療として用いられている。

しかし，葛西手術後も，胆管炎や門脈圧亢進症などの術後続発症の出現，病態が進行することで肝硬変になる可能性があり，肝移植が必要になる。そのため，胆道閉鎖症は，生涯にわたる健康管理が必要となる疾患である。

図1 胆道閉鎖症の病型分類

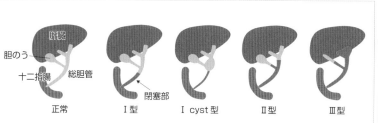

日本胆道閉鎖症研究会ホームページより（https://jbas.net/biliary-atresia/）

図2 葛西手術

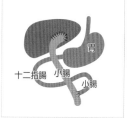

日本胆道閉鎖症研究会ホームページより（https://jbas.net/biliary-atresia/）

胆道閉鎖症をもつ思春期・青年期患者のセルフケアとの出会い

「この薬, 効いているか効いてないかわかんないから, 別にいいんだよね」

これが, 小児外科外来に定期受診で来ていた, 20歳の胆道閉鎖症をもつ患者のセルフケアについての, 筆者にとって衝撃的な一言である。その患者は, 内服や運動制限の指示を守り, 社会人として活躍しているように見えた。まして, 病状が悪化すれば肝移植の可能性すらある胆道閉鎖症であることを知っている患者である。それにもかかわらず, ただ内服を継続するという行動に対して, 忘れたり, 飲みたくないときは, 「別にいい」と考えていた。思い返せば, 「ただ内服を継続する行動」と捉えていたこと自体, 筆者のセルフケアに対する理解も未熟だった。また, 胆道閉鎖症であること, 肝移植の可能性を知っていることが, セルフケアにつながる理解や関心だったのか, 将来に待ち受ける可能性が, 逆に関心を失わせていたかも知れない。

このような曖昧さや可能性と, セルフケアの関連に着目したのが, 胆道閉鎖症をもつ患者と家族への看護について考え始めたきっかけである。曖昧さや可能性によって生まれる「不確かさ」は, 多くの慢性疾患をもつ患者に共通する特徴なので, 本章の内容は, 同じような特性の疾患をもつ患者や同じ発達の段階にある患者のセルフケア支援を考える際の手がかりにしていただきたい。

胆道閉鎖症をもつ思春期・青年期患者と家族が抱える問題

胆道閉鎖症をもつ患者については, 生後間もなくから, 幼少期までに注目が集まる。しかし, 生涯にわたる健康管理, 患者自身のセルフケアが重要な疾患であり, 慢性疾患として支援を考

える必要がある。思春期・青年期患者と家族については, 臨床の現場でもあまり注意が払われてこなかったように思う。思春期・青年期は, 症状の曖昧さや肝移植の可能性など, これまで家族が背負ってきた問題に, 患者自身が気づき, 自分の生活や将来について考え始める時期である。自分の生活や将来について関心をもちながら健康管理を実行する, すなわち, セルフケアが最も重要になるのが思春期・青年期であり, 看護がその役割を発揮する時期でもある。また, 家族も, 将来待ち受ける不安とつきあいながら, 健康管理を患者にゆだねていくという役割の変化が求められる。家族支援なくして, 胆道閉鎖症をもつ思春期・青年期患者のセルフケア支援は成立しない。

本章での思春期・青年期患者は, 10歳代前半から20歳代の患者を指す。やや幅の広い発達段階だが, セルフケアの確立をプロセスで捉えること, 長期的な支援が必要な現状から, 包括的に考えていく。病状によるが, 疾患をもちながら普通学級に通う中学・高校生から, 社会人になるまでをイメージしてほしい。

また, 家族は主な養育者であり, 生体肝移植のドナー候補者として治療の当事者になる可能性をもつ, 父親または母親を想定しているため, 文中では「親」とも表記する。

①胆道閉鎖症をもつ患者のライフコース

胆道閉鎖症をもつ患者のライフコースは, 病状経過と治療によって図3のように分類される[1]。思春期・青年期患者は, 左下の「長期的な葛西手術の成功」に該当する。

②思春期・青年期患者の身体・心理・社会的問題

思春期・青年期は, 胆道閉鎖症の病状が比較的安定する時期である。一方, 葛西手術後も黄疸消失が得られず経過している患者や, 種々の続発症に悩みながら生活する患者も存在する。

図3 胆道閉鎖症患者の治療の概況とライフコース

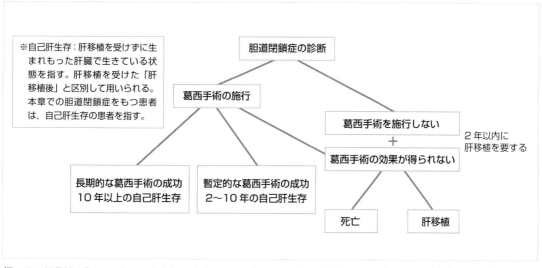

※自己肝生存：肝移植を受けずに生まれもった肝臓で生きている状態を指す。肝移植を受けた「肝移植後」と区別して用いられる。本章での胆道閉鎖症をもつ患者は，自己肝生存の患者を指す。

胆道閉鎖症の診断

葛西手術の施行

葛西手術を施行しない
＋
葛西手術の効果が得られない

2年以内に肝移植を要する

長期的な葛西手術の成功
10年以上の自己肝生存

暫定的な葛西手術の成功
2〜10年の自己肝生存

死亡

肝移植

(Tessier, M.E.M.：Beyond the Pediatric end-stage liver disease system：Solutions for infants with biliary atresia requiring liver transplant, 2014. をもとに作成)

表1 胆道閉鎖症の主な続発症

- 胆管炎
- 門脈圧亢進症
- 食道・胃静脈瘤，異所性静脈瘤
- 脾腫，脾機能亢進症
- 肺血流異常（肝肺症候群，門脈肺高血圧）

胆道閉鎖症の代表な続発症を表1に示した。続発症の存在は，患者の苦痛はもちろん，肝移植の可能性を高める。また，肝機能障害が中等度以上の場合，第二次性徴の遅れや未発現によって低身長，低体重などの成長障害が現れることもある。

続発症や成長障害は，身体的な問題にとどまらず，心理・社会的問題に発展する。特に，外見に影響する身体問題（黄疸や低身長など）がある場合，他者と自分を無用に比較し，自尊感情や自己同一性の確立にも影響する。思春期・青年期は，飲酒や喫煙，夜更しをともなう遊び，薬物など，さまざまな誘惑に晒される年代でもある。同年代の友人との違いに劣等感を感じてきた患者が，少しでも友人と同じでありたいという思いから，このような誘いを断れない例も実在する。

また，青年期に至っても入退院を繰り返す患者や運動制限が必要な患者では，医療費の負担や，就労できる職業が限定される等，社会的問題を抱える。さらに，女性患者の場合，今後，妊娠・出産が可能なのかと漠然とした不安を抱きながら，具体的な相談に踏み切れていない場合もある。

③胆道閉鎖症をもつ患者と肝移植の概況

胆道閉鎖症をもつ患者の生存率と自己肝生存率（肝移植を受けず生存する割合）を図4に示した[2]。20年生存率は86.4%，自己肝生存率は42.5%である。つまり，これまでの統計に基づくと，20歳を迎えるまでに1割強の人が亡くなり，残り約半数の人に肝移植が必要となるということである。

肝移植は，脳死ドナーから移植する脳死肝移植，健康なドナーから肝臓の一部を移植する生体肝移植の2つに分けられる。小児への肝移植は，生体肝移植が主流の状況で，ドナーの続柄は，母親または父親がおよそ95%を占める[3]（図5）。

このような状況は，胆道閉鎖症をもつ患者に，「いつか自分も肝移植が必要になるかも」，親からすれば，子どもが胆道閉鎖症と診断されたことで，「いつかは自分がドナーになるかも知れ

セルフケアを捉える観点や看護モデルを知る

図4 胆道閉鎖症患者の生存率と自己肝生存率

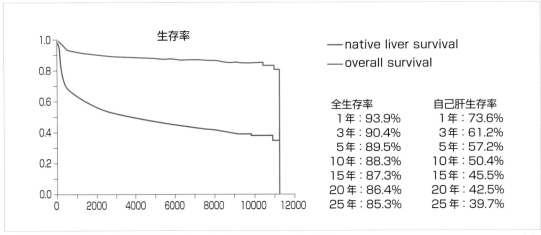

（日本胆道閉鎖症研究会・胆道閉鎖症全国登録事務局：胆道閉鎖症全国登録2018年集計結果，日本小児外科学会雑誌，56（2），pp.219-225, 2020.より）

図5 小児生体肝移植ドナーの続柄

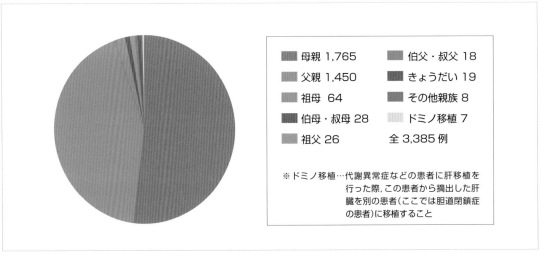

（日本肝移植学会：肝移植症例登録報告，移植，55（3），pp.245-260, 2020.より作成）

○●○

COLUMN 生体肝移植に対する親の心理的負担

　胆道閉鎖症をもつ患者の親は，生体肝移植についてさまざまな考えをもち，ときに心理的な負担を抱えている。親族から「親だから，ドナーになるのがあたりまえ」というプレッシャーをかけられ，子どもの病状の深刻さと相まって抑うつ状態になる親や，肝移植に移行する患者の割合を知り，「いずれ移植が必要であれば，負担が少ない（年齢が若い）うちに肝移植を行いたい」と考える親も少なくない。

　ただし，健康な人（ドナー）にメスを入れることは，医療倫理の面からも慎重に判断される必要がある。

ない」と考えさせるのに十分である。

セルフケアに影響する胆道閉鎖症をもつ思春期・青年期患者と家族の療養生活の特徴

　胆道閉鎖症をもつ思春期・青年期患者と家族の療養生活について，セルフケアに影響する特徴を整理する。

①自覚できる症状が乏しく，疾患のある生活に関心をもちにくい

　発症・手術から十数年が経過した思春期・青年期の患者では，胆管炎などの急性的な続発症を除けば，胆道閉鎖症による症状は日常的にはほとんどない。そのため，自分が疾患をもっていることを実感する機会が少なく，「なんとなく病院にきて，薬を飲んでいる」という曖昧な認識にとどまっていたり，「胆道閉鎖症である」ことを知識として知っていても，疾患のある生活を自分の問題としては自覚せず，関心をもてていない場合がある。

②特別な療養行動が少なく，セルフケアの成果が実感しにくい

　胆道閉鎖症をもつ患者の療養行動は，利胆薬の内服，病状にあわせた運動制限で，効果を実感できるものは少ない。肝臓への負担を減らし，続発症を予防するには，過度な疲労や睡眠不足を避けること，バランスの良い栄養摂取など，生活そのものを整えることが基本になる。しかし，続発症で最も頻度が高い胆管炎は，契機なく発症することもあり，完全に予防する手段がない。そのため，セルフケアを続けてきた患者ほど，「意味がなかったのかも」と突然の発症に困惑する。また，療養行動を実行しない場合でも，必ずしも体調に変化が現れないために，「意外と大丈夫」と誤った認識が形成され，セルフケアの必要性に迫られることなく，生活できてしまう可能性がある。

③セルフケア・健康管理の主体が誰か，親子の間で迷いが生じやすい

　思春期・青年期は，親から物理的にも心理的にも離れる時期である。しかし，疾患がある場合，幼少期から親が健康管理を継続してきた経過があり，患者が主体になるタイミングが難しい。中高校生でも，診察で医師と話すのは親であったり，親が健康管理の主体であり続ける場合がある。特に胆道閉鎖症をもつ患者では，先に述べた2つの特徴から，幼少期から継続してきた親が主体のスタイルを変更できない場合がある。そのような状況が続くと，患者がセルフケアを実行する意思が揺らいだり，自分にはその力がないと誤解してしまうことさえある。小児期医療から成人期医療への移り変わりを支え，健康管理の主体を親（保護者）から患者自身に移していく，移行支援（トランジション）が注目され始めている。胆道閉鎖症をもつ思春期・青年期患者においても，患者と親双方の今後のために必要不可欠な視点である。

④肝移植の可能性が常につきまとう

　すでに述べたように，胆道閉鎖症は，肝移植が必要になる可能性が高い疾患である。思春期・青年期患者は，医師や親からその可能性を知らされるほか，テレビやインターネットなどのマスメディアの情報にも晒され，いたずらに不安を煽られる。過度な不安から，生活や自分の将来に対して投げやりな考えになり，セルフケアに関心をもつことが妨げられることがある。

　生体肝移植の臓器提供は，日本移植学会倫理指針（平成27年10月改定）に示される通り，「提供は本人の自発的な意思によって行われるべきもの」[4]である。しかし，現状では，コラムに掲載した「生体肝移植に対する親の心理的負担」が生じやすい状況にある。親が，生体肝移植の可能性という不確かな情報に適切に対処できないと，思春期・青年期でも親が主体になって健康管理を厳密に行おうとするなど，患者のセルフケアに影響する可能性がある。

胆道閉鎖症をもつ思春期・青年期患者のセルフケア

　胆道閉鎖症をもつ患者の療養行動は，例えば糖尿病患者のインスリン注射のように，特別な手技が必要であったり，効果が実感できるものがない。だからこそ，自らの生活を調整し整えていくというセルフケアが重要となる[5]。

　しかし，症状や体調の変化，あるいはセルフケアの成果を実感できないため，生活を整えるというセルフケアを継続する意味を見失いやすい。また，生体肝移植の可能性を含む将来の不安は，セルフケアに関心をもつこと，親から患者へ健康管理の主体が移ることにも影響する。

　このような曖昧さや将来待ち受けている可能性に対するその人の認知（考え方や捉え方）に着目し，セルフケアの準備状況をアセスメントするため，次に「ミシェルの病気の不確かさ理論」のモデルについて解説していく。

● ○ ○

> **COLUMN** 　**自分で管理すればセルフケア？**
>
> 　Aさん，13歳（中学1年生），男性。Aさんは，処方された薬を自分で管理して，毎食後に忘れずに内服していた。学校でも内服するが，友人の目は気にならないと話していた。肝機能がやや悪く脾腫もあるため，運動を制限されているが，元々体育が嫌いだったため，「親に駄目って言われたからやらないだけ」と気にしていない様子であった。
>
> 　一見，医師からの指示を守り，セルフケアができているようでもある。しかし，Aさんは，「病気のこと？　あんまり知らないし，知りたいと思わない」と，関心をもとうとしていなかった。後に，小学生のときのつらい検査の体験が，Aさんの疾患への関心をもちにくくさせていたことがわかった。
>
> 　療養行動を適切に実行することは重要であるが，本書で目指すセルフケアとは，患者の発達段階に応じた関心がともなうものである。関心をともなわない，単なる療養行動の実行は，ちょっとしたきっかけで，容易に中断されたり，優先順位が低いものになったりもする。Aさんが実行できている療養行動を強みに，現在の疾患への関心をアセスメントし，関心を引き出して「自分自身のために」実行することを支援していくことが大切である。

---

02 「ミシェルの病気の不確かさ理論」における2つの認知モデル

　胆道閉鎖症をもつ思春期・青年期患者のセルフケア支援を考えるにあたり，患者と家族のセルフケアの準備状況をアセスメントする視点として，「ミシェルの病気の不確かさ理論」における2つのモデルを紹介する。

　ミシェル（Merle H. Mishel）の病気の不確かさ理論は，ラザルス（Richard S. Lazarus）のストレス・コーピングをヒントに，看護学における独自の理論として開発された中範囲理論である[6]。不確かさの認知，評価，適応に焦点を置いた1つ目の理論と，不確かさを日々の生活や人生に統合していくことに関心を払った2つ目の理論がある。

　それぞれの理論のモデルについて，胆道閉鎖

症をもつ思春期・青年期患者と家族の具体例を交えながら紹介し，不確かさと，それが患者・家族のセルフケアに与える影響のアセスメント，ケアの視点について述べる。

不確かさ認知モデル（図6）

不確かさは，「さまざまな出来事にはっきりとした意味を見出せない状態」と定義され，人がその出来事に対してどのように考えるかという認知の過程を含むものとし，4つに整理されている[7) 8)]（表2）。

不確かさ認知モデルは，ストレス・コーピングを土台にした線形モデル（複数の変数の関係を直線で示すもの）で，①不確かさの認知と先行要因，②不確かさの評価，③コーピングの選択，で構成される。

このモデルのポイントは，不確かさは善悪のない中立的なものと捉えて，当事者（ここでは患者または家族）の評価を経て，初めて「危険（danger）：有害な結果が生じる可能性」，または「好機（opportunity）：好ましい結果が生じる可能性」という評価が下される点である。不確かさそのものを単なる不安や混乱の種と捉えるのではなく，どのように評価するかという認知過程があり，その後の対処が決められるものと捉えるということである。

表2 4つの不確かさ

①病状の曖昧さ（ambiguity）
②治療やケアシステムの複雑さ（complexity）
③病名や病気の重症度に関する情報不足や不一致
　（lack or inconsistency of information）
④疾患コースや予後の予測不可能性
　（unpredictability）

（Mishel, Merle H.：Uncertainty in Illness. Image：the Journal of Nursing Scholarship, 20（4），pp.225-232, 1988. より作成）

不確かさ認知モデルの活用の具体例

このモデルでは，不確かさは「刺激因子」，当事者の「認知能力」「構造提供因子」に影響を受けて認知される。この段階では，まだ不確かさは中立的な状態である。

胆道閉鎖症をもつ思春期・青年期患者と家族で例をあげていくと，胆管炎の発症は，不確かさを認知させる出来事である。例えば，胆管炎を繰り返している患者・家族の場合，刺激因子の「出来事の熟知度」が高いため，不確かさは減る。しかし，症状のパターン（胆管炎の頻度や自覚症状の種類）が毎回違ったり，「前回は，風邪がきっかけだったから，感染症に気をつけていたのに。なんでだろう……」というように，「出来事の一致度」が低く，予期した結果と違ったりすると，不確かさは増加し，対処が難しくなる。セルフケア支援としては，感染症以外で

図6 不確かさ認知モデル

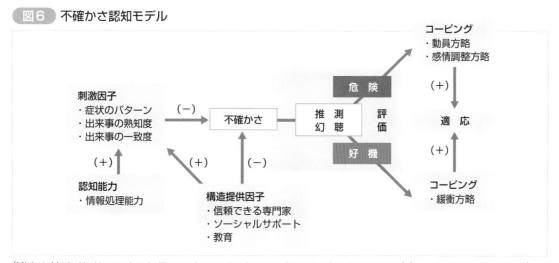

（Mishel, Merle H.: Uncertainty in Illness. Image: the Journal of Nursing Scholarship, 20（4），pp.225-232, 1988. より）

5
セルフケアを捉える観点や看護モデルを知る

胆管炎が発現した要因（疲労や生活リズムの乱れ）を一緒に探し、「出来事の一致度」を高める等が考えられる。

次に、不確かさの評価の段階に進む。評価には「推測」と「幻想」というプロセスが用いられ、不確かさは、「危険」または「好機」と評価される。不確かさが評価されると、対処（コーピング）が選択され、適応に向かう。「危険」と評価された場合、不確かさを排除したり減らそうとする対処が選択される。一方、「好機」は、可能性が確かなことになるとそれが深刻な結果（例えば、死や耐えられない苦痛）につながってしまう場合にみられる評価で、不確かであるままにしようとする考え方である。「好機」という評価は、「推測」と「幻想」どちらを用いても起こるが、多くは、自分にとって好ましい点を強調しようとする「幻想」によるもので、新しい情報などの刺激をブロックする「緩衝方略」という対処を選択する。周囲から見ると、不確かなままにすることで、深刻な現実を直視しないようにしているように映る。

胆道閉鎖症患者の親について、生体肝移植の可能性を例に説明する。生体肝移植が必要になる可能性は、予測が難しく、排除や減弱が難しい不確かさを生む。例えば、病状が安定し、肝移植の可能性が低いまま時間が経過すると、可能性がまだあることを理解しつつも、いざ考えようとしても「怖くて考えたくない」と思ったりする。このような場合、不確かさはむしろ「好機」になる。つまり、家族は、「どうなるか予測できないなら、もしかしたら自分の子どもは移植が必要にならないかも」と、不確かなままであることをよいと考え、生体肝移植や病状について情報をあえて遮断したり、考えない等の「緩衝方略」を選択する。この評価が、現実的な考えに基づく「推測」によるか、好ましい点を強調する「幻想」によるかは、患者の病状や主治医からの実際の情報提供の内容による。「幻想」によるものであれば、親の心情を理解しつつ、患者と親がともに現実的な脅威に備えられるよう支援する必要がある。

不確かさ認知モデルは、不確かさをもたらす現象ではなく、当事者の認知的評価に焦点を当てて対象を捉える見方を提供してくれる。胆道閉鎖症の特性から、正確に予測できない現象が患者と親のセルフケアを阻む要因になる可能性がある。現象そのものを変化・コントロールすることは難しいが、患者と家族の認知過程をアセスメントすることで、評価の修正や対処の選択を支援することができる。

再概念化モデル（図7）

不確かさ認知モデルは、不確かさの排除や減弱によって平衡や安定を得るという考えが焦点であり、慢性疾患患者に見られる、排除できない不確かさとともに生活していく状況や、時間の経過による変化のアセスメントには限界がある。開発者であるミシェル自身が再概念化した理論では、カオス理論を土台に、不確かさを一種の「揺らぎ」として捉え、不確かさを日々の生活や人生に統合していくことに関心が払われている。

再概念化モデル[9) 10)]では、人間を、カオス理論でいう開放系のシステムとして捉える。このシステムのなかで、不確かさという揺らぎが複合し加速していくと、その人の存在や生活を侵害する。さらに、揺らぎが大きな力をもつ場合は、人は不安定になり混乱する。それが臨界値に達すると、その人のなかで人生に対する新しい見方が生じ、新しい自分へと自己成長を遂げる、という見方が基盤である。

このモデルのポイントは、評価の時間経過による変化、連続性を捉えていることである。再概念化モデルは、不確かさを再評価し、「危険」から「好機」へと評価を変化させて、不確かさを人生における自然なリズムとして受け入れられるようになるという視点を取り入れている。この「好機」は、幻想によって不確かさを保持することとは異なり、不確かさに対する新しい見方を形成・獲得することである。

①時間軸で見た不確かさの種類と混乱の程度

　ここでは，時間軸を意識しながら，不確かさの種類と混乱の程度をアセスメントしていく。

　胆道閉鎖症をもつ思春期・青年期患者と家族にとって，生体肝移植の可能性はコントロールができない出来事で，常に不確かさをともなう。例えば，生体肝移植の可能性を現実的な脅威と捉えると，親は，将来に対する不安や混乱を強めて，自分が主体になって患者の健康管理をより厳密に行うようになる。一方，親から臓器提供を受けるかも知れないという情報は，患者にとって，親に反発したい感情と結びついて，親が行う健康管理に逆行するように，急激に非健康的な行動に走らせたりする。

　前項の不確かさ認知モデルでは，そのときどきの認知的評価と対処を査定しケアを計画していくのに対して，再概念化モデルでは，「親子」というシステムが揺れ動くプロセスを捉えることができる。この時点では，不確かさが「危険」であり，不安や混乱，親子関係の軋轢が生じている可能性がある。患者と親が抱える目の前の問題に対する援助を行いながら，排除できない不確かさに対する新しい見方の獲得と自己変容の状況を経時的にアセスメントしていく。

②新しい見方の獲得に影響する要因

　排除できない不確かさに対する新しい見方の獲得には，「これまでの人生経験」「身体的状態」「社会資源」「医療提供者」が影響する。①にあげた生体肝移植の可能性のある親子の例でいえば，親は，患者が幼い頃から親が中心となって養育して，健康管理ができていた経験（これまでの人生経験）をもとに対処しようとしている。一方で患者は，自分で健康管理をしてきた経験の積み重ねの少なさ，非健康的な行動と身体的状態が一致しないことで，混乱を強めやすい状況が生まれると考えられる。

　また，「社会資源」「医療提供者」として，同疾患の患者や患者会，主治医や看護職者の存在があげられる。

③外部環境との相互作用

　影響要因としてあげた社会資源，医療提供者（外部環境）と相互作用することは，新しい見方の獲得に特に重要である。外部環境から孤立している場合，不確かさは散逸し，新しい見方を形成する機会を少なくする。

　胆道閉鎖症をもつ思春期・青年期患者と親では，主治医や看護職者に繰り返し相談する，同疾患患者や患者会との交流など，外部環境との相互作用であると視野の拡大につながる。このとき，医療提供者や周囲によって，新しい見方が支持され，促進されることが重要である。

④自己変容の状況

　①で例にあげた親は，主治医や看護職者に繰

図7 再概念化モデル

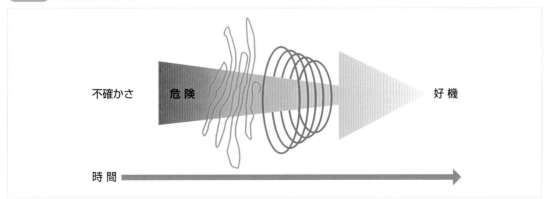

（Mishel, Merle H.：Reconceptualization of the uncertainty in illness theory. Image：The Journal of Nursing Scholarship, 22（4），pp.256-262, 1990より）

セルフケアを捉える観点や看護モデルを知る

5

り返し相談するなかで，徐々に「生体肝移植は，いざというときの手段。子どもも自分で頑張っているし，やるだけやってダメになったら受け入れよう」という考えに至った。これらが新しい見方であり，その獲得が自己変容である。自己変容には，「確率論的見方（下線部分のように，どのような現象も確率によって起こる・起こらないが決定するという見方・考え方）」や，「条件付きの見方（二重下線部分のように，ある一定の条件が満たされると現象が成立するという，仮説的な見方・考え方）」などの新しい見方を獲得した自分への変容のほか，提示された複数の選択肢を認められるようになるなどの変化がある。

再概念化モデルは，時間経過とともに，不確かさと折り合いをつけていく様相を捉える視点を提供してくれる。再概念化モデルに基づく長期的な視座に立つことで，思春期・青年期患者と家族が，排除できない不確かさと折り合いをつけながらセルフケアを確立していくプロセスを捉え，そのプロセスを促進／阻害する因子をアセスメントすることができる。

2つのモデルのポイントを理解した上で，次項のセルフケア・アセスメント，支援の実際に進んでほしい。不確かさの認知と対処がセルフケアに与える影響，プロセスとして捉えてケアを計画する重要性が見えてくる。

03 胆道閉鎖症をもつ思春期・青年期患者のセルフケア・アセスメントと支援の実際

胆道閉鎖症をもつ思春期・青年期患者のセルフケア・アセスメント

胆道閉鎖症をもつ思春期・青年期患者のセルフケア・アセスメントには，まず，身体・生活状況についてのアセスメントが必要である。主な項目を表3に示した。

胆道閉鎖症をもつ思春期・青年期患者のセルフケアにおける，患者と親のアセスメントの視点をそれぞれ表4・5に示した。

患者のアセスメントでは，幼少期から続く療養生活のなかで，疾患のある生活に関心をもてているかに注目する。一見，セルフケアを実行しているように見えても，発達段階にあった関心をもてない場合や，不確かさがセルフケアを難しくしたり，関心を失うきっかけになっていないか，特に注意が必要である。思春期・青年期患者は，セルフケアも発達の途中である。病状にもよるが，セルフケアが「できている／できていない」の評価だけにとらわれず，予測が難しい体調変化や将来の可能性に対して，患者

が自分なりに折り合いをつけようと試行錯誤するプロセスとして見守ることも重要である。また，セルフケアを実行する場は学校や職場であり，周囲の環境との調整もアセスメントする必要がある。

親については，これまでの親が主体であった健康管理から，患者のセルフケアへの移行の様相がアセスメントの中心である。また，子どもの成長をどう捉えているか，親自身が不確かさとどう折り合いをつけているかが影響するため，あわせてアセスメントする。生体肝移植の可能性については，「受け入れようという思い」と「避けたいという思い」が混在する。どちらがよい訳でもなく，現在の折り合いとして把握することが重要である。

また，患者と親それぞれのアセスメントだけでなく，「親子」として見る視点も重要である。思春期・青年期は，親子が互いの思いを知れない・理解し合えないことも多く，患者のセルフケアへの影響をアセスメントする必要がある。

表中には，実際の患者と親への聞き取りによ

るアセスメントの実例を載せたので，参考にしてほしい。

支援の実際

患者と家族それぞれが抱いていた不確かさによって，患者のセルフケアが阻害されていた事例を紹介する。

☑ 事例：Bさん

・女性，17歳（高校2年生），父親，母親と3人暮らし

生後40日で胆道閉鎖症（病型分類 Ⅲ型）と診断され，葛西手術を受けた。術後経過は良好で，利胆薬の内服と激しい運動の制限のみ指示され，続発症を指摘されることもなく経過していた。

【これまでの経過】

Bさんは中学生の頃から，部活動や友人と遊ぶ時間が増えて，週末になると何となく怠いと感じることがあった。定期検査では，肝逸脱酵素が高値を示すことがあり，主治医からの生活を見直すように注意を受けていた。

高校生になり，Bさんは，運動部のマネジャーを始め，生活はますます忙しくなった。内服を忘れることも増え，夜更かしをしては寝坊することも頻繁になった。この頃から，母親が「薬飲んだ？」「学校が終わったら真っ直ぐ帰ってきなさい」と注意する頻度が増え始めた。Bさんは，母親の注意を煩わしく感じるようになり，言い合いが増えた。

高校2年の終わり頃，右季肋部痛と発熱を主訴に小児外科外来を受診し，胆管炎の診断で入院となった。1週間程で軽快して退院したが，その後も数か月おきに胆管炎で入院を繰り返した。主治医から，Bさんと母親に，肝移植を具体的に考えてもよいのではないかという話があった。

表3 身体・生活状況に関する主なアセスメント項目

身体・生活状況	主なアセスメント項目
診断時の所見	病型分類 頭蓋内出血の有無
重症度判定	軽症 重症度1〜3
肝硬変の有無	無し 代償性肝硬変 非代償性肝硬変
生化学検査	肝機能（ビリルビン，ALT，AST，γ-GTP） 脾機能亢進（血小板，ヘモグロビン） 栄養状態（総タンパク，アルブミン）
続発症	胆管炎の既往，頻度 門脈圧亢進症の有無 黄疸の有無（皮膚，眼球，掻痒感） 成長障害（身長・体重SDスコア）
必要な療養行動	身体活動制限 内服療法 外来受診の頻度
日常生活状況	就労・就学の状況 生活強度・生活リズム 食生活・排便状況
健康自己管理状況	疾患に関する知識 療養行動の実行 感染予防行動の実行 自立した受診行動 診療情報の管理 医療者とのコミュニケーション
肝移植に関わる状況	主治医からの説明状況 家庭内での話し合い状況 等

【セルフケア・アセスメントの活用1】

・Bさんのセルフケア・アセスメント

Bさんは，胆道閉鎖症による症状や制限はほとんどなかったが，これまで母親から受けた注意や外来受診をきっかけに，「自分の将来のために病気のことは考えている」と関心をもっていた。胆管炎について，「最初に入院してからやばいと思って，風邪も気をつけていた。お母さんは，全然私を信用してくれない。今まで何も言わなかったくせに，急にうるさく注意して。訳わかんない」と，セルフケアの成果が得られないことに混乱しており，母親の態度の変

表4 **胆道閉鎖症をもつ思春期・青年期患者のセルフケア・アセスメント**

幼少期から続く療養生活のなかで違和感や疑問を抱いて，疾患のある生活に関心をもっているか

- 疾患についてわからないことがあっても，違和感を抱いていない
- 違和感や疑問を抱いて，疾患のある生活に関心をもっている
- 違和感や疑問を抱いているが，疾患や症状は自分ではどうにもできないと関心を失っている

不確かさのなかで，病状に合わせたセルフケアが実行できているか

体調変化の曖昧さとの付き合い方：
- 体調変化の原因や因果関係が掴めずに戸惑い，混乱している
- 体調変化の予兆を感じ取り，自分なりにその原因を理解している
- 体調変化は，完全には読めない・コントロールできないものと考えて，自分なりにつきあっている

療養行動（内服・運動制限）に対する意味づけと実際：
- 親や医師から注意を受けることで，療養行動を実行している
- 療養行動をすぐに効果が出るものと期待して，都合のよいときだけ実行している
- 療養行動の効果や意味が実感できずに戸惑い，混乱している
- 療養行動の効果や意味を実感できなくても身体にとって必要なものと見做している

生活を整えることに対する意味づけと実際：
- 今を楽しく過ごすことを優先している
- 目の前の欲求（友人と同じように行動したい，運動したい等）に，つい従ってしまうことが多い
- 生活を整えても，体調変化を予防できず，意味がないと考えている
- 自分の欲求と必要な制限や体調とのバランスを考えて生活することができる
- 疲れを溜めないなど，体調変化を予防する自分なりの生活の仕方がわかっている

疾患の開示とセルフケアのための環境調整：
- 疾患について，周囲に隠しており，セルフケアが実行しにくい状況にある
- 疾患について，周囲に説明しているが誤解や配慮の過不足があり，セルフケアが実行しにくい状況にある
- 疾患について，誰にどこまで開示するかという選択的な開示をしてセルフケアが実行しやすい状況にある

将来待ち受けている出来事の不確かさと折り合いをつけながら，セルフケアへの関心を保てているか

生体肝移植の可能性との折り合い：
- 肝移植について考えていない・考えないようにしている
- 他者から臓器提供を受けることに混乱している・恐怖がある
- いずれ肝移植が必要になるかも知れないことを受け入れ始めている
- 肝移植を治療の選択肢として受け入れ，安寧を保とうとしている

バッドニュース（妊孕性・就労の問題など）との折り合い：
- バッドニュースを無視・関心をもたない
- バッドニュースに混乱している・向き合うことができない
- バッドニュースを自分の問題として向き合おうとしている
- バッドニュースと向き合いながら，その不確かさを理解し，距離を保とうとしている

生体肝移植の可能性を受け入れながら，親への感情を整理できているか

- 自分や自分の将来に対する親の思いを，只々うっとおしく感じている
- 親がドナーになることに嫌悪感を抱いている
- 自分の身体のことを考えてくれる親に感謝している

表5 胆道閉鎖症をもつ思春期・青年期患者のセルフケアに関する親のアセスメント

子どもの成長を捉え，親の健康管理から子どものセルフケアへ移行し始めているか

- 将来に目を向けられず，とにかく子どもの今の生活を大切にしたいと考えている
- 子どもの成長を実感できず，親が中心になって子どもの健康管理を続けている
- 子どもの成長よりも，年齢や環境の変化（1人暮らし，社会人になる）を理由に，子どものセルフケアに委ね始めている
- 子どもの成長を実感して，必要なサポートをしながら子どものセルフケアにゆだねている

子どもの体調変化・今後についてどのような見通しをもっているか

- 子どもの肝臓のダメージは回復せずに蓄積すると考えている
- 子どもの病気や将来について，今後のことはまったくわからない
- 子どもの体調はいつ崩れるかまったくわからない
- たとえ体調が崩れても回復すれば心配することはないと思っている
- 子どもの病気や将来について，ある程度見通しをもてている
- 子どもの体調が崩れる理由やパターンがある程度わかっている
- 子どもの体調はいつ崩れるかわからないが，読めないものとして受け入れている

生体肝移植の可能性という不確かさとどのように折り合いをつけているか

生体肝ドナーになることの受け入れ※：
- 子どもの病気への責任から，自分こそがドナーにならなければと考えている
- 自分やその他の家族員がドナーになれる年齢上限を意識して，生体肝移植について考えている
- 子どもの生命を守るための選択肢として，ドナーになることを考えている

生体肝ドナーになることの回避期待※：
- 生体肝移植の負の面を強調して，生体肝移植を回避したいと考えている
- 生体肝ドナーになることへの怖さから，生体肝移植を回避したいと考えている
- 脳死肝移植など，別の方法も考えられている

不確かさへの対処：
- 生体肝移植の可能性について，自分のなかだけで解決しようとしている
  （情報を避けている／あえて考えない／肝移植の可能性は低いと見積もる）
- 生体肝移植の可能性への対処として，医療者に相談するなどの援助を得ている
- 生体肝移植の可能性への対処として，子どもや家族と話し合いを始めている

※「生体肝ドナーになることの受け入れ」「生体肝ドナーになることの回避期待」は，同時に混在する考えであり，現在の認識・折り合いとして把握する。

化にも不満を抱いていた。一方，内服を忘れたり不規則な生活になっている現状から，セルフケアへの関心や意味づけはまだ不十分で，そのときの欲求に従ってしまう傾向があることを本人も認めていた。

また，「子どもはほしいけど，胆道閉鎖症の人が子どもを生むのは難しいってテレビでやっていた。自分は産めないのでは」と，メディアの情報から，将来について「あまり考えたくない」と話し，情報を遮断する対処をとっており，セルフケアに前向きな関心をもつことが阻害されていた。

肝移植については，母親から「生体肝移植になるかも。そのときは，自分（母親）からね」と言われ，「お母さんから肝臓をもらうなんて，絶対無理。嫌だ」と嫌悪感を抱いており，このこともセルフケアの妨げになっていた。

以上から，Bさんは，疾患のある生活に関心をもっているものの，セルフケアの成果が得られないこと，将来に関するバッドニュース（妊孕性の問題，生体肝移植の可能性）と向き合えず，セルフケアや自分の将来への関心を失いつつあった。さらに，体調不良が続いたことで母親からの干渉が増えたことも，Bさんに無力感を抱かせる要因になっていた。

・セルフケアに関する母親のアセスメント

5 セルフケアを捉える観点や看護モデルを知る

母親は，「本人に任せていたらこうなってしまった。もう高校生だし，受験も控えているから，本人の頑張りたいようにやらせてあげたかった」と話し，Bさんのセルフケアにゆだねるべきだと考えつつ，今回のエピソードで迷いが強まってしまっていた。Bさんが自分なりに努力していることは認めていても，甘さがみえると，つい口を出してしまうことが，言い合いになる原因だと考えていた。

肝移植の話題が出たことについて，「あんまり入院を繰り返すと，肝移植って話も出てきて，ずっと忘れようとしていたのに，何で今になって」と話した。これまで不確かさであることを保持する対処をとっており，今回，生体肝移植の可能性を現実的な脅威と認知したことが，Bさんのセルフケアにゆだねることを難しくする要因になっていた。

以上から，母親は，Bさんの年齢や社会的状況から，本人のセルフケアにゆだねるべきではないかと考えていたが，今回のエピソードで，Bさんにセルフケアを実行する力がないと考えたことで，一貫性のない関わりになっていた。また，この時点では，生体肝移植の可能性による不確かさは，「危険」として評価され，Bさんのセルフケアへの移行を妨げる方向に作用していた。

【Bさんと母親へのケア計画】

Bさんと母親の達成目標と主なケア内容を図8に示した。今回のエピソードで「全部不確かで対処できないもの」と混乱していたBさんが，コントロールできると思える部分を増やしながら，すべてがコントロールできる訳ではないことを知り，不確かさと折り合いをつけられることを目指した。

母親には，Bさんの成長を実感して，Bさんなりの工夫や試行錯誤を認められること，病状や将来について長期的な視点で見守る姿勢をもつことができることを目標とした。また，肝移植の可能性について，この時点ではまず心理的な安寧を保てることを目指した。

ケアは，主に定期外来の診察後に面接の時間を確保して行った。母親が同行することが多かったため，必要に応じて，それぞれと1対1で面談する機会を意図的に設け，徐々に，親子同時に面談する機会をつくり，看護師が第三者として介在しつつ，親子が互いの思いを知ることができるよう働きかけた。

【セルフケア・アセスメントの活用2（ケア開始から6か月後）】

その後，Bさんは胆管炎を再発することなく，

図8　Bさんと母親の達成目標とケア

Bさんと母親の達成目標

達成目標

患者の目標：
・非健康的な行動，体調変化の体験を振り返り，自ら改善する必要性を考えることができる。
・自分がコントロールできることを認識でき，不確かな出来事について，確率論的な見方を獲得できる。

親の目標：
・子どもの病状や将来について，長期的に捉え，子どもの頑張りや試行錯誤を見守る姿勢をもつことができる。
・子どもの成長を実感でき，子どもが自立する時期を見越して計画的な責任の移行について考えることができる。
・子どもの病状や予後・将来の不確かさに対して，情報を得ながら，不安を大きくし過ぎない。

Bさんへの主なケア内容
・今回のエピソードで感じた，体調変化のきっかけや予兆を一緒に振り返り，Bさんが今できるセルフケアをともに考える。
・セルフケアによって，体調悪化の可能性はゼロにはできなくても，その確率を下げられることを伝える。

母親への主なケア内容
・Bさんがセルフケアできている部分を伝え，Bさんの成長を実感できるよう関わる。
・Bさんの病状に見合った正しい情報を提供し，肝移植やその他の不安について，いつでも主治医や看護師が相談を受けることを保証する。

徐々に肝機能値も安定してきた。

　Bさんは，看護師との面談のなかで，「部活とか学校のことが楽しくて，無茶していたかも」と，徐々に自分の生活の在り方を振り返れるようになった。また，「疲れが溜まっていると駄目なのかも」と胆管炎が発症した原因を自分なりに考えて看護師に話した。完全に予防は出来ないことを理解しつつ，少しずつ生活を改善していかなければと考えるようになった。

　母親は，不安を感じつつも，「最近，あの子なりに考えて生活している」と，Bさんの頑張りを認め，見守る姿勢を保つことを意識するようになった。肝移植については，「今はまだ悩むときじゃない。とりあえず，先生とか色んな人に話を聴いて，ゆっくり備えようと思う」と考えるようになった。これは，不確かさを保って脅威を無視したり，棚上げする対処と異なり，不確かさを受け入れ折り合いをつけようとする，

現実に即した向き合い方であると考えられる。

　Bさんから，肝移植に関する具体的な訴えはなかった。病状が安定してきたこともあり，看護師から話題を出すことはせず，今後，Bさん自ら話してくれることを待つことにした。

　Bさんの事例では，病状が安定し，Bさんと母親ともに，生活と胆管炎を繰り返した原因を振り返る余裕が生まれたことが，目標達成の要因であった。また，これまでの長い経過のなかで主治医や看護師と信頼関係が築かれており，ケアが円滑に行えたことも大きい。これは，ミシェルのモデルでいう「外部環境との相互作用」であり，重要な要素である。今後も，親子が，不確かさと折り合いをつけていくプロセスを見守りながら，Bさんのセルフケアの確立と，肝移植の可能性を含むBさんの将来について，親子が互いの思いを話せる機会をもてるよう，ケアを検討していく必要がある。

04　まとめ

　「ミシェルの病気の不確かさ理論」のモデルの紹介から，家族を含めた胆道閉鎖症をもつ思春期・青年期患者のセルフケア・アセスメントを解説した。1つの理論に焦点を絞った解説であるが，セルフケア支援を行う際に，セルフケアに向かう心理的な準備状況が整っているか，阻害してしまう要因が隠れていないか，アセスメントの幅を広げて考えるきっかけになればと思う。

引用文献

1 ）Tessier, M., Elizabeth, M. et al.: Beyond the Pediatric end-stage liver disease system: solutions for infants with biliary atresia requiring liver transplant. World Journal Of Gastroenterology, 20 (32), pp.11062-11068, 2014.
2 ）日本胆道閉鎖症研究会・胆道閉鎖症全国登録事務局：胆道閉鎖症全国登録2018年集計結果，日本小児外科学会雑誌，56 (2)，pp.219-225, 2020.
3 ）日本肝移植学会：肝移植症例登録報告，移植，55 (3)，pp.245-260, 2020.
4 ）日本移植学会：日本移植学会倫理指針 http://www.asas.or.jp/jst/about/ethics.php, 2015.
5 ）平塚克洋：自己肝にて生存する思春期・青年期胆道

閉鎖症患者が自ら療養生活を整えていくプロセス，日本看護研究学会雑誌，44 (1)，pp.73-85, 2021.
6 ）野川道子：Mishelの病気の不確かさ理論，佐藤栄子編：中範囲理論入門，第2版，pp.225-238, 日総研出版，2009.
7 ）Mishel, Merle H.: Uncertainty in Illness. Image: the Journal of Nursing Scholarship, 20 (4), pp.225-232, 1988.
8 ）野川道子編著：看護実践に活かす中範囲理論，第2版，pp.276-303, メヂカルフレンド社，2016.
9 ）Mishel, Merle H.: Reconceptualization of the uncertainty in illness theory. Image: Journal of Nursing Scholarship, 22 (4), pp.256-262, 1990.
10）Donald. E. Bailey, Jr. and Janet L, Stewart : Merle Misheil : Uncertainty in Illness, Nursing Theorists and Their Work 8th ed, p.560, Mosby, 2013.

参考文献

・日本胆道閉鎖症研究会：新・胆道閉鎖症のすべて，第4版，胆道閉鎖症の子どもを守る会，2013.
・Hiratsuka, K., Nakamura, N., Sato, N: Maternal Coping with the Prospect of Liver Transplant among their School-age Children. Journal of Nursing and Human Sciences,6, International Journal of Nursing Practice, 23 (S1), pp.1-6, 2017.

索引

編集・執筆者一覧
Profiles of Contributors

◆ **編集**

黒田久美子	千葉大学大学院看護学研究院准教授
清水　安子	大阪大学大学院医学系研究科保健学専攻教授
内海　香子	岩手県立大学看護学部教授

◆ **執筆者（執筆順）**

黒田久美子	編集
清水　安子	編集
河井　伸子	大手前大学国際看護学部教授
内海　香子	編集
髙橋　　慧	大阪大学大学院医学系研究科保健学専攻助教
水野　美華	原内科クリニック，糖尿病看護特定認定看護師
石川かおり	岐阜県立看護大学看護学部教授
河村　奈緒	静岡県立静岡がんセンター看護部，がん看護専門看護師
橋本　悠子	聖隷佐倉市民病院看護部，認知症看護認定看護師
山中　政子	天理医療大学医療学部看護学科教授
森　小律恵	日本看護協会看護研修学校認定看護師教育課程糖尿病看護学科主任教員
髙橋　弥生	聖隷佐倉市民病院看護部，糖尿病看護認定看護師
谷本真理子	東京医療保健大学医療保健学部看護学科教授
中村　伸枝	千葉大学大学院看護学研究院教授
田中　久美	筑波メディカルセンター病院看護部長，老人看護専門看護師
君成田　大	岩手県立軽米病院看護科，糖尿病看護認定看護師
佐野　元洋	千葉大学大学院看護学研究院助教
平塚　克洋	上智大学総合人間科学部看護学科助教

看護判断のための気づきとアセスメント
セルフケア支援
2022年1月20日　発行

編　集	黒田久美子・清水安子・内海香子
発行者	荘村明彦
発行所	中央法規出版株式会社
	〒110-0016　東京都台東区台東3-29-1　中央法規ビル
	TEL 03-6387-3196
	https://www.chuohoki.co.jp/

装　幀	二ノ宮匡
編集協力・印刷・製本	永和印刷株式会社

ISBN978-4-8058-8432-4

○本書へのご質問について
本書の内容に関するご質問については，下記 URL から「お問い合わせフォーム」にご入力いただきますようお願いいたします。
https://www.chuohoki.co.jp/contact/